悪魔の細菌

超多剤耐性菌から
夫を救った科学者の戦い

ステファニー・ストラスディー
トーマス・パターソン
テレサ・H・バーカー 執筆協力

坪子理美 訳

中央公論新社

THE PERFECT PREDATOR
A scientist's race to save her husband from a deadly superbug
by Steffanie Strathdee, Thomas Patterson, Teresa H. Barker

Japanese translation rights arranged with Hachette Books
through Tuttle-Mori Agency, Inc.

目次

凡例

アラビア数字で示された注、および〔 〕内は訳者によるものである。

悪魔の細菌

――超多剤耐性菌から夫を救った科学者の戦い

私たちの子供である、
カーリー、フランシス、キャメロンに

天災というものは、事実、ざらにあることであるが、しかし、そいつがこっちの頭上に降りかかってきたときは、容易に天災とは信じられない。この世には、戦争と同じくらいの数のペストがあった。しかも、ペストや戦争がやってきたとき、人々はいつも同じくらい無用意な状態にあった。

――アルベール・カミュ『ペスト』より〔宮崎嶺雄訳、新潮社、一九六九年〕

第I部

死を呼ぶヒッチハイカー

私たちは、怪物を探すのにベッドの下を見るのをやめた。奴らがいるのは私たち自身の中だと気づいたのだ。

——チャールズ・ダーウィン の言葉

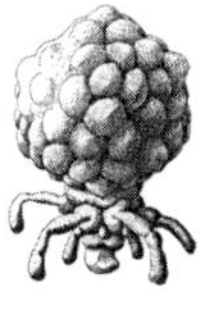

T7ポドファージ。
トムを治療するために使われたバクテリオファージ群のうち、
通称「スーパーキラー」とよく似たもの。（ベン・ダービー画）

0　不意打ち

アメリカ合衆国
カリフォルニア州サンディエゴ郡ラホヤ市
カリフォルニア大学サンディエゴ校（UCSD）付属
ソーントン病院
二〇一六年二月一五日

か弱い細菌ごときの策略に引っかかるなんて、思ってもみなかった。

　私は大陸を股にかけて殺人ウイルスを追跡し、AI《エイ》DS《ズ》に対する戦争を仕掛けてきた。ある時は戦いの最前線に立ち、ある時は世界規模での政策立案に携わる人々と議論のテーブルを囲みながら。そう、ウイルスは恐るべき存在だった。では、細菌は？　大した敵ではない。少なくとも、この細菌は恐れるに値しない相手のはずだった。

　私は感染症を専門とする疫学者だ。アメリカの大きな大学で国際保健研究所の所長も務めている。他の誰でもなく私こそ、この細菌から自分の夫を守ることができてしかるべきだった。最後にこの細菌を見たのは、大学院に入る前の学部生時代のことだ。私たち学生は、研究室での初歩的な実験で、この細菌を気軽に扱っていた。いつの日か、この細菌の変異体がお前たちを死の淵に追いやり、お前はそのうち、殺し屋ウイルスの大群を注射して夫を救おうとする……。当時、誰かにそう言われていたら、私は相手の頭がおかしくなったのかと思っただろう。だが今、私たちはまさにその言葉通りの状況を迎えていた。

　感謝祭、クリスマス、元日、バレンタインデー……

冬の祝日はどれも幻影のように過ぎていった。絡み合う点滴、測定機器のケーブル、ドレーン、管、その他の医療機器に覆い隠されて、トムの姿はもはや見る影もない。かつて美容師たちをとりこにした豊かな銀髪は、束になって抜け落ちた。手足の皮膚は何層にも重なって剝がれ落ちた。六フィート五インチ〔約一九六センチメートル〕の立派な体軀からは、一〇〇ポンド〔約四五キログラム〕以上の体重が失われた。私たちはまだ希望を失ってはいない。私たちは今日もこれまで通り、この厄介者をどう倒すか戦略を練っている。ただし、目下それを担当しているのは私一人だ。トムは意識を取り戻しては失うことを繰り返している。昏睡状態に陥っていた時に比べれば改善している、でも……。

　トムを取り巻く専門医や医療スタッフの間では、交わされる医学的な会話の調子に微妙な変化が起きていた。何が、というのは難しい。トムの検査結果やバイタルサインは、ここ三か月間の様子と変わらず上下し続けているから、そのことではないだろう。変わったのは、行間に隠れた何か、彼らが口にしていない何か。私には解読することができないものだ。至福の時から地獄へ、私たちの暮らしは一気に暗転した。それ以来、私は人体の構造と医学について、医療チームの会話に何とかついていけるだけの知識をつけるのが精一杯だった。私は研究者で、医師ではない。とはいえ、医師が入院患者に示す態度についてなら私にもわかることがある。彼らの様子は変化していた。

　いまや、医師たち、看護師たちは小声で話すようになり、中には私の顔を見るのを恐れているような人々もいる。医師や病院職員たちとの間で続く会話の合間を縫って、私はインターネットに向かい、科学者たちが愛用する検索エンジン、ＰｕｂＭｅｄ《パブメド》に、「代替療法」、「多剤耐性菌」といった語句を打ち込む。普段、私がインターネットで検索をする時の内容は具体的で、極限まで焦点が絞られている。たいてい、自分が何を探しているのかわかっているからだ。「予防　ＨＩＶ　伝染　注射器　使用」といった具合に。だが今は、疫学者としての自分よりも、「とても容態の悪い男性の妻」である自分が先に立っていた。検索窓に投げ込むべき適切な問いは何か、あるいは、役に立つ答えとは一体どんなものなのか、まるで見当がつかなかった。

心底恐ろしかったのは、トムを治療している医師たちもまた、誰一人その答えを知らない様子だったことだ。

　科学文献をひと目見てわかった内容は、私たちがもう知っていることの駄目押しに過ぎなかった。トムが直面している敵について、ある研究はこう述べている。「抗生物質への耐性パターンが臨床医にとって重大な障壁となる、治療困難な病原体」。ホームズ君、ご名答。私たちの目の前にいるのは、突然変異によって既存のあらゆる抗生物質への耐性がつき、人類が知る限り最大の致死性を持つようになった細菌、いわゆる「スーパーバグ（超多剤耐性菌）」だ。近年、このスーパーバグと戦う方法を探す取り組みは進んでいるものの、これまでのところ、研究はどれも実験段階に留まっている。つまり、実際にそれらの方法が効果を発揮すると証明するのに十分なデータはなく、一般の人々に対して使用するための許可はいっさい下りていないということだ。そんなわけで、認可済みの治療法の中から選択肢を探してきたトムの主治医たちは打つ手を失ってしまった。研究者たちが新たに考案した手法の中には、細菌を食べるウイルスを使うというものがあった。大学時代に少しだけ勉強したことがあるのをおぼろげに覚えている。だが、その案は現代医学の余白に書かれた脚注以上のものには見えない。

　トムは微動だにせず横たわっている。機器が発する単調な唸りと信号音だけが命のしるしだ。その病室の隅で、私は研究室の大学院生たちが書いている最中の論文についてのメールを送り、気を紛らわせようとする。自分を仕事のモードに切り替え、少なくとも形の上では自分を実世界につなぎとめておこうと、サンフランシスコで大学のリトリート[1]に参加している他の教授陣との電話会議に参加する。だが、パンデミック〔感染症の世界的流行〕との戦争が我が事となってから数か月が経った今、私とトムの知り合いは皆、私たちが直面している相手、そして私たちがこもっている場所について知ってしまっている。同僚たちがトムの様子を聞いてくる。最近の様子を大まかに説明し、そろそろ電話を切らなくてはならないと伝える。それじゃあ、とお互いに言って、私が通話を終えようとした時、電話会議の議長が声を潜めて同僚たちに問いかけるのが聞こえた。引退した外科医で、かつて大学の学長も務めたこの人は、私がもう電話を切ったものだと思ってこう言ったのだ。

「誰か、ステフ〔ステファニーの愛称〕に旦那はもうだめだって伝えたの？」

1　脅しの空気

一二週間前
二〇一五年一一月二三日～二八日

始まりはあまりにも平凡だった。まあ、少なくとも、感染症研究の分野のトラブルを自ら探し求めて世界中を飛び回っていたカップルにとっては、平凡と言えるだろう。

念願だった休暇の計画を立て始めた時点では、エジプトという旅先は危険そうに見えなかった。ところが出発の一か月前になって、有名な海辺の街であるシャルム・エル・シェイクの近くで飛行機が爆破された。その二、三週間後、今度はフランスで組織的な連続テロ攻撃が起こり、ヨーロッパを震撼させた。犯人と目されたのは中東とアフリカ北部の過激派だ。エジプトの観光業は大打撃を受けた。だがトムの理屈によれば、そんな今こそ旅行には最適だという。

私は状況を鑑みて、旅行をやめようと何度かトムに提案した。とはいえ、当時は二人とも新しい研究プロジェクトをいくつか立ち上げた直後で、仕事から少し離れる時間が欲しくてたまらない時期でもあった。私たちにとっての「リスク」の基準が、普通の人より少々ゆるいのは認める。ＨＩＶ〔ヒト免疫不全ウイルス、エイズウイルス〕、性産業、薬物使用のリスク因子についての研究をしている私たちは、病気や暴力が日常茶飯事になっている場所をよく訪れる。現地ではこれが、人々の生き方、そして死に方を取り巻く現実なのだ。また、トムはこうした研究を始めるまでの三〇年間、進化生物学のフィールドワークのために地球上でも指折りの僻地を訪れてもいた。人間という種《しゅ》が生存に適さない場所である。

私たちは結婚一一年を迎えた再婚カップルで、お互いの子供はすでに大きくなっていた。子供たちを巣立たせ、旅行への情熱を抱えていた私たちは、二人だけで五〇か国以上を訪れてきた。頻繁に国際学会で研究発表をして、ついでに数日間、休暇をとって旅行する。冒険では予期せぬ困難が降りかかることもよくあった。アフリカのザンベジ川では、丸木舟から凶暴なカバを追い払ったし、インドでは、ケーララ州でてらてらと輝くヒルにまとわりつかれたり、オリッサ州で巨大なハエトリグモに出会ったりした。ムンバイ〔インド〕ではすんでのところでテロリストの攻撃に遭うところだったし、トンブクトゥ〔マリ共和国〕ではクーデターに巻き込まれかけた。フィールド調査の最中には、警察による薬物カルテルの手下たちの捕物劇にも遭遇した。そんなわけで、私たちは仕事にリスクがつきものだという事実を受け入れていたし、旅行もまた然りだと考えていた。リスクは旅の楽しみの一つだった。

トムは特に、古代エジプトの歴史、美術、文化に深い関心を持っていて、この旅の実現をずっと待ち望んでいた。過去には、エジプト行きを計画しながら白紙にする羽目になったことが何度かあった。ついに現地に行けるという興奮の前では、他のあらゆる考えが霞んだ。だが、シャルム・エル・シェイクとパリでテロ攻撃が起きた後は、旅慣れた友人たちでさえ私たちの計画に眉をひそめた。感謝祭〔アメリカでは一一月の第四木曜日。家族や親戚が集まり伝統の食事を囲む祝日〕の会食に誘ってくれた彼らに、ピラミッドを見に行くからお招きは辞退すると伝えた時のことだった。

カナダのトロントから留守番のために来てくれていた私の両親は、もう少しだけ率直な物言いをした。「悪いことっていうのは、三つひと組になって訪れるものなんだよ」。そう警告したのは母だった。彼女は夕食のサラダに使うフェンネル〔ウイキョウ。葉、種、鱗茎が香味野菜として使われる〕の根元を切り終わると、iPadでキャンディークラッシュ〔ゲーム〕をするためにちょっと手を止め、また料理の仕事に戻る。「三番目がエジプトで起きないことを願うばかりだね」。不吉な物言いをしながら、母はパリのテロ攻撃の場面を映すCNNニュースの画面を包丁で指すのだった。

私とトムの旅では、心の赴くままに行動するということで二人の考えが一致していた。そして、私たちはありのままの自然に出会うことが好きだった。トムはこのエジプト旅行の一一年前、一緒にデルマー〔ラホヤ市の北に位置する、サンディエゴ郡の海辺の街〕の砂浜を歩いていた時にプロポーズしてくれた。ちょうど、生物発光を放つ潮が浜辺に寄せてきていた時期だ。特別な種の植物プランクトン〔ヤコウチュウ〕が、波に揉まれる中で青緑の光を放つ。光ゆらめく波紋がそっと砂浜に触れ、私たちの足跡を燃え上がらせて、素敵でロマンティックな雰囲気を添えた。ただ、ここで頭に置いておきたいことがある。こうした類《たぐい》の生物発光は、ある細菌たちが水面下に潜んでいることのしるしであり、いわば警告でもあるという点だ。この細菌たちは、毒性を持つ藻類の大発生、通称「赤潮」を引き起こす。この光景は、私たち二人の人生観をかなり端的に体現していた。光の中で幸せに浸り、しかるべき時が来たら、その下に潜むものに対処する。仕事も全力、遊びも全力だ。

プロポーズと同じ年のうちに、私たちは互いの子供たちに見守られながらハワイのビーチハウスで一風変わった結婚式を挙げた。トムの娘たちであるカーリーとフランシスはそれぞれ二一歳と一七歳、私の息子のキャメロンは一二歳だった。私は女子二人のために、レイ、木の葉のスカート、ココナッツブラを買い求めた。息子のキャメロンが結婚式用の服がないとむくれたので、一式を買い揃えた。当時、キャメロンは自分の父親と私が離婚したことにすねていて、私の再婚話への態度ははっきりしていなかった。幸いなことに、ある時私たちの耳に、キャメロンが学校の友達と電話で話している声が聞こえてきた。「そう、お姉ちゃんが二人できるんだ。でも、二人ともいい感じ。しかも一人なんか、ドレッドヘアだよ!」。当時まだドレッドヘアを断髪していなかったカーリーは、郵便申し込みでユニバーサル生活教会〔宗教の自由を求めて創設された団体。希望者は誰でも牧師になることができる〕の牧師になっていた。私がそのことでカーリーをからかうと、実はその父であるトムも、数十年前にベトナム戦争の兵役を逃れようとして牧師の任命を受け

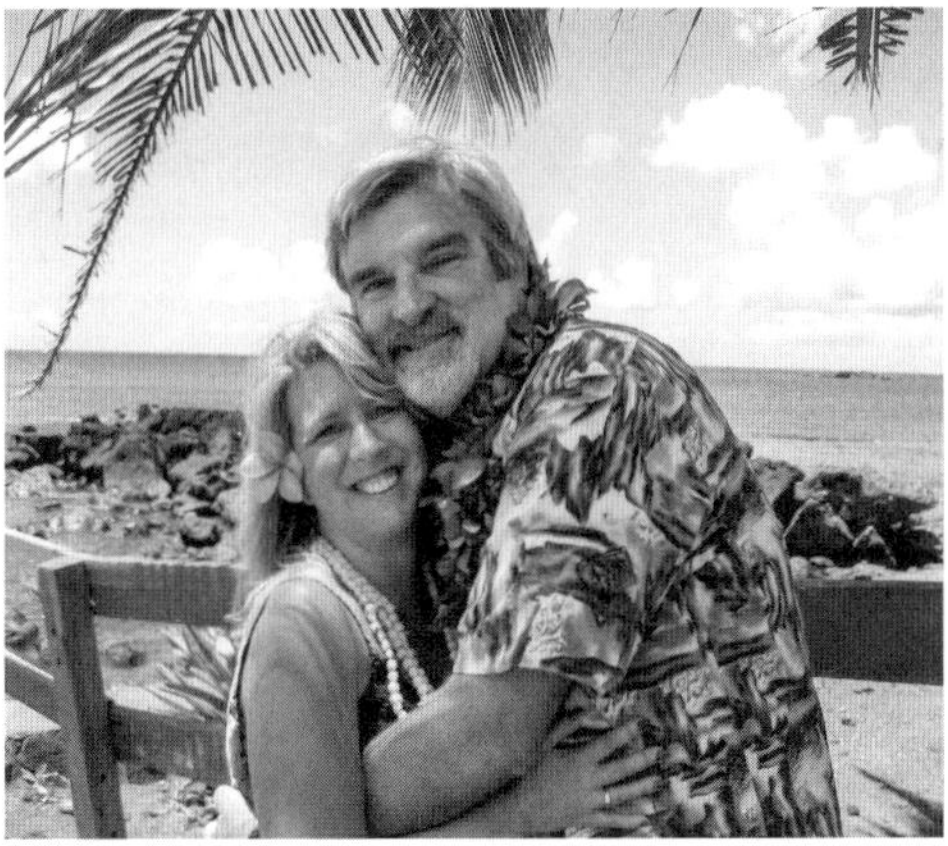

ステフとトム。ハワイでの結婚式にて（2004年7月26日、著者提供）

たという。カーリーが式を執り行い、厳かな表情のキャメロンとフランシスがそれぞれ私とトムの傍らに立つ中、私たちはシャンパングラスをチリンと合わせた。皆の手は固く握られ、木の葉のスカートは風にそよいでいた。それぞれが慎ましい環境に生まれ育ち、他にも様々な形で苦境を乗り越えてきたカップルとして、私たちはこの日以来、魔法のように幸せな暮らしを送ってきたことを感じていた。

　さて、エジプト旅行を翌日に控えた私たちは、午前中には荷づくりを終えていた。夜になると、私は家と車の鍵を並べ、猫の世話、庭、鳥の餌やり台、ミミズを使ったコンポスト〔堆肥づくり〕容器の手入れの仕方を書いたメモを用意した。テレビのリモコンの使い方も。

　それから、私は今までに決してしなかった行動をとった。出発間際になってペンを走らせ、こんな言葉から始まる一ページのメモを書いたのだ。

「私たちが死亡する事態が起きた場合には……。」

　トムは天を仰いだが、それでも、一番下の行に私と一緒に署名してくれた。私はもう一度メモを読み返すと、それをキッチンの台に置いた車の鍵の隣にきれいに並べた。

*

　友人たちの助言に従い、私たちは評判のいいエジプト学者をガイドにつけた。思いつきで行動してしまう習慣を手放すのと引き換えに、もっと計画的な学びの体験を得るというわけだ。私たちは飛行機で平穏無事に現地へ着き、翌朝、そのハーリドというガイドに会った時には、この日の予定をすぐにでも始めたくてうずうずしていた。見たところ四〇歳前後、小柄でしなやかな身のこなしのハーリドは、カーキ色をしたチェックのボタンダウンシャツを着ていて、使いこまれてはいるものの念入りに磨かれた靴を履いていた。彼は手を差し出しながらこちらに近づき、温かい笑顔で私たちをカイロに迎え入れてくれた。彼は過去にドキュメンタリー番組や学術調査のガイドを務めていて、これからの一週間、ピラミッド、寺院、墓地などの古代遺跡を巡る盛りだくさんの旅程で私たちを案内してくれる予定だった。

　ハーリドは毎朝、私たちを迎えに来ると、車で砂漠へと向かう道中、あるいは遺跡を歩いて巡る間に、何千年もの歴史のあるエジプト学、考古学、神話学を一口サイズにまとめ、噛んで含めるように私たちに教え聞かせた。話の中で、ハーリドは神々やファラオ、彼らの墓、ピラミッドの物語をいきいきとした言葉でまとめ上げていた。彼の語りは、建物のつくりと古代の神秘主義を融合させるものだった。時を止めて眠るミイラから、死者たちの物語を伝える物珍しいヒエログリフの劇画まで、壮大な古代の建築と死の儀式がありありと目に浮かぶ世界に、私たちは日々浸っていた。

　アメリカでは感謝祭を迎えているはずの日、私たちは現在のエジプトの首都カイロから数時間のところにある古代遺跡をいくつか巡った。活気溢れる現代の大都市、カイロには七〇〇万人以上が暮らす。一方、こうした遺跡のほとんどは、エジプト学者たちに「死者の都（ネクロポリス）」と呼ばれている。つまり、集団墓地だ。

　ある博物館の中で、ハーリドはサルコファガス〔古代エジプトの石棺〕に記された、ミイラを作る手順をまとめたヒエログリフを見せてくれた。石棺には、男性の体とジャッカルの頭部を持つアヌビスの姿が何度も描かれていた。アヌビスは古代エジプトの死者の守り神であり、遺体の防腐処理とミイラづくりの監督役を担い、魂を死後の世界へと導き、死者の墓を盗掘者や悪霊から守っていた。また、この石棺には、死後の世界へ向かう遺体に処置を施すための複雑で奇妙な形の道具も描かれていた。五〇〇〇年も前のものだというのに、トムはその絵を一瞥しただけで体を震わせた。実際の処置の詳細には目を向けてもいないのに。一方、私自身はこうした道具を面白く思っていた。

「あれは何に使うの?」。私が指差して尋ねたのは、齢千歳の歯科医が乱杭歯を抜くのにでも使いそうな、風変わりな小型の鉤のことだった。ハーリドは私たちを見上げて、にやりと微笑んだ。

「人の脳を取り除くためのものですよ」と彼は答えた。「鼻から取り除くのです。頭蓋骨を保存するために。古代のエジプト人たちは、体が保存されていないと来世で魂の宿る場所がなくなってしまい、亡霊が家族に取り憑いてしまうと信じていたのです」。

古代エジプト人たちがあまりに死と葬送の準備のとに取り憑かれていたように見えるとしたら、それは彼らが、霊魂が来世にたどり着くため、そして永遠に安住するための危険な旅に直面していると考えていたからだろう。旅の無事を願い、それを確実に叶えるために念を入れる彼らのやり方に、私は意義を感じた。


トムは、私が留守番の家族に残すきちょうめんなメモを笑うことがあった。だが、進化生物学者である彼は、こんな行為も生身の人間だからこそのものだと認めざるを得なかった。

カイロから一時間ほど南に車を走らせた場所で、私たちは堂々たる砂漠のネクロポリス、ダハシュールと、そこにある「赤いピラミッド」へと向かった。赤いピラミッドは、ダハシュールの軍事基地に隣接した三つのピラミッドの中でも最大のものだ。基地に近いという立地ゆえに、このピラミッドは長年にわたって観光客に門戸を閉ざしていた。ところが、私たちはツイていた。この日、赤のピラミッドは開いていて、しかも、辺りに他の観光客は誰もいなかったのだ。ハーリドによれば、トンネルを這い下りて内部を間近に見ることもできるという。暑さと肌にまつわりつく赤い砂埃をものともせず、トムと私は我先にとピラミッド探検に乗り出した。入口にたどり着くには、まず、ピラミッドの壁面にジグザグに取り付けられた急な階段を登る必要があった。その先に待つ急ごしらえのドアは、地上から数十メートルの高さにある。トムは私より一九

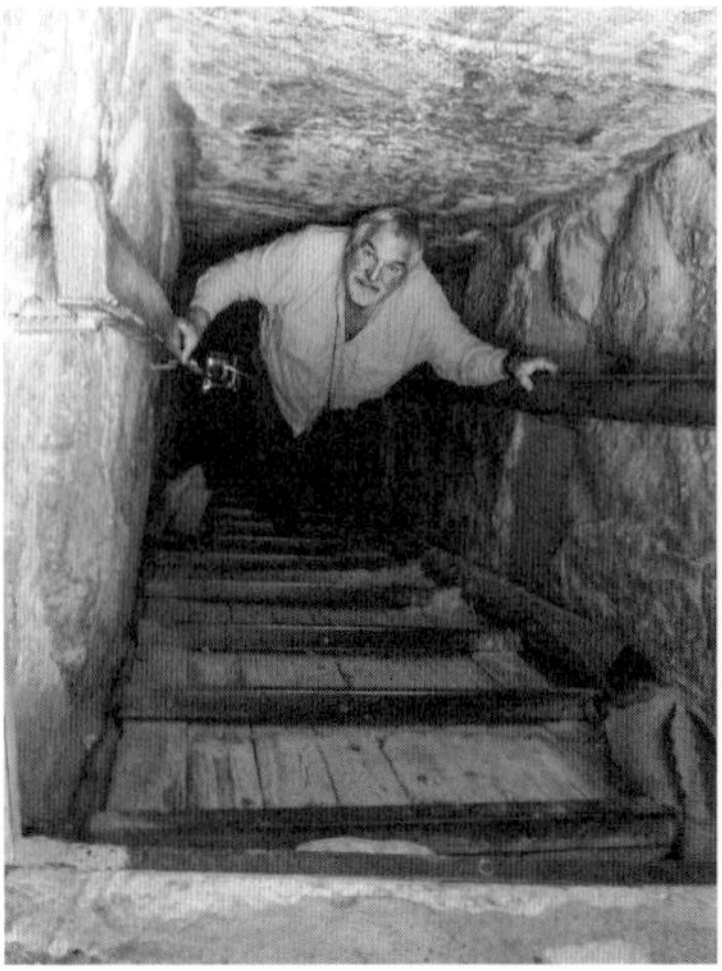

赤のピラミッド内部に降りていくトム。エジプトのダハシュールにて（2015年11月25日、著者提供）

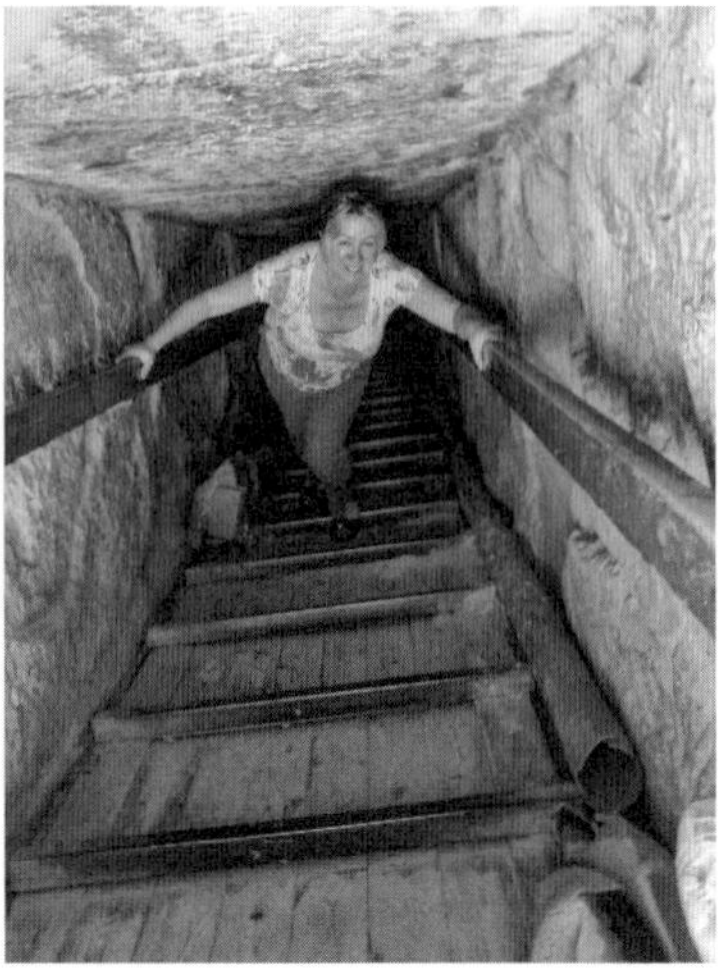

赤のピラミッド内部へと後ろ向きに下るステフ。エジプトのダハシュールにて（2015年11月25日、著者提供）

歳年上だが、本人の姿を見たらそうとは気づかないだろう。彼は長身で、肩幅があり、生まれつき運動神経が良く、いつも健康だった。昔気質の頑固なサーファーの彼は、「ナーリー」[2]だとか「ウォール・アップしている」[3]とか、よくわからない言葉で称される厄介な「波の構造」の中にいても、「オーバー・ザ・フォール」[4]するリスクにひるまない。ひょろりとしていた少年の頃からがっしりとした中年になるまで、嵐や大波から退却するのが当然の選択だという時にも、トムは真っ先に水に飛び込んでいった。彼が退却を当然の選択だと考えることはめったにないのである。

さて、その「がっしり」していた体格に、ここ数年は余分な重みも少々加わっていたものの、トムはその長い脚を有利に使い、ピラミッドの階段を一段飛ばしで登っていた。ピラミッドの入口にある小さな踏み台に一番乗りでたどり着くと、数分遅れで到着して息も絶え絶えの私ににやりと笑いかける。低く作られたドアの脇ではたった一人の見張りがしゃがみ込み、私たちの到着を醒めた目で眺めていた。着古した軍服に身を包んだこの老齢の軍人は、頭にターバンを巻き、所在無げな片手で白く長い髭を撫でていた。もう片方の手はぼろぼろのカラシニコフ銃を握り、それを膝の上にだらしなく横たえている。私はその見張りの体越しに奥を覗き込んだ。ハーリドがピラミッドの中に「這い下りて」いけると言っていたのは誇張ではなかった。もっと正確に言えば、中を見たければ這い下りることが必須なのだ。私は大きく息を吸い込み、頭を低くし、はしごの最初の数段を降りたが、それが限界だった。

私が入口に駆け戻ると、トムは勝ち誇ったような笑みを浮かべ、後ろ向きにはしごを這い下りてピラミッド内部へと入っていった。

「息を吸い込むな！」。見張りが下にいるトムに叫ぶ。地元の言い伝えでは、内部の空間に有毒ガスが漂っているという。トムはその話を笑い飛ばした。毒ガス？観光客騙しのほら話みたいじゃないか。

「それが最後の言葉となった……」と叫び返すやいなや、トムはあっという間に私たちの視界から消え、赤いピラミッドの腹に飲み込まれていった。銀髪の頭のてっぺんはもう見えない。私はぐっと息を飲み込んで、膨らんでいく不安を追い払おうとした。この暑さにも関わらず、私は震えていた。ねめつけるような見張りの存在が居心地を悪くする。私は砂漠の方に顔を向け、砂山の間にハーリドを探した。地平線の上に、黒い点のような姿が見える。私はトンネルの奥のトムに向けて怒鳴った。「早く！」

ようやく姿を現したトムは、息を切らし、汗と赤い埃にまみれていた。その顔は少し青白かった。私はリュックから水のボトルを取り出して渡した。

「ここから出よう」。私はそう言って、トムのシャツの袖をまくってやった。次の墓地が待っているのだ。

ダハシュールから車ですぐのところにあるのがサッカラだった。エジプトの古都メンフィスの墓地で、ローマ帝国時代に至るまでの三〇〇〇年以上にわたって使われ続けたネクロポリスだ。ここにある「階段ピラミッド」に着いた時、トムには先ほどの散策の疲れがまだ残っているようだった。地下墓地を取り囲む花崗岩のベンチの間によろよろとさまよい出ると、彼は目を閉じ、大きく息を吸った。いまやその額は汗でびっしょり覆われ、息遣いも先ほどより荒くなっているのがわかる。まるで山登りをしているみたいだ。

「大丈夫?」

トムは私の心配を手で振り払った。

「この場所、何か感じるよ」。トムがぼんやりとつぶやく。「妙に見覚えがあるんだ」。もちろん、私たちはそれまでエジプトに来たことはなかったし、トムは前世や生まれ変わりなど信じないたちだった。

「不気味なだけじゃない?」と私は言った。

私たちに追いついたハーリドは、ネクロポリスの遺跡を歩いて回りながら例の情報満載の講義を再開した。私たちの足元には地下墓地があり、そこにミイラや王の部屋がある。当時の王の治世には、王の食糧庫と魂を満たし続けること、内なる力、エネルギーである「カー」を守ることに全力が尽くされた。ハーリドの説明によれば、もしこのカーが弱ると、王は政敵たちによって退位させられるおそれがあったという。サッカラはまた、エジプトの複数の宗派の巡礼者たちにとって重要な意味を持つ地でもあったという。最近の発掘では、犬、猫、ヒヒ、ハヤブサ、コウノトリなど、八〇〇万体を超える動物のミイラも見つかったらしい。トムの顔を覆っていた暗い影を、好奇心の光がちらりと破った。

「ねえ、ドリトル先生」。トムを呼ぶ時のお気に入りの名前の一つを使って、私は言ってやった。「あなた、もしかして前世で動物のミイラに包帯を巻いてたんじゃないの」。

*

子供の頃から、トムは動物に特別な親しみを感じていた。本人はそれを、チェロキー族だったらしい曾祖父から受け継いだ性質だと考えていた。動物たちへの思いはいつしか強い使命感となり、のちには学術的なものへと変わった。トムは最初、霊長類学者になるための研究と訓練に取り組み、ローランドゴリラの心理学と記憶についての研究成果を論文として発表した。その後、彼は鳥類学者になり、ミヤマシトド〔深山巫鳥。ホオジロ科の鳥〕の方言がサンフランシスコ市内のある地区と別の地区の間で違った形に進化してきた経緯を研究し、学位論文の内容を、世界最高峰の学術誌の一つ『サイエンス』に発表した。それから彼は少しずつ進化のはしごを下り、人類の研究へと向かっていった。トムはその話をするのが好きだった。いつも家の近くの入江を散歩する時、トムはそこで出会う犬の飼い主たちよりも、犬たちに挨拶することの方が多かった。

　トムのキャリアは次第に、長期的な歴史に焦点を当てるものへと発展していった。彼が目を向けたのは、行動の進化的起源だ。トムはとても、とても長い目で物事をとらえていた。自然界について、そして、私たち、さらには生きとし生けるものすべてが、変化し続ける環境に適応するためにどう進化するか。どのように滅びるか、と言ってもいい。身の回りの負荷に順応して適応するという私たちの能力が、危険を乗り越え、生き延びる上で役に立つ。自身が好んでいたこの長期的な見方に基づき、トムは世界を日や月といった単位ではなく、年単位でもなく、数千年という単位で考えていた。彼は、アフリカにいる得体の知れない種の鳥の冠毛がアジアにいる鳥の冠毛と似ていることを引き合いに出し、いかにこれが「収斂進化」を体現していることかとひとりごちたものだ。収斂進化というのは、別々の種の生き物が似た環境に適応する中で、互いに類似した形質〔生物としての特徴〕を発達させていくことをいう。インフルエンザにかかった時、さらにはコロンビアの熱帯雨林で拾ってきてしまった貪欲な寄生虫に感染した時にさえ、トムはその事態にがっかりするよりも、生物が自らの生存を阻む障壁を出し抜けるという生命の輝き、そして、その障壁を乗り越えて生き延びることの適応的価値に感嘆したものだった。物事には進化的に見て明るい面があることを、トムは腹立たしいほどの素早さで私に思い出させる。「自分を殺しはしない相手っていうのは、実は、自分を強くしてくれる相手なんだよ」。

*

　サッカラで過ごしたその日の午後、トムは私の目の前で「進化」していた。みるみるうちに千年分も老けたようになり、顔は青白くやつれた。トムの「カー」は間違いなく弱っていた。それでもなお、彼は古代のネクロポリスの地下世界を探検し続ける気でいた。ハーリドと私は彼をそこから引きはがさなければならな

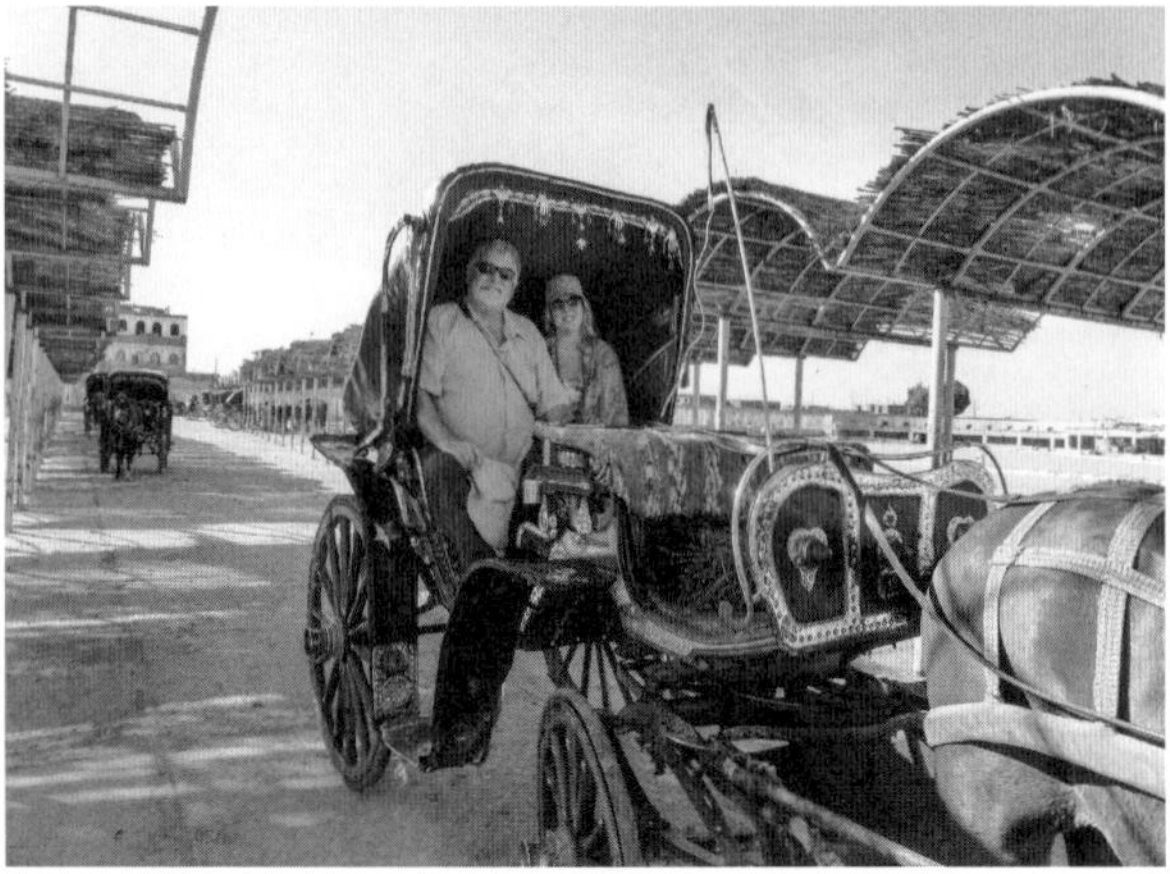

馬車に乗るステフとトム。エジプトのルクソールにて。この晩、トムの具合が悪くなる（2015年11月28日、著者提供）

かった。

「暑さにやられただけだよ」とトムは言った。翌朝までには楽になったようで、また外に出かけられそうな様子だった。私たちは車で、ラクダで、飛行機で、徒歩で驀進し、ラムセス二世とネフェルタリの寺院、それからアスワン・ハイ・ダムをハーリドの案内で見て回った。最後に、私たちはディーゼル船「メイフェア号」に乗船した。このクルーズ船は、私たちを旅の大フィナーレの地、王家の谷〔古代エジプトの王の墓が集まる石窟〕があるルクソールへと連れていってくれる。船の定員は一五五名で、普段であればこの時期は予約で満員のはずだった。ただ、ここのところのテロの不安と観光の低迷で、船内は不気味なほどがらんとしていた。私たちは気にしなかった。私たちは二人で特別な休暇を過ごすのを楽しみにしていたのだから。がら空きのクルーズ船は、まさにそれを約束してくれている。

ハーリドから教えられた話によれば、エジプトの神話では、太陽神ラーが毎日の終わりに太陽の舟に乗って地下世界へと沈んでいき、自らに敵対する悪霊や神々に出会うと信じられていたという。「アポピス」

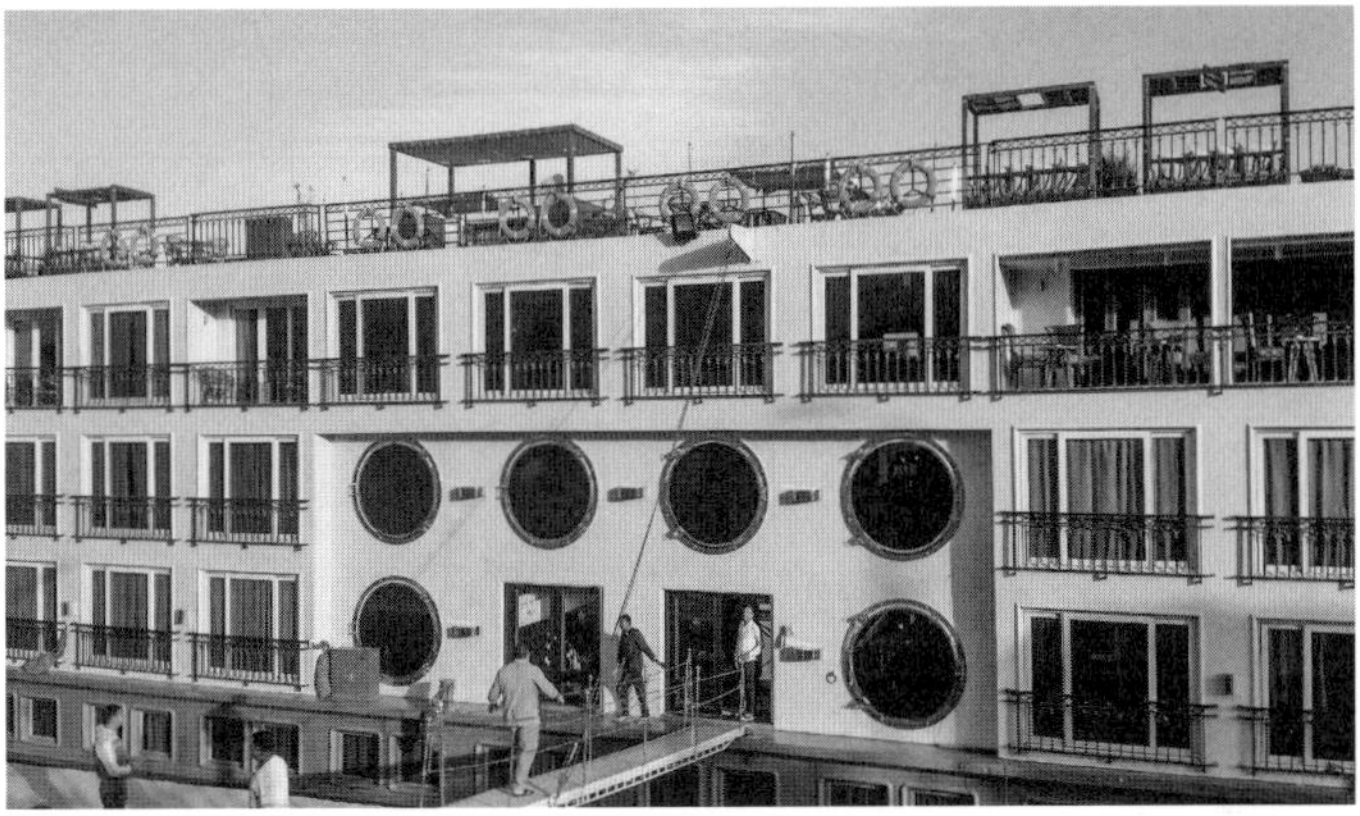

発動機船メイフェア号。ルクソールの港にて（2015年11月28日、著者提供）

の名でよく知られる混沌の神、アペプもその一つだ。アペプはラーの一部を飲み込み、それが毎晩の日没となる。そして、夜明けになるとラーを吐き出す。私たちはラーよりも気楽に、毎晩、居心地の良い宿に戻っては、きりのいい時間になるまで友達や家族とフェイスブックで近況を伝え合って過ごしていた。

翌日、船がルクソールに錨を下ろすと、港には他にも何隻か船が泊まっていて、船着場が足りなかった。メイフェア号の船員は、すでに停泊していた船に船体をもやった。そこに次の船、また次の船がつながれていく。トムと私は手に手を取り、三隻の船を渡り歩いて陸地に着いた。岸で待っているハーリドに、ルクソール神殿とカルナック神殿へと案内してもらうためだ。私たちは夕暮れ時に船に戻り、二階の甲板で、星空の下のロマンティックな夕食をとることにしていた。大皿に山盛りの海鮮パエリアと、この時のために私が用意しておいた、とっておきのワインだ。だが、この後の数日間、そして数週間の間に、私は夜空の下で食べたこのご馳走を「最後の晩餐」と呼ぶことになるのだった。

2　最後の晩餐

二〇一五年一一月二八日

私たちはこの船を二人占めすることになるとは思っていなかったし、二階の甲板席で過ごすこの夜が、空一面に広がる星々の下、温かく柔らかな風に包まれて、これほど見事に美しいものになることも知らなかった。とはいえ、特別なディナーを食べようという計画はしていた。だから、私はとっておきのシャルドネの瓶を旅の荷物に入れ、船のシェフに、このワインを食事に合わせて冷やしておいてくれないかと頼んでおいたのだ。この夢の休暇の全日程を終えて、私たちは最後の夜を祝っていた。しかも、この日は一四年前に二人が初めてデートをした記念日でもあった。自分の常として、私は物事を成り行きに任せることはほとんどない。段取り、集中、完遂が、私のＤＮＡの中で蛍光染色される遺伝子なのだ。一方のトムは、偶然を面白がりつつしなやかに受け入れる受益者だ。彼の特性が「決して退却することなかれ」の精神なら、私の特性は「決して投げ出すことなかれ」だ。諦めないというこの気持ちが、根暗オタクのいじめられっ子だった子供時代を通じて私を守る鎧となり、学問の道を歩み始めた時には、私に「ピットブル〔闘犬用の犬種〕」というあだ名をもたらすまでになった。

トムは時々、私の犬並みにしぶとい粘り強さや、物事の細部に対するこだわり〔彼自身は、そうした細部は後回しにしておきたかったかもしれない〕に苛立つことがあった。そんな彼も、今夜のようなひと時には、先天的、後天的因子がこんな二人をカップルに仕立てあげたという成り行きにうっとりと思いを巡らせていた。私たちは生まれも育ちもあまりに違っていた。トムは一九五〇年代の南カリフォルニアで、オリヴァー・ツイストさながらの生い立ちを経てきた。私は一九七〇年代に、カナダのトロント郊外の、中流階級の白人ばかりが暮らしていたスカーバロー市〔現在はトロント市の一部〕に生まれ、二人の姉妹と、子を持つ親として当然のことは何でもしてくれる両親の元で育った。勉強を頑張り、いい成績をとるのが私たち姉妹の仕事だった。

　私の父は高校の理科教師で、その後、ギフテッド[5]の子供たちの指導も担当するようになった。思うに、最初は私がその練習台になっていたのかもしれない。私はオタクっぽい子供で、しかも、普通よりも早くからその気が出ていた。正式な診断を受けたことはないものの、今だったら、「スペクトラム」に入り気味、と言われるかもしれない。アスペルガー症候群の婉曲的な呼び方だ〔アスペルガー症候群などを含む様々な症状・状態を、包括的に「自閉スペクトラム症」と呼ぶ〕。私の脳は、学問に関してはハイオクエンジン並みのパワフルさを発揮しながら、同じ年の子たちとの交流に関してはポンコツだった。同じような興味の女の子二人と付き合いがあったのを除けば、私はいつまでも友達の輪の隅っこにいた。その間、父は私に根気強く丁寧に物理学と数学を教え、仮説を検証して「既知のこと」と「未知のこと」を区別するテクニックを教えてくれた。科学研究の肝となる分析的精神だ。私は夕食の後に二時間勉強するように言われていて、私たち姉妹は一週間に一時間しかテレビを見させてもらえなかった。私が科学者になりたいという決心を伝えた時、父はそれを、自分の歩んだ道を娘がたどろうとしていたからだと考えた。しかし事実はというと、私は何か本当に困難な物事をやり遂げられることを、自分自身に対して証明したかったのだ。問題を解決していく科学のパズルへの情熱に気づいた時、私は自分の歩む道を見つけた。

　トムもまた、複雑に絡まった研究上の問題に取り組む気概を持っていたのだが、二人のたどってきた旅路は明らかに違っていた。私の軌跡は一直線だった。私はすぐに大学に入り、続いて大学院に入り、ポスドク[6]になり、そして大学教員になった。トムの歩んだ道はそれよりも少々遠回りだった。彼はポスドクの仕事を始め、続いて高校教師として三年間働いてから、研究助成金を獲得してフルタイムの学術研究者に戻った。その後、私たちの道はついに交わることになるのだが、二人はそれ以前からも、エイズウイルス流行の最前線を扱う研究によって、同じ学術誌や国際学会の界隈へと少しずつ引き込まれていた。

　トムはその頃までに、動物や魚よりも人間の方に関心を向けるようになっていた。彼が注目していたのはストレスの研究だ。彼はまず、高齢者を調査し、お年寄りが病気にかかりやすくなる要因を調べることから始めた。それがきっかけとなり、彼は精神神経免疫学、つまり、心と頭が健康と免疫系に与える影響を調べる研究へと進んでいった。ＨＩＶの流行が始まった時、トムはストレスが免疫系に、そして、エイズという疾患の観点から見た人の脆弱性や回復力に与える広範な影響を研究できないかと考え、その可能性に心奪われた。〔ＨＩＶに感染しても〕エイズ発症に至る人とそうでない人がいることがトムの関心を引いた。なぜこのような違いが生まれるのだろう……これが、私たち二人がそれぞれ取り組んでいた研究上の問いだった。トムは、ストレスがＨＩＶ関連疾患の進行に与える影響を研究するための助成金を授与され、それがきっかけで、人々がウイルス感染の影響にさらされやすくなるような危険性を持つ行動（リスク行動）を調査するようになった。彼は、すでにＨＩＶに感染している人たちのためのリスク軽減プログラムを開発するという分野の第一人者の一人だった。感染を他の人々に広げないために役立つ技術が求められていることに気づいていたのだ。

　互いに出会うまでの二〇年間、私たちはそれぞれの研究の道を歩みながらも同じ星を目印に進み、ＨＩＶ感染を加速させる行動リスク因子を結ぶ星座を描こうとしていた。私たちがついに直接顔を合わせたのは、二〇〇一年、退屈な助成金審査委員会の席でのことだった。トムは当時、メタンフェタミン〔覚醒剤〕乱用者のための感染リスク低減プログラムを作り、メキシコで性産業に従事する人々に力を貸し始めたところだった。私はちょうどパキスタンから戻ってきたばかりだった。アフガニスタンで、九・一一同時多発テロ事件後の戦争が注射薬物使用者のＨＩＶ感染リスクに与える影響を調べていたのだ。味気なくロマンのかけらもない場所を集めたリスト、生涯の伴侶となる、燃え上がるような相性の組み合わせを見つけるのに最もありえない場所の一覧を作るとしたら、この科学研究委員会の会議は一位に来ることだろう……後になって、私たちはよくそんな冗談を言ったものだ。

結婚してから何年も経った後、私たちは、実は自分たちがそれよりも前に、学会会場の混み合った部屋で「出会って」いたことに気づいた。ただし、互いに目を合わせたというだけだったが。一九九七年、アリゾナ州のフラッグスタッフで、私が当時最新の研究成果を発表しようとしていた時のことだ。この「出会い」に気づいたのは傑作だった。というのも、それがわかったのはこんな成り行きからだったのだ。

ある日、最近発表されたばかりの研究について二人で喋っている中で、私は自分のかつての学会発表のことにちょっと触れた。するとトムは、「ちょっと待った、私もそこにいたぞ！　君は黄色のスーツを着ていたかい？」と言った。

私は思わず話を止めて考えた。私はオーダーメイドのパリッとした黄色いスーツを着て、ピンヒールを履いていた。歳を重ねてからはそんなことはなくなったが、若い時分には、洗練されて「大人びた」姿に見せることにうんと気を使っていたのだ。ここで私も、客席の後列に座っていた木こりのような格好の人物を思い出した。

「着てた！　あなたは赤いチェックのシャツを着て後ろの列に座ってた？」

「ああ、でも君は私の席を素通りしたねえ」。トムは傷ついたような物言いをした。

「うん、まだあなたに出会う準備はできてなかったからね」と、私は笑いながら言った。

「私もさ」。彼もそう言い返した。実際、私たちはまだ出会う準備ができていなかったのだ。

その数年後、私たちはデートでシカゴを訪れ、ジョン・ハンコック・センターの九〇階にあるレストラン、「シグネチャールーム」で夕食をとっていた。注文を済ませて窓の外の景色を見ていると、途端にバン！

と音がした。どこからともなく現れたハヤブサがハトに突撃したのだ。羽毛が舞っていた。二人とも思わず「あれ見た⁉」と声を漏らし、辺りを見回した。目撃者は誰もいなかった。見ていたのは私たちだけだった。私たちはバードウォッチングのうんちくを並べ始めた。博士論文のため、サンフランシスコのツインピークス〔サンフランシスコの景色を一望できる双丘〕を何年も這いずり回ってミヤマシトドの巣を探していたトムは即座に、あのハヤブサが近くに巣を構えているはずだと推測した。私には、トムが窓ガラスの外を覗いて巣を見つけられないかとうずうずしていたのがわかった。自分が恋に落ちているのだと気づいたのはその時だ。今、私たちの暮らす家の近くにはハヤブサのつがいが住んでいて、裏庭の奥に広がる峡谷をいつもロケットのように突っ切っていく。

　宇宙的規模の巡り合わせと、人生の不思議な成り行きに乾杯しながら、私たちはシェフの手による見事な海鮮料理、ワイン、シャンパン、なめらかなカスタードプリンに夢中になった。もし自分一人で全部の準備をしていたら、これほど完璧な記念日のディナーにはならなかっただろう……そう認めざるを得なかったほどだ。よたよたと歩いて客室に戻るまでの間、私たちは心安らぎ、素敵な雰囲気に包まれて、翌日に控えた旅の大フィナーレ、王家の谷のツアーと帰路の飛行機を楽しみにしていた。

*

　ベッドが揺れるのを感じて体を起こすと、トムが寝具を跳ねのけてトイレに走っていくのが見えた。私は時刻を見るために携帯電話にちらりと目をやった。真夜中だ。トムはかろうじて客室内の小さなトイレに駆け込むと、食べたものを一滴残らず吐いてしまった。いや、すべて出し切ったように見えて、彼の苦しみはまだ続いていた。トムはひどい胃の痛みを抱え、その晩のうちに数え切れないほどトイレに行った。翌朝、ハーリドが客室の前に迎えにきた時、トムは便器に覆いかぶさって、陶器の神様に祈りすがっていた。ハーリドはしきりと医師を呼ぶよう訴えたが、トムは頑として反対していて、私も無理強いはしなかった。傷んだ貝に当たって、食中毒の症状をやり過ごさなければいけないだけのことかもしれない。私たちはそういうことには慣れていた。

　トムは弱々しくジョークを飛ばそうとした。「この前、赤のピラミッドで毒ガスを吸いすぎたかな？」。笑えるなら、それは良いしるしだ。私はそう考えた。「私、フェイスブックでみんなに伝えておいたから。この調子じゃ、あなたは王家の谷を見る時には、自分の棺桶に足を突っ込んでるだろうって」。そう冗談を言ったが、トムはもう笑わなかった。食いしばった歯の隙間から、こう唸ったのだ。

「うちに帰ろう。いますぐ。」

　うち？　その言葉はちょっと極端な気がした。これまでの二人の旅でも、こんなことはよくあったのに。私たちが言う「デリー腹」だ。旅先で現地の食べ物や水を口にして、普段とは違う微生物のせいでお腹を下したり、胃の調子が乱れたりすることを、二人でこう呼んでいたのだ。私たちは普段からシプロ〔塩酸シプロフロキサシンの商品名〕という抗生物質を旅の荷物に入れていた。普通の人が歯磨き粉を入れるのと同じように。それに、普段は人が体の不調を訴えようものならそれをばかにするトム、どんなに恐ろしい波にもひるまず、退却を当然の選択とは考えないトムはどこに行ってしまったのだろう？　もっと同情してもよかったのかもしれない。だが、私はそこまでの気持ちになっていなかった。医師を呼ぶか、あるいはトムを診てくれる街の救急診療所を探そうかと考えを巡らせる。処方箋をもらい、二四時間もすれば元気になるだろう。

「医者は呼ぶんじゃないぞ」。私の考えを読んで、トムはぴしゃりと言った。「何をしようと、病院だけには連れていくな。私は行かないからな」。

　トムは医師というものを拒み続けてきた。不毛な子供時代の経験が、彼を禁欲主義に仕立て上げた。第二次世界大戦で勲章をもらった元海軍隊員で、戦後は白バイ隊員になったトムの父親は、人生訓を簡潔なものに絞っていた。「どんなことがあっても耐え抜け」だ。トムが一〇代の頃、サーフボードがブーメランのように跳ね返って顔に直撃し、歯や骨が折れたことがあった。家に帰り、口から噴き出す血を見せると、彼の父親は肩をすくめ、傷を覗き込み、そこに赤チンを注ぎこんだ。赤チンというのは、当時の親たちが万能殺菌薬として愛用していた、闇の中でギラリと光るおぞましい混合液だ。何か月も経ってトムが歯医者に行くと、歯科医は驚きのあまりのけぞって、こりゃたまげた、と口笛を吹き、あごが折れたのはどれだけ前のことか、なぜきちんと固定しなかったのかとトムに問いただしたのだった。私も自分のことは自分でやるように育てられたが、それは現代医学ともっと普通の付き合いを結んでいる両親の下でのことだ。

トムと私はたいていのことでは意見が合ったが、意見が合わない時には正面からぶつかった。二人とも降参の仕方を知らなかった。今回はいつもと同じにはしないぞ、と私は決意していた。ただ、トムは具合が悪く、私はそうではない。彼はまともに考えられずにいるから、私がしっかり考えなければいけない。物事の医学的な側面に関しては、トムは私を頼る傾向にあった。私が学位をとった疫学は、公衆衛生学の一分野だからだ。だが、医師免許をもたずに博士号だけを持っていると、その中途半端な薬の知識のせいで、かえって問題に巻き込まれることがあるものだ。

3　疾患を追う刑事

疫学者たちは大きな視野で調査をする。疾患のパターン、拡散の仕方、その食い止め方。この対処には生物医学的手段を使うこともあるし、人々の危険な行動を変えるという方法をとることもある。私の生業を、母はよくこんなふうに表現する。「『関係者の話によれば、この病気の感染は拡大している』とか、『世界的な流行の兆しがあると関係者は述べている』ってよく聞くじゃない。うちの娘はね、その『関係者』の一人なの」。

とはいえ、私は最初から「関係者」になるつもりだったわけではない。私がトロント大学で微生物学を専攻していた一九八五年、ロック・ハドソン〔アメリカの俳優〕が、当初「同性愛関連免疫不全（ＧＲＩＤ）」と名付けられていた謎の疾患で命を落とした。私の指導教員だったスタン・リード教授はその分野の第一人者で、私はこの感染症の特徴的なしるしを知ることになった。寝汗、リンパ腺の腫れ、インフルエンザのような症状、場合によっては、免疫系が抑制されている人々によく見られるような感染症も伴う。現在、後天性免疫不全症候群（ＡＩＤＳ）と呼ばれるこの疾患の最初の症例群は、一九八一年に同性愛者の男性たちの間に発生していた。このことが米国疾病管理予防センター（ＣＤ

Ｃ）の疫学者たちの目を引き、病気の発生についての一連の調査が行われることになった。北米とヨーロッパで研究が進むにつれ、血友病患者と注射薬物の使用者もこの病に倒れていることが明らかになってくると、私の中に、疾患を追う捜査官になろうという気持ちが生まれてきた。それから数年のうちに、病気の原因となるウイルスである、ヒト免疫不全ウイルス（ＨＩＶ）に対する抗体の有無を基準にした診断検査が開発された。この時、私は天職を見つけた。あるいは、そう思い込んでいた、と言うべきかもしれない。

　夏休みにいくつかの研究室での実習に参加し、クリーンベンチ[7]で不器用に作業の手を動かしてみると、研究室で毎日実験をするのは自分に向いていないことがよくわかった。すると、実習の指導補助をしてくれた大学院生が、ペトリ皿（シャーレ）よりも人々を相手にする方がいいという私の好みを元に、もしかすると疫学がぴったりなのではないかと提案してくれた。生物学の魅力を本質的に備えながら、細胞の集団ではなく、人々の集団を対象とする学問。疫学は、戦略的な措置を展開して人々を救うのに必要な、巨視的、俯瞰的なレンズだった。故郷のトロントで最初のＨＩＶ感染症例が生じた時、私は目の前で繰り広げられたドラマに心動かされた。私は修士号をとり、博士課程にも進学した。カナダにはまだわずかしかいなかった、ＨＩＶを専門とする疫学者になろうとしたのだ。まだ大学院生のうちからどうにかして助けになりたかった私は、「ケイシー・ハウス」という施設が受け入れた初めてのボランティアの一人となった。そこは、北米でも最初期に立ち上げられたエイズ患者専門のホスピスの一つだった。この施設で私が目にしたのは、親しくなった患者の人々が、苦痛に満ちた孤独な死を次々と迎えていく様子だった。一九九〇年代初頭には、博士課程の指導教員だったランディ・コーツ博士、そして、親友だったマイケルが、一年のうちに立て続けに亡くなった。二人ともＨＩＶに冒され、免疫系がやられていなければ乗り越えられたような偶然の感染症で亡くなったのだった。私は打ちのめされた。そして、そのことが決断のきっかけとなった。この世界的に流行している病気を研究し、それを食い止める方法を探すことを誓ったのだ。個人としての人生と、専門家としての人生が重なったのはこの時が初めてだったが、こうしたことは以降も続いた。

　人間の直感がいかに助けになるかを学んだのもこの頃だった。たとえ科学者であっても、である。修士号をとるための研究をしていた時、私はＨＩＶ研究のための聞き取り調査のアルバイトをしていた。この研究は薬物を注射したり、売春をしたりしている人々を対象としたものだった。感染リスクが誰よりも高いこの人々は、子供時代に性的虐待の被害者になったことを打ち明けてくることが多かった。そのことは聞き取りの質問事項には含まれていないにも関わらず。私は研究室のトップにこのことを伝えたが、その時点では、彼女は調査のための質問票を変えることはなかった。つまり、私たちはこの点を研究することはできなかったのである。ただ、私はその話を忘れることはなかった。年月が経ち、バンクーバーで注射薬物の使用者、そして同性愛者の若い男性を対象にした研究を指揮していた時に、私は幼少期の性的虐待についての質問を織り込んでみた。すると、どちらの集団でも、虐待経験の有無が、ＨＩＶ感染リスクを高める行動の有無を予測する上で非常に強い関連を示すことがわかったのである。当時、こうした人々のＨＩＶ感染リスク増加の背景に、政治、経済、法制度における諸原理など、社会的な決定要因が関わりうることを示す一連の研究が始まったところだった。私の発見はその研究の一部となった。感染拡大の中心となっていた人口層は社会の辺縁に押しやられて汚名を着せられ、ひいてはＨＩＶに対する脆弱性が高まる。私の発見は、その過程にこうした社会的要因が関与していることを示すのに貢献した。

　この研究によって、私は一九九六年の国際エイズ会議で若手研究者賞を受賞した。そして、研究初期にこうした知見を得たことで、それまで個人レベルでの行動を変えることに焦点を当てていた私はその道から離れ、そもそも人々をリスクにさらすような状況を変えるためのキャリアを歩もうと考えるようになったのだった。この認識の先に待っていたのは、私が若手研究者として学び、それ以来実践し続けているあの教訓が持つ力だった。自分の直感に耳を傾けろ、未知の要素にひるんで探索の範囲を狭めるな、先入観のない頭と厳密な研究によってあらゆる可能性にアプローチせよ。

私の直感のアンテナは、あの晩、トムが痛みにうずくまっていたトイレから大したものを拾い上げてはいなかった。ところがそこで、赤いピラミッドの守衛が発した「毒ガス」への不吉な警告が頭にこだました。一九世紀の終わりまで、科学者や医者も含めた多くの人々は瘴気《しょうき》説というものを信じていた。この説は、腺ペスト、コレラ、梅毒など、今では細菌によって起こると知られている病気を「悪い空気」が引き起こすと考えていたものだ。瘴気説に比べ、それに対抗する細菌説の支持者ははるかに少なく、排斥されることさえあった。それを一転させたのは、のちに疫学の父として知られるようになる医師のジョン・スノウが、ロンドンでのコレラの大流行に対して行った有名な調査だった。私はこの話がきっかけで疫学の分野に引き込まれた。私の愛読書の一つ、『ザ・ゴースト・マップ』〔邦題『感染地図――歴史を変えた未知の病原体』スティーヴン・ジョンソン著、矢野真千子訳、河出書房新社〕の題材にもなった話だ。この本では、スノウが行った念入りな捜査による研究を説明している。

＊

スノウは、それより以前の一九世紀中盤に起きた、コレラの初めての大流行を調査し、発症例が通商路や軍路に沿って広がる傾向にあったことを見出す。この病に苦しんだ人々は、何らかの微生物に汚染された水に触れていたのではないか。彼はそう仮説を立てた。だが、スノウがこの件について一八四九年に発表した論文は批判された。証拠がなかったからだ。ロンドンでの大流行が起きた時、彼は実証の機会を見つけた。ロンドンは巨大都市に成長していながら、二〇〇万人の住民とその家畜やペットが生む排泄物を処理する下水システムを備えていなかった。この街から出た糞尿は「ナイトソイルマン（屎尿《しにょう》収集人）[8]」によって集められ、手押し車で運ばれて、天にも届く悪臭を放つ僻地の汚水溜めへと捨てられた。瘴気説の熱心な信者だった公衆衛生局長は、ロンドンから臭い汚水溜めを一掃するための消毒システムを作ろうとしていた。この時、街の汚水溜めは三〇万か所にも増えていたのだ。

ただ、これには一つ問題があった。この局長は空気の浄化に注目しており、水の浄化には目を向けていなかったのだ。彼の考えた解決策は、汚水溜めを廃止して、テムズ川に大量の糞尿を放り込むことだった。意図せずして、川は汚染された排泄物の塊と化し、数千名の命を奪うコレラ発生の一因となった。

この一八五四年のコレラ禍〔ブロード・ストリートのコレラの大発生〕は、ロンドンで最も貧しい地域の一つだったソーホー地区で、静かに、しかし猛烈な勢いで広がり始めた。数日のうちに、数百人、さらには数千人がひどい腹痛、緑色を帯びた激しい下痢、極度の脱水症状に襲われ、多くがすぐに命を落とした。ソーホーの近隣に住んでいたジョン・スノウは、この件の調査を行うことを独断した。自らも感染症にかかる危険があるだけでなく、この地区の犯罪率の高さからくるリスクも相当に高いことも考慮した上でのことだ。

水源が元凶になっていることを疑ったスノウは、ブロード・ストリートの最寄りのポンプから試料を採取し、光学顕微鏡でその水をよく調べた。しかし、当時の顕微鏡技術はスノウが必要としていた決定的証拠を見つけ出すには力不足だった。人々を襲った細菌、ビブリオ・コレラエ（*Vibrio cholerae*）〔コレラ菌〕が実際に単離されたのは、同年、イタリア人科学者のフィリッポ・パチーニによってである（ただし、その重要性が認識されるようになったのは、数十年が経ってからのことだった）。とはいえ、スノウがこの件をより広い視野で考え始めるまで、ソーホー地区でのコレラ大発生の原因はつかみどころのないままだった。スノウは家々を訪ねて、住民たちがどこから水を引いているかを調査し、どのポンプが市の下水溝につながっているかをたどり、さらに、どの下水溝がテムズ川から水を引いているかを調べた。彼は自身のデータと近隣地区の死亡統計を比較することで、コレラによる死亡率が生活用水の水源によって劇的に異なることを示した。スノウはこの証拠を使って、ブロード・ストリートのポンプがコレラ発生の元凶であることを保健局に納得させたのである。ブロード・ストリートの手押しポンプのハンドルは撤去され、瘴気説が細菌説に取って代わられていく時代の到来を告げた。この象徴的な行為が、のちの医学史にとっての重要な転機となる。疫学という研究分野の誕生である。

*

追いかける対象がコレラの原因であれ、ＨＩＶであれ、その他の疾患の発生源であれ、研究の大きなブレイクスルーは単純かつ地道な捜査から生まれることが多い。とある友人の教授は、このことを「刑事《デカ》の疫学」と称していた。あの日の真夜中、眼下にナイル川が広がるクルーズ船のベッドで実行できるような微生物の捜査活動は、単純なものに限られていた。微生物学を専攻していた学部生時代の経験を基に、私は推理を始めた。

まずは、自分たちが食べたものを考えてみた。魚、ハマグリ、海老、ムール貝。二枚貝は糞便系大腸菌群に汚染されていることも多い。ヒトや動物のウンチの中にいる細菌たちだ。ということは、エスケリキア・コリー（*Escherichia coli*）〔大腸菌〕の病原性株や、シゲラ属[9]（*Shigella*）〔赤痢菌〕、サルモネラ属（*Salmonella*）、ビブリオ属（*Vibrio*）などの種を調べるといいかもしれない。私は他にも、外国によくいる細菌をスマートフォンで調べ、リステリア属（*Listeria*）とクロストリジウム属（*Clostridium*）を捜査候補に追加した。

次に私は、細菌が異なる潜伏期間を示すことを考慮に入れて、曝露のタイミングに基づく単純な計算をした。私たちが食事をしたのは、トムの症状が最初に出た時からさかのぼっていつ頃だろう？　今は夜中の一二時を過ぎている。つまり、夕食をとってから五時間ほどだ。ただ、食中毒の原因は、一時間前に口にしたものかもしれないし、二週間以上前かもしれない。微生物によってその時間には幅がある。私はグーグル検索で、食べ物に含まれる病原体の潜伏期間を表にまとめているＣＤＣのウェブサイトを探した。一覧に目を走らせ、カンピロバクター・ジェジュニ（*Campylobacter jejuni*）やコレラ菌など、潜伏期間がより長い細菌を候補から外したが、嫌な奴らがまだたくさん残っていた。

トムはトイレから這い出してきたが、ベッドに戻って休むこともできないうちに、今来た道を逆戻りし、吐き気を抱えてトイレに転がり込んだ。

トムが何にかかったのか診断することはできなかったが、私はともかくベッドを飛び出し、スーツケースを引っ掻き回して、私たちの旅には絶対欠かせなかった常備薬、シプロを取り出した。普段はこれが万能のお助け薬で、たいていの嘔吐や下痢は一時間以内に解決してしまう。問題は、トムが胃の中に何も収めておけないことだった。夕食は体の中に残っていない。船のシェフが届けてくれた優しいコンソメスープも、温かい紅茶も、水の一滴さえも受け付けない。私の目の前で、二人に一回分しかなかったシプロがトイレに流れていった。中身に手をつけていないままの小さな皿やカップが、ベッド脇のテーブルに供え物のように残されていた。

食べたものから〔細菌ではなく〕ウイルスや寄生虫にかかったということはありえるだろうか？　二人ともA型肝炎のワクチンを打っている。ということで、私はそのウイルスを犯人候補のリストから外した。寄生虫による感染症は具合が悪くなるまでにもっと時間がかかることが多いため、少なくとも今のところは、それも除外する。可能性があるウイルスのうち、ノロウイルスが頭に浮かんだ。胃痛や嘔吐を引き起こすし、クルーズ船で食物由来の病気の発生原因になることが多かったからだ。だが、私たちはこの船の唯一の乗客で、私も、ガイドのハーリドも、船員たちも具合は悪くなっていない。

二人で旅に出る時、トムは食べ物や飲み物に関してかなり無鉄砲な姿勢をとっていた。ここ数日の間、どこかで何かをつまんで口にしていたのかもしれない。彼は赤痢になじみがあり、なかなか見事な発作を幾度か経験している。正直なところ、この病気の可能性を疑うことにさえ、私はちょっとうんざりしていたのだ。トムは無謀だった若い頃のことをよく自慢していた。彼はバハ・カリフォルニア〔メキシコ西部の太平洋沿岸地域〕へ友人とオフロードキャンプに出かけ、舗装道路のない一六〇〇キロメートルもの道のりを駆け抜けた。「モンテスマの復讐[10]」の最初の発作が終わった後、トムはこれで水の中にいるばい菌にはみんな打ち勝ったのだと解釈し、残りの道中は、友人とどこで水を見つけても、飲んで平気だろうと決めつけていた。彼はこの無鉄砲さから病院送りになり、そこで四種類もの病原体が見つかった。悪い話ではあったが、彼が生還してその出来事を人に語ることができたというのは、良い話だった。トムはいつもそうだったのだ。私の頭の中には、いつもこんな大合唱が流れていた。《明日の今頃には、トムが私のことを、君は心配性だな、と笑っているよ》。

夜明けが訪れた。夜が明ければひとりでに収まるだろう……私はそんな希望を抱いていた。だが、状況は良くなっていなかった。トムは未だ何も胃に収めておくことができず、刻一刻と弱って脱水症状が悪化していた。

4　初動

私は、トムの意向を切り捨ててまで医師を呼びたくはなかった。こんな状態になっていても、意思に反することをすれば彼は激怒するだろう。そこで私は次善の策をとった。私たち二人の友人であり、同僚であるロバート・スクーリー医師、通称「チップ」に携帯電話でテキストメッセージ〔ショートメッセージ〕を送ったのだ。チップは、私たちが働いているカリフォルニア大学サンディエゴ校（ＵＣＳＤ）の医学部で感染症部門長を務めている。チップと私は部門長どうし、仕事の用事でよく顔を合わせていたし、時々社交上の付き合いもあったから、チップとトムもお互いをよく知っていた。彼らは二人ともひねくれたユーモアのセンスの持ち主だったし、お互いに旅行の話をするのが好きだった。医師であり科学者であるチップは、レーザー光線のように切れ者で生真面目だった。こうした資質が、感染症分野の国際的リーダーとしての彼の存在を際立たせている。それと同時に、彼は自然な温かさとウィットも持ち合わせている。

チップは前にも一度、私たちを助けてくれたことがあった。トムと私がインド西部のゴアへ旅行に出かけ、皮膚のおかしな感染症にかかってしまった後のことだ。旅行をしたのは二〇〇八年、これもまた感謝祭の時期だった。私たち二人は、手足にいくつか吹き出物ができた状態で家に帰ってきた。まるで、大きな膿の袋に姿を変えようとしている巨大なニキビが、自らの命の拍動でズキンズキンと脈打っているかのようだった。抗生物質の軟膏を塗ってもどのニキビも良くならず、私はすぐに不安になった。

「これ、きっとＭＲＳＡだよ」と私はトムに言った。「もしそうなら、すぐ病院に行かないと」。

トムは私をせせら笑った。前腕のところにある緑っぽい吹き出物を見つめながら、「そんなもの、ただのブドウ球菌の一種だろう?」と返してくる。「もっと強い軟膏は買えないのかい?」

ＭＲＳＡはブドウ球菌の一種だ。それはいい。ただ、この細菌は、元々ブドウ球菌の治療によく使われていた抗生物質、メチシリンへの耐性がある。「ＭＲＳＡ(Methicillin-resistant *Staphylococcus aureus*〔メシチリン耐性黄色ブドウ球菌〕)」という名前は、この性質を元につけられたものだ。抗生物質への耐性を持つ細菌群、通称「スーパーバグ」の中でも最初期に見つかったＭＲＳＡは、一九六〇年代初頭のイギリスで初めて同定されて以降、世界中に急速に広がった。私たちはきっと、アラビア海で泳いだ時にこの細菌にかかってしまったのだろう。振り返ってみれば、私たちは周りで誰も泳いでいないことに気づいていた。そこから危険を察知しておくべきだったのだ。

ゴアのホテルは巨大なスラム街に隣接していて、少し離れたところには大型の石油タンカーも見えた。おそらくこのタンカー群は、船底に溜まった汚水を海に捨てていただろう。当時、私たちはそのことを深く考えてはいなかった。だって、海なのだから。だが、海は何千種もの海の生き物たち、植物相や動物相の繁栄の場だ。海の中にいる細菌の数は、驚くべきことに、宇宙の星の数の一億倍にもなるという。海水は特に恐ろしい細菌で汚染されていることが多いのだと、私は知っておくべきだった。

当時、ニュースはＭＲＳＡの話題で持ちきりだった。「人食いバクテリア」に感染した人の中に、ＭＲＳＡや別の抗生物質耐性菌に関わる重症の症例がいくつかあったからだ。中には、命を落としたり、手足を切断したりした人もいた。トムは私が大げさに騒いでいると思っていたが、私は感謝祭の休日が目前に迫っている今、チップに連絡して助言をもらうべきだと言ってトムを説得した。チップはその日の午後、私たちの家に往診に来てくれた。チップは『ＭＡＤ』〔風刺漫画雑誌〕の表紙を飾るマスコットキャラクター、アルフレッド・Ｅ・ニューマン坊やにちょっと似ていた。大きく広がった耳は似ていなかったが、会う人を安心させてくれる、総じて陽気な表情を浮かべていた。私はそれまで、白衣を着ていないチップの姿をめったに見たことがなかった。モザンビークで新しい医学教育プログラムを立ち上げたチップは、その日、現地出張から戻ってきたばかりだった。半ズボンにＴシャツ姿で、そばかすのある顔は赤銅色の光沢を帯びていた。

私が脚の吹き出物を見せるためにワンピースの裾を引き上げる間に、チップはポケットをまさぐってゴム手袋を取り出した。

「いやあ、こりゃ間違いなくＭＲＳＡだ」とチップは歓声をあげた。「私はこれ以上近づかなくていいな。もちろん、ちゃんと診断するならこいつを培養しなけりゃならない。でも、それには何日かかかるだろうから、すぐに抗生物質を服用した方がいい。大方、アラビア海の海水浴でスーパーバグのお土産をもらってきたんだろう。ただ、いい知らせもある。こうして自然環境から拾ってくるＭＲＳＡには、普通、経口服用する抗生物質がまだ効くんだ。もっと治療が厄介なのは、病院の中で感染するＭＲＳＡや多剤耐性菌だ。そういう奴らは、薬剤耐性を育む温室のような環境で繁殖してきているからね」。

私たちは幸運だった。抗生物質の経口薬を二週間服用すると、私たちの吹き出物はすっかり消えた。誰にも病原菌をうつしたくはなかったので、その年の感謝祭の食事会には参加できなかったが。それから六か月のうちに二人の免疫系が耐性菌を消し去り、私たちはこのことをすっかり忘れてしまった。ただ、歯医者に行った時には、私たちがＭＲＳＡ感染歴の持ち主だということを、私から歯科衛生士に何度も念押しした。ディープクリーニング〔歯と歯茎の間の溝に針状の器具を入れ、汚れをかき出す処置〕を受けずに済むには、この話が効果てきめんだった。

＊

さて、そこから七年間を早送りする。チップはまたも、初動対応の役割を担ってくれた。彼は再びモザンビークでのプロジェクトに向かっているところで、携帯電話の電波の状態はあまり良くなかったが、短いやり取りの中で要点はつかめた。医者を呼べ。チップの考えは、食中毒を指摘した私の捜査は一理ありそうだが、トムには少なくとも点滴静脈注射が必要だ、というものだった。なおも抗うトムを尻目に、私はこれ幸いとチップに責任をなすりつけ、医師を船へよこしてくれるようハーリドに頼んだ。

ブジーリ医師はそれから一時間も経たず、午後の早い時間のうちに到着した。昔ながらの黒革の往診鞄を手に提げ、新品同様の白衣をはおり、深緑のボタンダウンシャツの裾を折り目のついたスラックスにきちんと入れていた。背が高く、痩せて、髭をきれいにあたっていて、てきぱきとした空気を身にまとっている。私たちの客室に来るまでには、港につながれた三隻の船を伝い、狭い螺旋階段を三階まで上ってこなければならなかったが、彼は文句一つ言わなかった。私と握手をして温かい笑顔を見せると、ブジーリ医師はトムに目を向けた。トムは血の気が失せ、汗だくでベッドに横たわっている。体温、脈拍、血圧を素早く冷静に測ると、医師はメモ帳を取り出し、トムの病歴についての質問を始めた。

心臓に問題が起きたことは？　糖尿病は？　心臓はこれまで問題なし、境界型糖尿病ではあったものの、このお腹の発作に結びつくようなことは何もなかった。「点滴が必要ですね」。聴診器を耳から外し、持参した折りたたみ式の点滴スタンドに手を伸ばしながら、ブジーリ医師は結論づけた。「食中毒ではないかと思われます。ゲンタマイシンをいくらか処方しましょう。これはいつも効くんですよ」。彼はゴム製の止血帯をトムの腕に巻きつけ、シリンジを指で弾いて泡を抜くと、肘の内側の静脈のところを脱脂綿で拭いた。ブジーリ医師が針を刺すと、トムは顔をこわばらせた。「この輸液でずいぶん楽になりますよ」。ブジーリ医師は点滴液の袋をスタンドに取り付けながらそう言った。

「夕食時になるまでには、起きて動き回れるようになると思いますよ」。

私は安堵の息をついた。ブジーリ医師は一時間近く部屋に残り、生理食塩水と抗生物質の最後の一滴がトムの腕に流れ込むのを見届けた。私がドアのところまで彼を見送り、料金を支払い、もう一度お礼を伝えると、「もし良くならなければ、呼んでください」と言われた。

トムは数時間眠った。夕食の時間に起こそうとすると、彼は唸り声をあげて私を追い払い、眠りたがった。「ちょっとくらいは楽になっていないの?」。そう聞くと、トムは頭を横に振った。私はどうにかしてスープを少し飲ませようとしたが、トムは何も食べようとしなかった。

トムの胃はまるで膨れた風船のようだった。それから数時間、彼は嘔吐し続けた。もう丸一日近く何も食べていなかったし、このとめどない吐き気はもはや人間の能力の限界を超えているように思えた。

「背中が死ぬほど痛い」。トムがつぶやいた。

「背中?」。驚きだった。明らかに食中毒関係の症状ではない。ベッドにずっと横になっていて痛み始めたのか? それとも何か起きたのか? トムは顔をしかめた。

「ああ、痛みが……胃から背中まで、痛みの帯が伸びて広がっているみたいだ。」

この言葉を聞いて私ははっとした。どこで聞いたのかは思い出せなかったが、思い当たることがあったのだ。後日、目を閉じてうたた寝をしようとしている時に記憶が蘇った。この数か月前、私たちの飼い猫の一匹、マダム・キュリーが食欲をなくして吐き始めたのだ。数日後、動物病院に連れていくために抱き上げてケージに入れようとした時、私の手がお腹と背中に触れるとマダム・キュリーは叫び声をあげた。獣医の最初の見立ては膵炎だったが、彼女はその原因までは突き止められなかった。かわいそうなキュリーはそれから数日後に死んでしまった。もちろん、猫の体のしくみは人間とは別物だが、もしかするとトムは食中毒ではないのかもしれない。膵炎になったということはありえるだろうか? 私はこんな状況になったら誰でもするようなことをした。グーグル検索だ。数秒のうちに、暗闇の中で私の携帯電話の画面に光が点り、膵炎の症状が列挙された。嘔吐、腹痛、背中の痛み。……くそっ、合ってる。

　私はチップにまたメッセージを送った。

《ちょっとだけ時間ある？　トムが、悪化して背中が痛いって。膵炎ということはありえる？》

　チップは五分以内に返信をくれた。電話をよこすようにという。私が一連の事情を説明すると、チップの口調はもはや陽気なものではなくなった。

「本当に膵炎かもしれない。あるいは腸捻転の可能性もある。それ以外の場合はさらに悪い。病院に連れていくんだ。外国人や観光客が行くようなところに連れていってもらうように。ステファニー、いますぐ電話を。至急（スタット）だ」。

　私は震えながら電話を切ると、もはや拒否権がないことをトムに伝えた。彼を病院に連れていかなければならないが、私自身の手でトムを螺旋階段伝いに下ろし、つながれた船の間を渡らせ、暗闇の中、傾いた階段を上って浮き桟橋にたどり着き、タクシーに運び込んで地元の病院に行くことは、どう頑張ってもできそうになかった。救急車が必要だ。だが、ルクソールで九一一番〔アメリカの緊急通報番号〕に電話をかけることはできない。実をいうと、この街には病院さえもないのだ。私はハーリドの電話を鳴らし、ハーリドがブジーリ医師を呼んでくれた。ブジーリ医師は、何らかの手を打つ前にもう一度トムを検査すると言って聞かなかった。彼が到着した時には午後一一時を過ぎていた。ブジーリ医師はトムのバイタルをとると眉をひそめた。

「心拍数が増加し続けていて、血圧が下がっています。直ちに診療所に連れていく必要があります」。ブジーリ医師は私に静かに伝えた。「ご主人はショック状態に陥りつつあります」。

　私だってそうだった。

5　言葉の壁

エジプト　ルクソール
二〇一五年一一月二九日～一二月三日

　真夜中に大慌てで棺を運ぶ葬列さながら、その八人の男たちはトムをくくりつけた担架の棒を握り締め、私たちの船から埠頭へとつながれた三隻の船を大急ぎで渡り、古めかしい石造りの階段を上って浮き桟橋へと向かった。階段の上では、黄色の点滅灯の光の中で救急車が待ち構えていた。見物人の一群が目の前の光景を見つめていて、中には、トムをストレッチャーごと持ち上げて救急車の後ろに運び入れる男たちの様子を凝視している人々もいた。ハーリドはトムを担ぎ上げるのを手伝ってくれたが、私たちを診療所で出迎えるため、すぐにツアー会社の車に駆け込んだ。私は救急車によじ登り、トムとブジーリ医師の隣に座った。

　診療所までの道は穴だらけのガタガタで、救急車が揺れるたびにトムは苦痛で唸り声をあげた。

「何か痛みを抑えるものをあげられないでしょうか？」。私はブジーリ医師に尋ねた。

「問題を突き止めるまではできません」と彼は答えた。すぐに診断がつくと想定されている、そのことだけでも気が休まった。何が問題かわかりさえすれば、その解決法が見つかるってことでしょ？　私はそう考えていた。

　救急車が診療所に車体を寄せて停まった時、時刻は午前一時だった。通りにはほとんど人気《ひとけ》がなかったが、日中は往来が多いであろうことがはっきり見て取れた。小さな間口に設けられた待合室は、さらに小さないくつかの診療室と、両開きの扉で行き来できる手術室につながっていた。私はその簡素な環境を見渡し、不吉な予感を覚えた。トムはストレッチャーに乗せられて手術室に運ばれていき、私とブジーリ医師もそれに付き従った。手術室の中にはフレームだけのベッドがびっしり並んでいて、そのうちの数台にだけ、薄っぺらのマットレスが取り付けられていた。

私たちを出迎えたのはこの診療所の消化器専門医、放射線技師、そして心臓専門医だった。夜中に観光客の緊急症例のために呼び出された結果、全員が疲れ切った目をしていた。みんな、ブジーリ医師には腰が低かった。彼はこの診療所の医療責任者なのだ。一か月前に開業したばかりの急ごしらえの空間は、近くのもっと大きな施設が全面改修を終えるまでの臨時の治療センターだった。最小限のものしかないその様子が、資源に制約があることの表れなのか、仮診療所という状況によるものなのかは、はっきりしなかった。

医療スタッフはすぐに仕事に取り掛かり、トムのバイタルサインを測定したり、トムを心電図モニターにつないだり、採血をしたりし始めた。

「私たち、どうして手術室にいるのでしょうか?」と尋ねた私は、自分の声の不安な響きにいっそう動揺を募らせた。

「当院の心電図モニターがあるのがこの部屋だからです」と、ブジーリ医師はきまり悪そうに答えた。これが診療所で唯一の心電図モニターだったのだ。「ですが、ここでなら慎重な目配りを受けることもできます。ナースステーションの目の前ですから」。なるほど、そう聞くともっと安心できる。

「何の検査をされているんですか?」

「心臓の酵素を調べるために採血をしているところです。」

私はぽかんとした。それが表情に出ていたらしい。

「心臓発作の可能性を除外するためです」とブジーリ医師は説明した。「ご本人の体格から判断するに、相当の危険性があります」。そう言って、彼はトムの腹部を指し示した。わずか数時間前の状態と比べて、さらに膨張していた。それまで、心臓発作の可能性なんて私の頭に浮かびもしなかった。内心、私はパニックを起こし始めていた。

「ですが、リパーゼの検査も行います。これは膵臓の酵素で、膵炎の診断の手がかりになるものです。一時間以内に検査の結果が返ってきます。」

私たちを残して部屋を出る前に、ブジーリ医師は消化器専門医の処置を監督した。消化器専門医は、短くしなやかな透明の管をトムの右の鼻腔に挿入していた。

「これは何のためのものですか?」。私は質問した。

「経鼻胃チューブです。これ以上の嘔吐を防いでくれるでしょう。」

ブジーリ医師が答えたところで、同僚の消化器専門医は短い処置を終えた。管をくねらせてトムの食道から胃へと届かせると、管はすぐに緑っぽい暗褐色の液体を吸い上げ始め、それをトムの脇に吊るされた透明の排液袋に送り込んでいった。

「胆汁ですね」。ブジーリ医師が言った。

私はその光景に身震いし、続いて、トムがこちらを見つめているのを目にした。トムはいつも、最悪の状況で誰よりも先にジョークを口にする人だった。何一つ役に立つことのできない無力さに耐えかねて、私は場を明るくしようと試みた。

「ねえ、アヌビス神がその管からあなたの脳みそを吸い出そうとしているのを想像してみて」。トムの目は恐怖で見開かれた。私が本気でそう言っていると思っているみたいに。不安の高まる中、私はトムがその話を信じ込んでいることに気づいた。彼はせん妄状態になっていった。

私のお粗末な冗談の試みにけげんな目を向けると、ブジーリ医師は話題を変えた。

「医療保険には加入されていますね?」

私は頷いた。

「保険会社に電話をかけるとよろしいでしょう。」

この旅のために、私たちは大学の旅行保険にそれぞれ三六ドルずつを払っていた。この先に待ち受けているものが何であれ、それを乗り越えられるだけの保障がきくことを願うばかりだった。私は電話をかける前に、手術室の壁のコンセントに携帯電話のプラグを差し込んで充電しようとした。だが、そのコンセントは使えなかった。別のコンセントを試してみた。電気が通っていない。ようやく、部屋の隅っこに使えるものを見つけたが、そこは手で携帯電話を支えていないとプラグが外れてしまうようなところだった。

UCSDでの私は国際保健の専門家で、チップに言わせれば「お偉いさん」だ。しかし、資源の逼迫したこの診療所で、その専門家はただの一個人になりつつあった。自分たちの大学の医療システムや機関の中では、たくさんのもののありがたみを容易に忘れてしまう。いまや、私たちは医療環境に欠かせない資源の多く――安定した電力供給だとか、普通の診療だとか――が当たり前のものではない国にいる。

一時間が過ぎた。トムは眠りに落ちては目覚め、携帯電話の電波とインターネット接続はつながっては途切れた。私の自信も、状況の深刻さ、そして、自分の知識と経験の限界を把握し始めるにつれて揺らぎ始めていた。そこでついに、意気揚々とした叫び声をあげながら、ブジーリ医師が両開きの扉を開けて駆け込んできた。「診断結果が出ました！」

トムのリパーゼの水準は通常の三倍で、急性膵炎だということが確認できた。ブジーリ医師はそう説明しつつ、それでもなお、腸閉塞の可能性を除外するためにCT〔コンピューター断層撮影〕検査をする必要があるという。ただ、それには翌朝まで待たなければならない。CTの機械がある唯一の医院はここから一〇分ほど離れていて、しかも、トムの撮影を割り込ませるにはキャンセル待ちが必要だった。

「その間に、睡眠をおとりください」とブジーリ医師は言った。

彼が出ていくと、頭のてっぺんからつま先まで伝統衣装に身を包んだ女性看護師が入ってきて、私に挨拶した。アラビア語だった。ヒジャブ〔頭や体を覆う布〕が彼女の頭を覆い、顔を縁取って、漆黒の目のコントラストを際立たせていた。彼女に手伝ってもらい、私はトムのシーツと枕を探し出すことができた。私はトレーナーを丸めて自分用の即席の枕にした。私はトムの隣のストレッチャーの上で寝ることになった。夫婦お揃いだ。

痛みを抑えるモルヒネが投与されると、トムは深い眠りに落ちた。私はトムが呼吸するさまを見守り、辺りの音に耳を傾けた。モニター類の規則正しい電子音、看護師たちが他の患者の世話をする時の、キイ、バタン、という両開きの扉の音、汚れ一つない診療所の美観を保つ役目の若者が立てる、シュッシュッというモップの音。苦悶の音は通訳なしでもわかる。私たち全員にとって、長い夜になりそうだった。

　定期的に看護師たちが入ってきては、トムのバイタルをとり、部屋の外に出て彼らの間だけで話をした。看護師たちはアラビア語しか話さず、私はアラビア語を話せないから、彼らからトムの容態について拾える情報はなかった。医師たちは大部分の教育を首都カイロで受けており、英語が流暢だったが、刻一刻と変わる状況の説明に使われる専門的な医学用語は、私にとってもはや異国の言語なのだということがわかってきた。ひとまとまりの検査をするたびに新しい語彙が持ち込まれる。バイオマーカー（血液中に自然に存在する化学物質群のことだ）を測定するために血液検査が行われると、「ビリルビン」だとか、肝機能検査の略である「ＬＦＴ」といった用語が次々と会話に登場した。心臓の酵素である「トロポニン」が定期的に測定された。Ｃ反応性タンパク質、略して「ＣＲＰ」というバイオマーカーは炎症のサインで、その値は通常よりもかなり高かった。医学の国の言葉の短期集中コースを受講する中で、こうした語彙が厄介ごとを引き起こしつつあった。

　看護師たちはみな女性で、伝統的なヒジャブをつけていた。特に若い看護師たちの一部は、そのゆったりとした衣服の上に短い丈のカーディガンを重ね、ハイヒールの靴を履いて、ワードローブにスタイリッシュな西洋風のアクセントを添えていた。見せている部分は顔だけだったが、目の周りは黒いコール〔アラブの人々が用いる鉱物性のアイライナー〕、マスカラ、アイシャドウでくっきりと縁取られ、唇は真っ赤な口紅とリップグロスで輝いていた。医師たちが近くにいればいつもクスクスと艶めかしく笑い、私たちにはあまり注意を払わなかった。すっぴんにひっつめ髪、しわくちゃのTシャツに普段着の綿のスカート、ビーチサンダルという私と比べて、彼女たちの外見はまるっきり対照的だった。私がこのごろファッションに触れた経験といえば、ダッフルバッグに埋もれている雑誌『ヴォーグ』が関の山だ。

　トムを起こさないよう、手術室の隅に退却した私は、旅行保険会社に電話をかけて自分たちの苦境を説明した。支払いの交渉ができるよう、担当者とブジーリ医師にそれぞれの連絡先をメールで伝えた。続いて、アメリカにいるカーリーとフランシスに携帯電話でテキストメッセージを送り、あなたたちのパパは具合が悪い、ただ、これまでのところ万事うまくいっていると伝えた。その通りであってほしい、と私は願った。カーリーは三〇代前半、フランシスは二〇代後半だから、大胆不敵な父親がごたごたに巻き込まれるのにはもう慣れっこだ。運が良ければ、トムは治療を受けて、これから一、二日のうちに飛行機に乗って家に帰れるかもしれない。トムのこれまでの幸運の実績からすれば、その期待も無理のないものだった。見かけの状況はすべてその真逆だったとしても。トムの様子はいっそう悪くなっているようで、何とかここまで生き延びているようだった。

私は目を閉じ、ささやかな祈りの言葉を唱えた。神様、お願いです。トムを元気にさせてください。そして、私たちを無事に家に帰らせてください。診療所の廊下から、他にも何人か患者がいる気配が聞こえた。唸ったり、吐いたりしている。まるで誰もが痛みの中で叫んでいるようだった。トムもその一人だ。彼は数時間おきに目を覚まし、自分のお腹をつかんだ。鎮痛剤をもっと出してくれるように私が頼まない限り、まったく薬はもらえなかった。アメリカでは、鎮痛剤の豊富な供給と日常的な過剰処方がオピオイド中毒の蔓延につながっていたのに、ここでは極端な節約が求められていた。私は処方を頼むのを控えようとしたが、トムの痛みは悪化しつつあった。

朝になると、ブジーリ医師が私たちのところに来てくれた。彼もまた、睡眠をとっていないようだった。彼は旅行保険会社との間で支払いの件を処理しなければならなかったのだ。そうしてくれていたことは、私たちにとっては一安心だった。ブジーリ医師はトムを診察し、新たな抗生物質治療を始めた。ブジーリ医師の説明によると、使うのは第三世代セファロスポリンだという。私はこの薬が、一九二八年にスコットランド人科学者のアレクサンダー・フレミングによって発見された初の抗生物質、ペニシリンの改良版だということを知っていた。フレミングがいかにしてこの記念碑的な発見を成し遂げ、二〇世紀以降の細菌感染治療を世界中で一変させるに至ったか。その話は科学史の中でも私が気に入っているものの一つになっていた。

＊

一九二八年の時点で、フレミングはすでに科学者として尊敬を集めていたが、清潔を保つことは得意ではなかった。私にもその感覚はわかる。私が微生物学者になるという初期の夢を捨てたのは、夏休みのインターンシップ中、研究室で使っていた試料を汚染〔他の微生物を混入させてしまうこと。コンタミネーション〕させてばかりだったからだ。フレミングは、自分の研究室でアガー〔寒天培地〕入りのペトリ皿をいくつか保管していた。これは実験科学者の使う手作りゼリーのようなもので、細菌を培養するのにぴったりの培地なのだ。フレミングの語ったところによれば、彼は休暇に出かける前にペトリ皿の蓋を開けっぱなしにしてしまい、数週間後に戻ってきた時には、その中の一枚がふさふさした緑色の埃でクレーター状に覆われていた。カビだ。ここで、たいていの科学者はペトリ皿を捨ててしまうところだ。もう少しきちんと片付けようと自分に言い聞かせ、重要なものを逃してしまう。だが、フレミングは鋭い観察眼の持ち主であり、何か変わったものを見て取った。アガーの表面には、緑色のカビの周りに、細菌が増えていない透明な領域があったのだ。フレミングは後に、近くにあった細菌のコロニーが溶けているように見えたと述べている。この発見が、ペニシリウム・ノタトゥム（*Penicillium notatum*〔現在は *Penicillium chrysogenum* と改名〕）が持つ抑制作用についての彼の論文の土台となった。一九二九年に発表されたその論文で、活性物質が「ペニシリン」と名付けられている。グラム陽性菌〔ペニシリンが効果を発揮する細菌群〕には、スタフィロコッカス属（ブドウ球菌）、ストレプトコッカス属（連鎖球菌）、バチルス・アンシラシス（炭疽菌）、ジフテリアを引き起こす細菌群であるコリネバクテリウム属などが含まれる。当時最も人々の命を奪っていた細菌たちの一部だ。「グラム陽性菌」という名称は、これらの細菌を分類するための検査〔グラム染色〕を作り出した科学者にちなんでいる。ちなみに、グラム陰性菌には、大腸菌、シゲラ属、サルモネラ属、レジオネラ属などが含まれる。

皆さんはきっと、フレミングのこんな大発見には薬の開発者たちが我先にと群がり、ペニシリンの大量生産を目指したのではないかと思うことだろう。だがフレミングは、化学者たちにこの変な「カビ汁」の研究への興味を持たせるのに苦労したのだ。その成分は、分解しにくい安定した生成物として作り出すのが難しいものだということがわかってきた。広範囲の用途向けに、かつ、利益を上げられるような形で生産できるものではなかったのである。これは、実験台で得られた科学的な新発見を臨床へと持ち込むことの難しさを示す、典型的な例だった。フレミングは数年後に努力をやめた。彼は自分の業績を吹聴して回るような人物ではなかったため、その論文は一〇年近くほとんど人目に触れることはなかった。その間にも、今では取るに足らないものと見做されるようになっている細菌への感染で、何百万人もの人々が命を落としていた。その一人が、一九三〇年頃に虫垂炎で命を落とした私の曾祖母である。当時、〔その娘である〕私の祖母はまだ学校に通っている子供だった。

一九三〇年代後半までにようやく、フレミング以外の数名の科学者によってペニシリンを単離し、精製する試みが行われるようになった。そうした科学者たちの中にいたのが、オックスフォード大学のハワード・フローリー、エルンスト・チェーン、ノーマン・ハートリーである。彼らは第二次世界大戦中の厳しい状況下で研究を行い、ナチスによる襲撃の危険に絶えずさらされながら、金属の空き缶、たらい、おまるといった容器でペニシリンを増やした。ペニシリンが膿瘍、ガス壊疽、破傷風、ジフテリアなどを治せる可能性があることがひとたび認識されると、ペニシリンカビは戦時下の秘密として扱われた。この奇跡の薬になりうる存在が敵の手に渡ったり、ドイツ軍の空襲で研究室が吹き飛ばされたりする危険はあまりに切迫していた。そこでハートリーは、培養された細菌を守る見事な方法を思いついた。ペニシリンカビを白衣にこすりつけ、必要に迫られた時には胞子を回収して再培養できるようにしたのである。

フローリーとハートリーはアメリカに逃げ出し、ペニシリンを製造する上での助けを求めた。その後、ペニシリンはボストン在住の三三歳の女性、アン・ミラーを治療するために使われた。彼女は流産の後に敗血症で亡くなりかけていた。敗血症は、感染症が元になって起こる、命に関わる合併症だ。一九四二年に彼女が奇跡的に回復したことで、医学に革命を起こす抗生物質治療の新時代が幕を開けた。フレミングは一九四五年、ペニシリンを発見した功績で、フローリー、チェーンとともにノーベル賞を受賞した。フレミングはその後、ペニシリンを過少に、あるいは過剰に使用することで、細菌が耐性を持つ危険性があると警告した。しかし、たくさんの感染症を、診断さえついていないうちから見事に治療できてしまう「広範囲」抗生物質の登場を巡る興奮の前では、彼の警告は黙殺された。さらに悪いことに、抗生物質は家畜の成長促進剤として大規模に使用されるようになり（その市場は医療用のものに比べてはるかに大きい）、最終的に、抗菌剤への耐性が広がるきっかけを作ってしまった。抗菌剤耐性を持った細菌は、家畜から農場職員、食肉、その消費者へと食物網[11]を移動し、道すがら、その耐性遺伝子をあちこちで他の細菌に分け与えた。現在、多くの細菌がペニシリンなどの様々な抗生物質に耐性を持っていることは常識である。いまやこうしたスーパーバグは脅威であり、特に病院の環境では危険な存在となっている。病気にかかりやすい患者集団が細菌たちの温床となるためだ。トムの膵炎を引き起こしたのが感染症だとすれば、第二次世界大戦時代の奇跡の薬から生まれたこの第三世代の抗生物質にそれを食い止めてほしい。私にはそう願うことしかできなかった。

*

ブジーリ医師は懸念を抱えているようだったが、トムの病歴の聞き取りを続ける様子は自信に満ちていた。続いて、彼は周りをさっと見渡してトムの方にかがみこみ、声を潜めてこう尋ねた。

「デリケートなことをお尋ねしなければなりません」と、ブジーリ医師はトムに言った。

「……あなたは、お酒を飲まれますか？　そして、もしそうであれば、どれだけの量を、どれほどの頻度で飲みますか。」

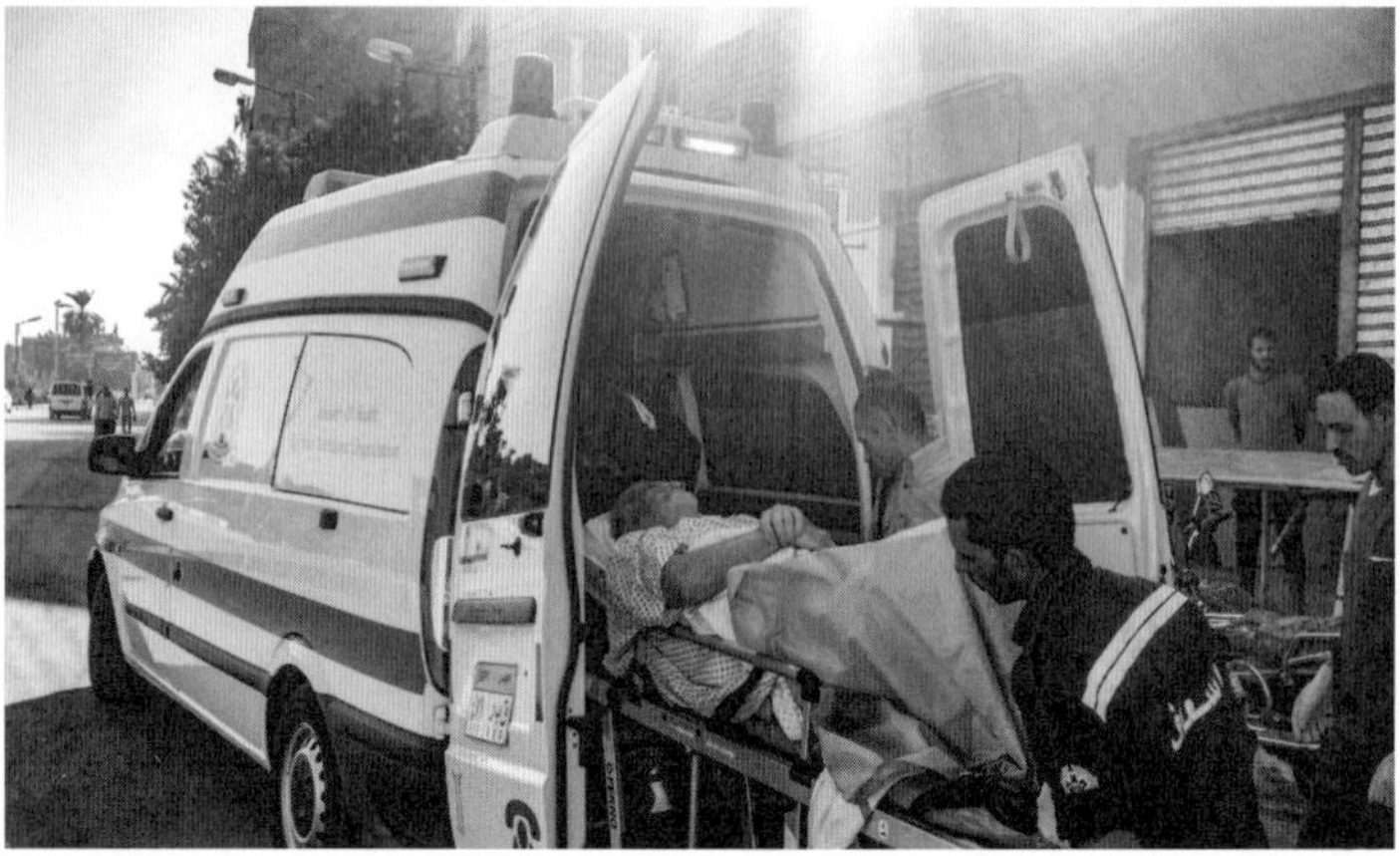

ルクソールの診療所の外で、担架に乗せられ救急車で搬送されるトム。CTスキャンを行う診療所に向かうところ（2015年11月30日、著者提供）

彼はこの質問を、北米の医師がヘロインの注射について聞くような調子でしたのだった。トムは目を白黒させ、代わりに返事をするよう、身振りで私に示した。私はそのやり方に慣れつつあった。

「はい」と私は言った。ちょっと返事が明るすぎたかもしれないが、何せ、これまでで初めて簡単な質問に当たったのだ。「私たちはワインを飲みます。よく飲みます。この人がどれだけの量を飲むか、正確にお伝えできます。毎日、私たちはボトルを一本開けますが、私がこの人に飲ませるのはグラス一杯だけです」。トムの方を見ていたブジーリ医師はこちらに向き直った。「飲ませる？」。ブジーリ医師はまるで信じられないかのように頭を振った。私が夫に指図する女性という立場にいるからなのか、それとも、アルコールの摂取を許す妻だからなのかはわからなかった。いずれにしても、彼は非難するように舌打ちをした。「とにかく、もうお酒はいけません。膵臓はとてもデリケートなのです」。

トムは突然声を上げた。「これでステフは大喜びだろうな。ますます自分の取り分が増えるんだから」。

ただのささやき声にしかならなかったが、トムのユーモアのセンスは間違いなく健在だった。たとえ、私以外には誰にも通じていなかったとしても。

その朝の後になって、ＣＴ検査の予約が空いたという電話が入った。私たちは救急車になだれ込み、ストレッチャーに乗せられたトムの周りにぎゅう詰めになった。撮影装置のある医院は、小さな商店街のような場所の一角を借りて開業していた。周りの喧騒が、二人で何度も訪れたインドでの同じような光景を思い出させた。人々が群れをなして動き回っていた。ひしゃげた自転車に乗ったティーンエイジャーが救急車をよけた。何人かの女性が大股で通り過ぎた。頭には野菜の入った鍋を、腰には抱っこ紐にくるんだ子供を抱えている。道の向こうでは、ハラールの肉屋〔イスラム法で認められている作法に従って屠畜を行う〕の店先で、男性が逆さに吊るされたヤギの死体をたたき切っていた。

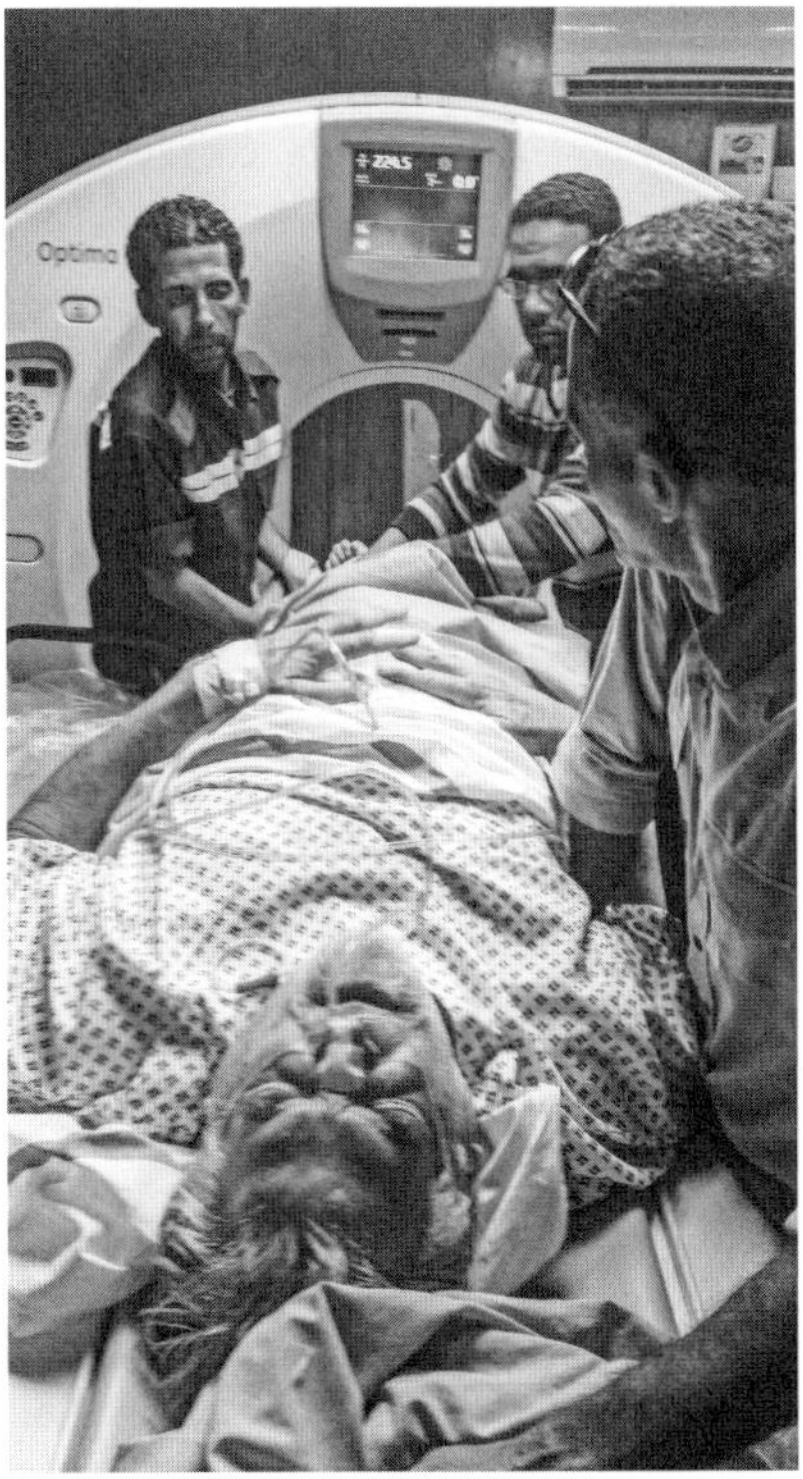

CTスキャンを前に痛みに苦しむトム。ルクソールにて（2015年12月1日、著者提供）

撮影装置のある医院の入口には順番待ちの列ができていて、人々がうろつき、タバコを吸っていた。列は玄関口の上がり階段のところで蛇行している。子猫のきょうだいが母親の枯れた乳首を吸っているのを遠巻きにしているのだ。母猫は、トムのストレッチャーを通すために追い払われるとフーッと唸り声をあげた。ストレッチャーは六人の男性の手で屋内に運び込まれ、私とブジーリ医師がその後に従った。中に入ると、待合室にはぐらつ いたプラスチックの椅子がびっしりと並び、その一つ一つに、黒いヒジャブに身を包んだ女性が腰掛けていた。何人かが私たちを睨んだが、私にはその理由がわかった。私たちが列に割り込んだように見えたのだ。彼女たちは、私たちが診療所でずっと呼び出しの電話を待っていたことを知らない。トムのストレッチャーが奥の部屋に運ばれていく中、申し訳ない気持ちで彼女たちに目を向けたが、私には事情を説明することができなかった。

説明できない。この感覚はみるみるはっきりした予感として形を結び、私の頭から離れなくなった。起きている事態を何一つ説明できない、この状況をどうにもできない。最初はいつもの食中毒騒動のように始まった出来事が、実はかなり違った、そして厄介な代物なのだということが明らかになり始めていた。何もかも先行きが見えなかった。トムは人並みはずれて頑丈で、ずっと元気だったのに、突然そうではなくなってしまった。トムの具合が悪くなってからたった三六時間のうちに、船から診療所へ、そして膵炎の診断へと、事態はどんどん後退していて、私たちはこの医学的な危機から抜け出すどころか、むしろ深みにはまるばかりだった。私の持っている専門知識はたとえ遠くからでもトムの助けになるものだったのに、一歩進むたびに事態はその分野から遠ざかる。まるで、混沌の神アペプと交信しているような感じだった。

6　アル・シャバブの大佐

二〇一五年一一月二九日～一二月三日

　CT検査の後、私とトムは診療所の手術室で並んで居眠りしていた。トムは自分のストレッチャーの上で、私も自分のストレッチャーの上で。その時、ハーリドが現れて来客を告げた。エジプト観光警察の警察官だという。今度は警察？　エジプトで病気になるのは犯罪だったの？　ハーリドはそうではないと安心させてくれたが、外国人が関わる事件にはすべて調査が必要なのだという。

　私は診療所の小部屋に招き入れられ、ハーリドは部屋の隅に立って静かにその様子を見守った。アズィーズ巡査は私の前に腰掛け、黒いふさふさした口髭を手持ち無沙汰にいじりながら、キャメルのタバコを次々とふかしていた。巡査は恰幅のいい中年男性で、よくある軍隊仕様のカーキの制服を着ていた。落ち着いて見てみると、ホルスターから銃が露わになっている。もちろん、診療所でお目にかかるとは思いもしない代物だ。だが実のところ、今は銃よりも、巡査の取り調べや、私たちを引き留められる彼の権力の方が恐ろしかった。豊かな黒髪と太い眉毛の巡査が見せる表情は迫力があり、威圧的でさえあった。私がそう想像してしまっただけかもしれないが。トムはよく、人の頭脳は感覚入力（例えば、私たちが見聞きするもの）に対する意味づけを行う一方で、私たち自身が作り出した潜在的な偏見を通じて知覚を遮ってしまうこともあると語っていた。

このことは、トムが統合失調症患者たちを対象に数十年行ってきた研究の中心になっていたが、同じことは日常的な場面において、私たちの誰にでも起こっている。このしくみが、私たちの認識、行動、そして夢をも形づくる。そこで、私は自分の恐怖を抑え、落ち着いて、自分たちの状況を客観的に考えようと努めた。

片言の英語で、彼は私に次々と質問をした。その中には、私たちがエジプト人に攻撃されたり、物を奪い取られたり、毒を盛られたりしたかという質問もあった。私は、そんな目には遭っていないと彼に請け負った。つまり、最大限の配慮と敬意を払った扱いをしてもらっているとはっきり強調したのである。アズィーズ巡査は私の発言に笑みを見せ、手持ちのキャメルを思い切り吸い、長く伸びた灰を床に払い落とした。彼は宣誓供述書を指差し、サインするように求めた。書類は数ページに渡っていて、紙があまりに薄いので裏側が透けて見えた。すべてアラビア語だった。

「でも、私はアラビア語が読めません。英語版はありますか？」

最大限の丁寧な調子を振り絞り、私は彼の圧力を押し戻してみた。

「サインしなさい」と彼は押し返した。

私がなおも拒むと、ハーリドが部屋の隅からそっとこちらに近づいて、私が感じている戸惑いを巡査に伝えた。彼らはこの件について数分間話し合い、最後にとうとうハーリドが折れた。彼は書類を手に取り、さっと目を通した。

「大丈夫です」と彼は言った。「サインしてください」。声を潜めると、彼はこうささやいた。「彼らは観光客が襲撃されたとか、怪我をさせられたという苦情を申し立てるような悪い出来事をこの書類に載せたくないだけなのです」。私は、自分が今後このことを後悔しながら生きていくのではないかと心配しつつも、用紙にサインをしてハーリドに渡した。だが、私がもっと心配していたのはトムのことだったし、彼を治療する設備が整っている病院にたどり着けなければ、この先そもそも彼が生きていられるのかということだった。

アズィーズ巡査は微笑むと、書類を折りたたんでポケットに入れ、ズボンとガンベルトを持ち上げて大股で部屋を出ていった。ハーリドは私と一緒にトムのストレッチャーのところに戻った。ハーリドは、自分はカイロに呼び戻されているのだと説明した。しかし、私のことは地元の旅行会社の有能な人々に引き継ぎ、必要なことは何でも手伝ってもらえるようにしていくという。彼は握手するために手を差し出したが、私は代わりにハグをした。私は瞬きして涙をこらえながら、彼が歩き去るのを見届けた。途端に、すさまじい孤立感に襲われた。

それからの四八時間、抗生物質の点滴を受けているにも関わらず、トムの容態は悪化の一途をたどった。私は旅行保険会社の担当者たちと電話で何時間も話をし、私たちをここから出してくれるように懇願し続けた。医療部門の担当者数人と話してわかったのは、トムを救急搬送してもらうためには、彼に「より高度な治療」が必要であることを私が証明しなければならないということだった。診療所の医療スタッフに失礼のないよう、慎重にする必要があった。彼らは手持ちの設備でできる最大限のことをしてくれていたからだ。

とはいえ、トムの状態は明らかに悪化している。彼はもはや起き上がることもトイレに行くこともできない。私や看護師が手を貸してもだ。経鼻胃チューブはおびただしい量の黄緑の液体を吸引し続けている。彼の呼吸は不規則になってきていた。酸素を吸い込めるよう、看護師が酸素マスクを取り付けた。

当初、ブジーリ医師は自分の診療所でトムの手当てをできると確信していたように見えたが、ついにＣＴの読影結果が届くと、その自信に満ちていた雰囲気も変わった。

「腸閉塞は起きていません」。ブジーリ医師はゆっくりと言った。「ですが、合併症が起きる確率は高いです。おそらく、二四時間から四八時間以内に起こるでしょう」。

「どんな合併症ですか?」と私は尋ねた。だがそこで、ブジーリ医師の電話が鳴った。彼は場を離れるきっかけができてほっとした様子を露わに駆け出していった。

一人、自分の考えに向き合うことになった私は、みるみるパニックを起こしそうになる感覚、そして、目に見えない怪物が待ち構えているイメージを払いのけようとした。その正体をぼんやりした画像診断や血液検査で暴こうと、私たち人間が下手な仕事で時間を浪費している間に、怪物は刻一刻と力を増している。膵炎という診断についてテキストメッセージを送ると、チップはすぐに電話をくれた。だが、彼は私が予想していたほどには安心していなかった。チップは、診療所の医師たちによる抗生物質の投薬が、自身が担当医であれば処方したであろう内容と一致していたことには満足していたものの、膵炎は深刻だという。事態がこれで終わりではないことを彼は確信していた。原因がわかった場合に、診療所ではどんな手段を使ってそれに対処するのか、そもそも、対処するための手段はあるのか、彼にはわからないという。私がＨＩＶ・エイズ研究の分野に入ったばかりだった八〇年代、チップはすでにこの分野の著名なリーダーで、私が彼を初めて知ったのも、彼が発表した研究内容を通じてだった。チップの研究は革新的で、時に先見的でもあった。彼はある時、自分は大きな難題に惹かれるのだと教えてくれた。物事が落ち着いてくると、自分は飽きてしまうのだと。その点において私たちは同類で、私は医学の謎に取り組もうとする彼の熱意を尊敬していた。ただ、まさに今について言えば、私はトムの症例はありがたいほど退屈さに恵まれたものであってほしいと思っていた。

　トムとは違い、私は食べることができたし、食べなければならなかった。私は食べ物を買うため、そして自分たちの荷物の一部を家に送るために診療所を出た。旅行保険会社のキャロルから、救急搬送用の機体に載せられるのは一人につきダッフルバッグ一つ分だけだと聞かされていたのだ。運びたいものの中で本当に大事なのは、担架に乗せられたかけがえのない相手だけ。そんな場面では、いらないと気づくものの多さに驚かされるものだ。

　ようやく診療所の玄関に戻り、病室に近づいていったところで、私はトムの叫び声を聞いた。室内ではベッド脇の床が尿の水溜りになっていて、トムが大騒ぎしていた。

「ベッドパン〔差し込み便器〕が必要だって伝えてくれ！　私

の言うことがわからないんだ！」

　私は看護師のところに向かった。看護師はいらいらしてもどかしそうに立っていた。

「ベッドパン、わかりますか？」と私は言った。「尿の……」。私がトムの陰部を身振りで示すと、看護師はうろたえて手を振った。

「ラ！　ラ！　ノー！　ノー！」

　彼女はそう声を発しながら後ずさりし、アラビア語で非難の演説を始めた。

　私ははっとした。彼女はトムの性器を触るか見るかするよう頼まれたと思ったのだ。絶対に禁忌とされている行為だ。その時、トムが紙片を私にぐいと押し付けてきた。彼は自分の頼みごとを説明しようと、看護師に豆のような形をした腎臓の絵を描いて見せようとしていたのだ。こんな時でさえなければ、私もトムも大笑いしていただろう。だが、今は笑い事ではなかった。

　突然、医師が現れた。看護師に呼び出されたのだ。最初の夜に診療所で私たちを出迎えた医師団の一人だと、私は気づいた。アブード医師。三〇代で、頭が薄くなりかけていて、額には幾筋かの髪が斜めに梳かしつけられている。そのげんなりした態度に似合った髪型だ。白衣の下の服はよれよれで、まるでさっきまで寝ていたみたいだった。私はトムがここ数時間の間、ベッドパンを頼んでいながらもうまく話が伝わらず、その結果、床に水溜りができてしまったことを説明した。

「看護師たちにはグーグル翻訳を使うようにと言ったんですよ！」。アブード医師は叫び、うんざりした様子で両手を振り上げた。

「ちゃんと翻訳できなかった！」。トムが叫び返した。

　アブード医師が看護師に向けて通訳をし、看護師は姿を消したかと思うと、ベッドパンを手に戻ってきた。それはこの診療所で唯一のベッドパンだったが、絶望的にひび割れていた。

　まさにその時、私の携帯電話が鳴った。旅行保険会社のキャロルが折り返しの電話をかけてきたのだ。私は彼女に今朝の出来事を事細かに伝えた。電話の向こう側で、彼女が猛烈な勢いでキーボードを打っているのが聞こえる。キャロルが医師と話をさせてほしいと言うと、アブード医師は私の携帯電話を持って廊下の奥へと消えた。三〇分後、彼はこちらに戻ってきて私に電話を返した。キャロルとの通話はまだつながっている。

「医師は、あなたのご伴侶は精神病だと言っています」と彼女は言った。

「ええっ？　そんな、とんでもない」。私は叫び、トムに話が聞こえないように背中を向けた。聞いたら激怒するだろう。もちろん、トムは明らかに混乱をきたしていた。でも、精神疾患だって？　違う。

「ご本人とお話しさせてください」とキャロルは指示を出した。トムが彼女に話をしている間、私はトムの言うことに耳を傾け、キャロルが何を見極めようとしているのか把握しようとした。トムはほとんどの質問にイエスかノーで答えていた。電話をもっと楽に握れるように姿勢を変えようとしたところで、トムが痛みに息を飲むのが見えた。

「覚えていません」。私には聞き取れなかったキャロルの問いに、トムはそう答えた。そして、私の方を向いた。「私が最後に鎮痛剤をもらったのはいつか知りたいそうだ」。

私は掛け時計を見た。午前一〇時。「昨日の夜のいつか」とトムに伝えると、トムがそれをキャロルに向けて復唱した。キャロルの声が大きくなるのが、こちらからも聞き取れた。トムは私に電話を渡した。「医者ともう一度話したいそうだ」。

アブード医師を探しに出た私は、彼が控室にいるのを見つけた。部屋には、毛布と枕が載った小さな簡易ベッドが備え付けられている。アブード医師は私から電話をひったくると、腹立たしげに私を追い払い、私の目の前で扉をバタンと閉めた。数分後に出てくると、彼はすっかり苛立ちに包まれ、電話を放り投げんばかりの勢いで私に返してきた。私は電話の電池がもう少しだけ持ってくれることを願いながら、手術室に退却した。キャロルは怒り狂っていた。感情を爆発させた後、彼女は実務的なささやき声《ソット・ヴォーチェ》に戻り、判決を下した。

「私は今、ご本人の痛みが十分に管理されていないことを確認しました。また、診療所の医療設備がご本人の必要を満たすのに十分ではないことも確認しました。」

悪い話がこんなにも素晴らしく聞こえたことはない。この状況は、彼女が救急搬送を許可するのに必要な条件にまさに当てはまる。残念なことに、彼女の判断した内容は事実だった。あとは待つだけだ。キャロルたちが搬送用機の出動要請を処理し、保険会社の医療部門責任者の許可を取り付け、トムを引き受けてくれる病院を確認し（候補地はロンドン、イスタンブール、フランクフルトしかなかった）、最後に、トムを搬送してくれる機体を手配する。

それからの数時間の進みはあまりに遅く、私は壁の時計が壊れているのかと思ったほどだった。抗生物質は万が一の対策として引き続き投与されていた。トムに起こるかもしれない感染症を予防するためだ。私たちが暮らす北米で、その処方がもはや日常茶飯事になっているのと同じように。ただ、もし抗生物質が効果を現しているのだとすれば、その効き目はほんのわずかのようだった。普通、抗生物質が必要な状況であれば、数日のうちに効き目が出てくる。だが、トムにはその気配がなかった。彼の痛みは絶え間なく続いていて、腹部から出る濁った液は、トムの鼻から伸びる管を通って、ベッド脇に吊るされた排液袋の中へと流れ込み続けていた。何がトムの膵臓の炎症を引き起こしているのか、誰も知らなかった。

チップからは少なくとも良い知らせを聞けた。彼はフランクフルトで指折りの病院の医長と知り合いで、また、もし私たちがロンドンに行くことになっても、力になってくれる仕事仲間たちがいるという。出発を待つ間、私は枕元でトムに詳細を伝えながら、二人の持ち物を準備万端になるように詰め直した。私たちのダッフルバッグはまだ重かった。そこで、私はファッションに敏感なあの若い看護師たちのために『ヴォーグ』を置いていった。スキンケア用品や洗面具も、誰か使ってくれる人の手に渡ることを願って病院に残した。

旅行保険会社からは、数ページにわたる書類がメールで届いていた。サインをして、ファックスかメールで送り返す必要があるのだが、診療所にはファックスもスキャナーもなかった。この仕事を手伝ってくれるホテルを探すのに数時間かかった。障壁や不便に出会うたびに、地元の人々が日夜いかに機転を求められているか、私は改めて気づかされた。

　私が出かけている間、ありがたいことにトムは眠っていたが、その眠りは断続的だった。しかも、恐ろしいものでもあったことが、彼の表情から窺えた。病室に戻ってベッドの脇に座ると、寝顔からもその恐怖がわかった。トムは目を覚ますと、私を手振りで呼び寄せた。彼の目は見開かれ、瞳孔は拡大していた。

「私を実験台にしているんだ」とトムはささやいた。「あの医者……私の酸素マスクの中に水タバコの煙を吹き込もうとしたんだ！」。私は疑いの目でトムを見た。彼は私を睨みつけた。「信じていないな」。トムは非難するような口調で言った。

　そう、私は信じていなかった。だが、それを認めてしまえば、トムをますます孤立させることにしかならない。ひょっとすると、結局のところあの医師の見立ては正しかったのかもしれない。トムは精神的に異常をきたし始めている、と。正気のトムだったら、研究に参加している統合失調症の患者に対して何と言うだろう？

「ハニー」。私はできるだけ落ち着いた口調を使って話し始めた。「私が何を信じるかはどうでもいい。大事なのは、あなたが何を信じるか。あなたが、あの医師が水タバコの煙をあなたの酸素マスクに吹き込もうとしていると思っているなら、それは不安で落ち着かない気持ちになるよね。私がそばにいて、あなたに誰も何もしないようにしておくから。ね？　朝になったら、ドクターヘリで移動するよ。私たちがここにいるのは今夜が最後。だから、一緒に頑張って乗り切ろう」。この言葉はトムを満足させたようだった。私はダッフルバッグからトムのノイズキャンセリングヘッドフォンを引っ張り出し、彼の耳にかぶせた。トムは目を閉じて眠りについた。

　キャロルと私が通話を終えてから一二時間後、私の電話が鳴った。詳細が固まったという。明朝、二人の医師がやってきて、トムが空路で移動できる体調かどうかを判断する。そして、うまくいけば、医療搬送用の設備がついた小型のリアジェット〔リアジェット社が製造するプライベートジェット機〕に乗って、フランクフルトにひとつ飛びだ。私はこの最新情報をチップに送り、トムの娘たちにも送った。

ようやく目を閉じたところで、私はパニックになったトムに起こされた。

「ステフ、ステフ、起きてくれ！」。彼は不安げに室内を見回し、手術室に誰かいないか確かめようとした。だが、部屋にいるのは私たちだけだ。

「大佐が来る！　私を殺そうとしてるんだ！　ここから逃げないと！」

「一体何の話？　大佐って？」。これはパラノイアだろうか？　それとも、トムは幻覚を見ているのだろうか？

「アル・シャバブの大佐だよ！」。トムは叫んだ。

了解……これで疑いようがない。私の夫は今、精神病だ。私はどうすべきだろう？　それから三〇分間、私たちはお互いに声を潜めて話し合った。トムはますます動揺していた。私には彼が熱を出しているのがわかった。ある時はエアコンをつけてくれといい、別の時には寒気に震えている。トムは、私が寝ている間に看護師の一人がやって来て、大佐が来るから逃げろと警告してきたのだと言い張っていた。

「でも、看護師たちはアラビア語しか話せないでしょう？」

私はトムに向かって静かに指摘した。その言葉で、トムがこの荒唐無稽な主張をやめる気になってくれることを祈りながら。トムは目をしばたたいて仰向けになり、天井を見つめ、考えていた。

「わかった。君の言う通りだ」。彼はついにそう言った。「ただ、水タバコのことは確信がある。絶対、絶対、確かだ」。

一分ほど経っても、トムはまだ天井を見つめていた。

「ああ、私は正気じゃなくなっているのか？　自分のことも信じられないじゃないか！」

トムは泣き出した。これもまた衝撃的だった。トムが泣くのを、私はそれまで一度しか見たことがなかった。彼の父親が亡くなった時だ。

「私のことは信じていいよ」。私の声に力がこもった。「私があなたを守る」。そう言ったところで、これがいかに不条理に聞こえるか気づく。これほど事実からかけ離れた話もない。私はいっぱいいっぱいになっていて、人生でかつてないほど無力な状態なのだ。ＣＴ検査をした医院の階段で唸り声をあげていた母猫のように、私の保護本能はフル回転していたが、それを裏打ちする方策は何もなかった。

　それでなくても、いつも私を守ってくれていたのはトムの方だ。その逆ではない。だが、私の言葉を聞いてトムは落ち着き、再び眠りについた。私は望みを抱いていた。

　翌朝、トムはいっそう弱って、ますます熱っぽくなっていた。時々、彼は私に時刻を聞いては、飛行機はもう着いたかと尋ねるのだが、今が昼夜どちらなのか、もはや覚えていないようだった。私はピリピリしながら掛け時計を見た。正午近くになって、ついに手術室の扉がバンと開き、二人の女性が足早に入ってきた。二人とも身長は六フィート〔約一八三センチメートル〕以上、その堂々たる存在感をいっそう高めるドクターマーチンのブーツを履いていた。彼女たちは医療器具がいっぱいに詰まった黒のリュックを背負っていた。二人はきびきびしたドイツ語訛りで自己紹介をした。アンネケとインゲという、下の名前だけを名乗った彼女たちは、フランクフルトまでの搬送を請け負った医療搬送会社の医師だという。トムのバイタルをとりながら、二人は互いにドイツ語で話している。その様子を、看護師二人とアブード医師が無言で見つめていた。

「彼の血糖値を最後に確認したのはいつですか？」

　インゲがアブード医師に英語で尋ねる。アブード医師はカルテのページをくまなく調べ、「昨晩です」と答えた。

　インゲとアンネケは視線を交わした。アンネケは八〇年代からそのまま抜け出てきたようなエレクトリック・ブルーのアイライナーを引いていたため、その目はより大きく、いっそう驚いた表情に見えた。トムの血糖値は七五〔ミリグラム毎デシリットル〕、危険な低さになっていた。

「こういう状況では四時間おきに血糖値を測るべきです！」とアンネケは怒鳴った。「糖尿病性昏睡になってしまいますよ！」

　アブード医師は青ざめ、「我々のところには、そんなに頻繁な検査ができるほどの物資がないものですから」と、保身的な返事をした。アンネケは彼の方を向いて、ぴしゃりと言い渡した。「でしたら、あなた方は診療所の運営に携わるべきではないかもしれません私は面目を潰されたアブード医師に同情しつつも、トムの手当てが適切に行われていなかったことに腹を立てていた。私が疑い始めていた通りだったのだ。それから数分のうちに、血糖値を上げ、搬送に向けて体調を安定させるために、インゲがトムにデキストロースを投与した。アンネケはモルヒネと解熱用のタイレノールを点滴し始め、他にもいくつか謎の点滴を一種類ずつトムの腕に入れていった。インゲが携帯電話に向かってドイツ語で話しかけた。相手はおそらく、空港で待っているパイロットだろう。アンネケは私たちの方に向き直り、私がずっと待ち望んでいた言葉を伝えた。

「彼は飛行機に乗れる体調です。すぐに出発します。」

医師たちが大急ぎで最後の必要書類にサインをしている間、私はトムの隣に座り、その額を濡れ布巾でぬぐった。トムは意識が朦朧としていたが、ちらりと目を開けた。「私が見ているもの、君にも見えるかい？」とトムは尋ねた。私は用心しながら言った。

「何を見ているの？」

「天使だ。」

「うん、見える」。私は笑顔で答えた。「この天使たちが、私たちを救ってくれるね」。

トムの回想——①

「これは、生き延びるために知っておかなきゃならないことの一つだ」。父が言う。私は父を信じる。彼は私に二二口径のライフルを渡して森へ連れ出し、撃ち方、狩りの仕方、ウサギの皮を剝いで焚き火にかけるやり方を教えてくれた。私たちはうちの山小屋にいる。母の祖父が建てた小屋だ。私はここまでの道をそらで覚えている。頭に入れたのは一〇歳の時だ。ロシア人たちが私たちの上に核爆弾を落としてくる日に備えて訓練したのだ。空襲警報が聞こえる……いや、救急車か？　同級生たちは身を屈めて頭を守る。だが、私はここを出て小屋までの六〇マイルを歩かなければならないとわかっている。私たちは皆そこにたどり着く。互いを見つけ出せ。無事に。

二本のオークの老木の間に張った、父が海軍から支給されたハンモックの繭にくるまると、朽ちていく落ち葉の匂いがする。腐葉土の匂い。幾層にも重なった朽葉の土壌が、私の周りにふかふかした柔らかいカーペットを作っている。私よりも前にその上を歩いてきた、代々の先祖たちのように。

家族の言い伝えでは、私の曾祖父は子供の時に「涙の道」の行進[12]を経験したという。祖父は小作人の叔父に育てられ、一六歳で家を飛び出して第一次世界大戦で戦った。世界はお前の周りで崩壊することがある、だが、生き延びることはできる。彼らは私にそう伝える。困難からしなやかに回復する力は、お前が骨の髄に隠し持っている、悲しくも強い遺産だ。彼らはそう言う。その言葉はありがたいが、たとえ話は薬にはならない。一体、その遺産はどこに隠れているのだ、私のＤＮＡのどこに？　私はステフに聞かなければならない。私には、世界が今崩壊しつつあるのがわかる。自分の内側から、外に向かって。

7　死を呼ぶヒッチハイカー

ドイツ　フランクフルト市
ゲーテ大学〔フランクフルト大学〕付属病院
二〇一五年一二月三日〜四日

飛行距離三〇〇〇マイル〔約四八〇〇キロメートル〕、所要時間は六時間。途中、ボスニアでこの小型機に給油するための小休止を挟んで、私たちはフランクフルトの軍用滑走路へと着陸した。辺りは夜。トムが仮死状態で過ごした移動日はようやく終わりを迎えようとしていた。彼は痛みを抑えるために薬漬けにされ、搬送のために体を固定されている。待ち構えていた救急車は日没後の往来を縫い、都市部に広がる病院の敷地へと向かう。ゲーテ大学付属病院、地元の人々には「ウニークリニーク（Uniklinik〔大学病院〕）」の名で通っている。

この病院は大規模な研究機関であり、最高峰の医療センターである。元の建物は一九一四年に建設された。エジプトのルクソールの診療所が、資源の乏しい環境に近代医学を導入することの困難を象徴しているとすれば、このウニークリニークは、数世紀にわたって西洋医学に投じられた資源とその発展を示す金字塔だ。ドイツのものづくりの効率性をその姿から滲ませる、ガラス、鋼鉄、コンクリートで作られたしゃれた現代風の建物。インゲとアンネケは私にかしこまった握手をし、私たちに別れを告げた。

ハイテクなモニターや点滴チューブの中にすっぽりと落ち着いたトムは、前よりも回復したように見えた。

だが、顔は依然として青白く、汗でびっしょりだった。バイタルサインが続く間、はかない平和にしか見えないものをモニターが追跡測定し、輸液、抗生物質、鎮痛剤の点滴袋が、キャスターつきの台からクリスマスの飾りのようにぶら下がっていた。看護師たちが出入りする中、トムはせん妄とそうでない状態の間を行き来した。部屋に入ってくる人々は皆、防護手袋とビニール製の防護服を着用し、部屋を出るたびにそれらを使い捨てた。彼らは絶えずトムの体温、心拍数、血中酸素濃度、血圧を確認していた。華氏一〇二・五度〔摂氏約三九度〕を示すデジタル体温計からトムが熱を出していることはわかったが、他の数値は私にとって謎だった。輸液と抗生物質を入れるための新しい管が挿入され、経鼻チューブから出てきた胆汁でいっぱいになった廃液袋はもっと大きなものに交換された。

トムの目がパチリと開かれ、私と視線が合った。

「人生最悪の二日酔いだ」とトムは呻《うめ》いた。彼は汗をしたたらせ、鎮痛剤をもっと欲しがった。頭はズキズキし、体は骨の髄まで痛むという。「それに、死ぬほど腹が減って……」トムはそう言って、不意に言葉を切った。私の姿に目の焦点が合ったに違いない。彼は私の頭のてっぺんからつま先までを眺めて評決を下したのだから。

「ずいぶんとひどい格好だね」とトムは言った。その通り。私はめちゃくちゃな格好だった。数日前から着通しのしわくちゃの服に身を包んだままで、正直に言って、かなり獣臭い臭いも漂い始めていた。私はにんまりと笑って、自分の母がよく言い返す台詞を思い浮かべた。「やかんの焦げをあげつらう鍋〔目くそ鼻くそを笑う〕」。「で、あなたの方は……『ＧＱ』〔男性ファッション誌〕の紙面から飛び出してきたみたいね?」。普段からきれいに整えてあるあご鬚が五日分の無精髭と混じり合ってはいたが、少なくとも医療スタッフはトムを身ぎれいにしてくれていた。水玉模様のついた爽やかな青の入院着に、お揃いの青の靴下を履かせて。トムは自分の入院着を見下ろし、混乱した表情を浮かべた。

「一体いつこんなことになったんだ?」

彼は室内を見渡し、記憶の辻褄を合わせようとした。トムが覚えている中で最後の私たちの居場所は、ルクソールの診療所の殺風景な手術室だった。それが今は、まばゆい最新式の病室にいる。洗練された医療機器や測定装置が隅々まで詰め込まれ、なじみのある西洋式の白衣や制服に身を包んだ医師や看護師が出入りしている。外の廊下の控えめなドイツ語の話し声はほとんど聞き取れなかったが、その音は人が近くにいるという安心感を与えてくれた。

「私たちはどこにいるんだい？」

トムは尋ねた。戸惑いを感じる声だった。

私が答えを返す前に、トムの大きく開いた瞳が突然、彼のベッドの反対側の壁に向けられた。目は見開かれ、視線は白い壁に釘付けになっていたかと思うと、少しずつ天井に向けて動き出し、また下へと戻っていった。

「何を見ているの？」

「ヒエログリフだ」。私たちの目の前の壁に向かって頷きながら、トムは答えた。

私は壁に目を向け、続いてトムに目を向けた。彼は何もない壁をじっと見つめている。

「トム。私たちはドイツにいるんだよ。フランクフルト・ウニークリニークっていう、チップが世界でも特にいい胃腸科があるって言ってる病院。私たち、運が良かったよ。これから楽になるからね。」

私は優しく、ゆっくり、大人よりもむしろ幼稚園生に向けて話すのがぴったりの口調で話した。もしトムの頭がしっかりしていたら気に障ったことだろう。

「病院の人たちが、あなたをどの病棟に割り当てるか考えるからね。その間、私たちは検査室にいるんだよ。」

「じゃあ、どうして壁にヒエログリフがあるんだい？」とトムは尋ねた。

私は絶句して、彼の目をじっと見つめた。わずかな正気の光を探しながら。

「何もないよ、トム。」

「いや、見てごらん」。彼は引かなかった。「薄いけれど、そこにある。天井にもだ。ほら……壁に手を当ててごらん」。私の目の高さくらいのところをじっと見つめながら、トムは言う。めちゃくちゃな話だったが、私は話を合わせるため、手を持ち上げて壁に当てた。

「見えないのかい？」。トムはそう尋ねつつ、すでに落胆の表情を見せていた。「私は正気をなくしているんだ、また……違うかい？」。そう言って彼は目を閉じた。今回は私も答えなかった。

　トムは歩ける状態ではなかったが、三フィート〔一メートル弱〕先のトイレまで歩いてみると言って聞かなかった。私が彼を腕で抱え、二人でずるずると歩みを進めた挙句わかったのは、ドアには鍵がかかっていることだった。点滴の管にぶら下がった操り人形のように、トムの体は揺れた。私が呼び出しボタンを押すと、看護師が室内に顔を突き出し、ストレッチャーの横のポータブルトイレを指差した。「お手洗いの使用権はありません。感染対策です」。

　私はまず面食らい、それからムッとし、しかしそれから理解した。

　この病院は包括的な予防策をとっていた。標準的な感染対策措置だ。エジプトから到着したばかりのトムは、異質な病原体を保有しているかもしれない。そうした病原菌は、他の患者たちをリスクにさらしかねない、招かれざるヒッチハイカーなのだ。ただの予防策だ。いや、そうだろうか？　突如として私は、トムが熱を出して以来、何らかの感染症が彼の膵炎に寄与してきたのではないかと気づき始めた。記憶がぱっと蘇る。ドイツの医療搬送会社の医師、インゲは、ルクソールの診療所でわずか数分間を過ごした後、両手から肘まで念入りに消毒液を擦り込んでいた。不安による嫌な吐き気が、私のみぞおちを突き刺した。

＊

　それから一時間のうちに、トムの病室が用意された。ただの病室ではない。移送班がやってきて、トムのストレッチャーを救急外来から三階の集中治療室（ＩＣＵ）まで運んでいった。もちろん、トムは具合が悪く、救急外来を受診するだけの理由は十分あった。でも、ＩＣＵに？　やり過ぎじゃないだろうか？　私はふらふらと後ろについていきながら、移送係の一人がＩＣＵの裏口にあるキーパッドに暗証番号を打ち込むのを見ていた。解錠システムが電子音を発し、私たちは金属製の重い二重扉を通ることが許された。私たちが中に入るやいなや、背後でグワンと音を立てて扉が閉まった。トムはのちに、この音が精神科病棟を思い出させて自分はパニックになったと教えてくれた。この時点でのトムはあまりに朦朧としていたから、私はそのパニックを痛みのせいだと勘違いした。私たちみんなで血液や内臓の測定値に釘づけになり、トムを一人、恐怖の中に置き去りにするという、たくさんの過ちの一つだ。データに集中するのは、拡大する危機を対応可能な小ささにまで縮めるために私がとる方法だ。不安感に蓋をしながら、私はトムの病室に駆け込み、彼の枕をふかふかにし、毛布をあらためた。まるで、自分がこの展開を大して怖がっていないかのように。

すでに夜一〇時を過ぎ、疲労困憊で空腹になっていた私は、トムのおでこにキスをし、荷物をまとめて病室を出ようとした。

「私を一人でここに置いていくのかい?!」。トムは悲鳴をあげた。彼の心電図モニターが早鐘を打ち、私も、自分の鼓動が同じように早まるのがわかった。一人？　こんなにたくさんの人が動き回っている病院にいて？　まさか。だが彼の目には、裏切られ、置き去りにされるという意識がはっきり表れていた。

「家族はここに泊まれないの。決まりがね、厳しくて。でも、朝になったら真っ先に戻ってくるって約束するから。私たち二人とも、ちょっと寝なきゃまずいでしょう。あなたはここでやっと眠れるよ。ちゃんと寝られるように、病院の人たちがモルヒネを用意してくれているからね。私はこの辺りの一番近いホテルを探してくる。うちで待っているみんなに詳しいことを伝えて、それに、シャワーを浴びてしっかり寝たら、明日の朝に会う時には、私、あなたのもっといい相棒になっているからね。」

罪悪感はあったが、私は内心ほっとしていた。一番近いホテルは早歩きで行ける、半マイル〔約八〇〇メートル〕ほどの距離のところだった。私のダッフルバッグには、エジプトの温暖な砂漠の気候に合わせた、ドイツの冬には向かない装備が詰まっていた。持っている服を全部ぐちゃぐちゃに重ね着しても、まだ凍りつきそうに寒かった。ホテルのロビーは二〇フィート〔約六メートル〕ほどのクリスマスツリーで飾りつけられていた。ツリーは大きく、親たちがたわいもない立ち話に興じている間に、小さな子供たちが何人も枝の下で遊び回れるほどだった。クリスマスがもう二週間後に迫っているなんて、私はほとんど忘れかけていた。ドイツの伝統衣装を着た聖歌隊が「きよしこの夜」を歌った。エレベーターを待つ間、私は彼らの声が広々としたホワイエにこだまするのに耳を傾けた。聖《きよ》し、この夜？　おおヨセフ様、とんでもない。私はお祝い気分にはなれなかった。祝うことなど何もなかった。

部屋に着いてすぐ、ベルマンが荷物を届けにきた。箱には私の名前が書いてある。それは、ＵＣＳＤの職場のスタッフからの差し入れだった。パジャマ、上着、スカーフ、靴下、それに、ワインとチーズの入ったバスケット。その思いやりに感極まって、私の目には涙が溢れた。熱いシャワーをたっぷりと浴びて、送ってもらったパジャマを着て、ルームサービスを頼んで、ワインを一杯、ごくりと飲んで、私はベッドに倒れ込んだ。最後に一晩ちゃんと眠ったのは、もう覚えていないほど前のことだった。

＊

翌朝、私は早めに病院に向かった。トムの医療チームを回診中に捕まえて、今後の段取りについて相談できればと思ったのだ。チップの仕事仲間は、私が面会時間外にＩＣＵに入れるように手配してくれていた。通常の面会時間は毎日午後四時から六時なのだ。私は午前八時ちょうどに到着した。電子音とともに中に入った途端、私はトムの病室のドアの外側に札が掲げられているのに気づいた。ドイツ語と英語で、いかなる人も〔使い捨ての〕防護ガウンと防護手袋を着用しなければ中には入れないと指示が書かれている。その装備は近くに積み重ねてあった。私は指示に従った。私たちは間違いなく、にわか作りの町の診療所の環境から、最先端の集中治療室の厳格な環境へとゴールしたのだ。このＩＣＵにまつわるあらゆるものが、圧迫感をまとっていた。注意。専門知識。予防策。膵炎一つでも命に関わりかねない。他の人の手や服を介して、トムがインフルエンザや他の伝染性疾患にまでかかってしまっては困る。彼はまだ顔色が悪く、酸素マスクまでつけていたが、前ほど痛みに苦しんでいないことが見て取れたので私は安心した。私が到着するが早いか、ロイという名前の明るい看護師が入ってきて、トムにＣＴスキャンの予定が入っていることを私たちに告げた。

彼のフィリピン訛りは私の耳にもなじみがあり、家族が遠く離れて暮らすという共通の経験もあった。それからすぐ、昨日の移送班にいたのと同じ二人のスタッフが現れて、私たちに笑顔で挨拶した。

CTスキャンには数分しかかからないはずだった。一時間近くが経っても、私はまだ控室の床の上を行き来していた。ついにトムが姿を現した時、トムのストレッチャーを押していた移送係はあの陽気な彼女たちとは別人のようになっていた。何かがおかしかった。

私たちがICUに戻ったばかりのところで、医師がトムの病室を訪れ、温かな握手で私たちに挨拶をした。シュテファン・ツォイツェム医師はすらりとした長身で、銀髪を完璧にセットしていて、五五歳くらいに見えた。この人がチップの仕事仲間だった。病院内で明らかに強い影響力を持っている、著名な消化器科医だ。数分間の儀礼的な雑談の後、彼は完全に仕事の頭に切り替わった。トムはふらふらだったが意識はあった。

「パターソン博士、あなたは急性膵炎を発症され、腹腔内仮性嚢胞《かせいのうほう》の合併症を併発されています。この嚢胞は直径約一五センチメートルの膿瘍です。フットボールほどの大きさです。アメリカの方々はフットボールがお好きですよね?」。ツォイツェム医師は微笑んだ。私の脳裏にぱっと浮かんだのは、膿が詰まったアメリカンフットボールサイズの嚢胞の恐ろしい姿だったが、その後で、ツォイツェム医師はおそらくサッカー〔イギリス英語ではfootball〕のボールのことを言ったのだろうと気づいた。とはいえ、そんなことでは気は楽にならなかった。子供用の小さなサッカーボールであっても十分に巨大だ。

「私たちはあなたが胆石をお持ちで、それが嚢胞をこしらえたのではないかと疑っています。また、腹腔にはかなりの量の腹水が溜まっています。炎症によって生じた液体です。私のところで一番の消化器科医に、この問題の原因を調査するための緊急の内視鏡処置を行うよう頼んでおきました。これは、何らかの閉塞があった場合にそれを取り除くためでもあります」。彼は話を止め、ほんのわずかに顔をしかめた。「あなたの現在の状態を鑑みると、これが高リスクの処置であることをお伝えしておかなければなりません。ですが、私たちはこれが間違いなく必要なものだと考えています。あなたが同意されれば、処置は一時間以内に行われます」。

　私たちは同意した。どんな選択肢があったというのだろう？　おそらく胆石がこの嚢胞を生じさせ、さらにその嚢胞が感染を起こし、しかもそれが家から遠く離れたバカンスで急に起こったという不運な事態ではあったが、少なくとも、その手当てをしてもらえる場所にいるのだ。トムは私に、自分に代わって必要な同意書にサインしてくれるよう身振りで頼み、私は震える手でそれに従った。

　施術を行う消化器科医はフリードリヒ＝ルスト医師といった。彼女はきびきびしていながらも友好の意が伝わる、手短な挨拶をした。風貌も物腰もすっきりとして隙のない彼女は、私に二通目の同意書へのサインを求めた。施術中、トムにベンチレーターが必要になった時のためのものだった。私はそれが生命維持のための人工呼吸器のことだと知っていた。フリードリヒ＝ルスト医師は同意書をクリップボードに挟むと、廊下の奥の手術室へと消えていった。私たちは二人の移送係とともに控室に残された。

　私は死ぬほど怯えていた。これは間違いなく、一か八かの決死の瞬間なのだ。トムの容態はもはや間違いなく命に関わるもので、彼は数分のうちにストレッチャーで運んでいかれる。果たしてトムにまた会うことができるのだろうか？　トムはまだせん妄状態のままだったが、不安を感じるだけの意識は十分にあった。二人とも気を紛らわす必要があった。トムは目を閉じて横たわり、私に周りの様子を説明してほしいと頼んだ。

「ええと、いわゆる典型的なドイツ・ミニマリズムの建築。ふんだんに使われた鋼鉄、御影石、殺風景な色。もちろん、あなたのガウン〔手術着、入院着〕のぱっとはじけるような色は別だけど。」

　トムは目を見開いた。

「『あなたのガウン』？」

　信じられないというようなトムの表情からは、私が病院着ではなく、社交ダンスのロングドレス〔いずれも英語でgown《ガウン》〕の話をしていると思っていることが窺えた。移送係たちが私に不思議そうな目を向けた。

「そう、ここにいるマルタはきれいな緑のガウンを着ているの。春の色。私は黄色、太陽みたいな色ね」。もう一人のスタッフのパウリーナも陽気に声をあげた。「私は空みたいな青のガウンを着ていますよ」。「そう、そんなわけでね、ここはもう、フォーシーズンズホテルみたいな感じの場所」。私は弱々しい笑顔を浮かべてトムに伝えた。そこで時間になった。私が素早くキスをすると、トムはあっという間に運ばれていってしまった。彼は私に小さく手を振り、そしていなくなった。

施術は一時間以上かかった。作業を終えたフリードリヒ゠ルスト医師は、私のいた控室にやってきた。彼女は私の隣にすとんと腰を下ろし、マスクと手術帽を外した。

「施術は成功でした」。彼女は穏やかな口調で私を安心させた。「人工呼吸器は必要ありませんでした。彼の総胆管から四ミリメートルの小さな胆石を取り除きました。他にも、少なくとも一つ、もっと小さな胆石がありました。膵臓内の壊死組織、死んでしまった組織のことですね、それをきれいにしました。それから、仮性嚢胞にはピッグテイルステントを二つ入れました。これで、中身が胃に排出されるようになって、うまくいけば嚢胞が縮むでしょう。壊死組織をもっと除去できればよかったのですが、ご夫君の呼吸は非常に苦しいものでして、これ以上の鎮静処置に耐えることはできませんでした」。彼女が廊下の奥へと姿を消した後も、私は彼女のくれた医学的な最新情報を、自分の頭の翻訳機にかけて処理し続けていた。

ＩＣＵに戻ると、トムは鎮静処置の影響で少しふらふらしていたものの、喋ることができていた。

「で、いつ部屋に入れるんだい？」。彼は期待に満ちた様子で尋ねてきた。まるで、本物のフォーシーズンズホテルのラウンジで、宿泊する部屋が決まるのを待っているみたいに。

「あのね。あなたはもう、自分の部屋にいるの」。

トムは首を伸ばして自分の病室を見回した。まるで初めて見るかのように。薬の巨大な収納棚が得体の知れない装置に取り付けられており、そこから伸びるものすごい大きさのアームがバイタルを測定している光景も、彼には初めてのようだった。彼は納得できない様子で頭を横に振り、舌打ちをした。「この部屋はうんとアップグレードしてもらう必要がある」と彼は言った。「トリップアドバイザー〔ホテルの口コミ・予約サイト〕に連絡してくれ」。

＊

数時間後、ツォイツェム医師が病室に立ち寄った。彼は仮性嚢胞に溜まっていた体液の検体を採取するよう、施術前にフリードリヒ＝ルスト医師に依頼していた。嚢胞が最近できたばかりのものなら、液は澄んでいる見込みだった。ツォイツェム医師は、どんよりと濁った茶色の液が入ったフラスコを掲げて見せた。仮性嚢胞の大きさと中身から、少なくともそれが一か月以上は存在していたことが示唆された。私は愕然とした。これが良くないしるしなのは大天才でなくてもわかる。仮性嚢胞は少なくとも一種類の微生物に「ひどく感染」していたという。それが何なのか、数日後に検体検査の結果が出てくるまではっきりしないそうだ。

私はなおも、この仮性嚢胞が旅行の前から、ずっと、何週間も前からあったという話を飲み込もうとしていた。いまやそれがサッカーボール大になっていて、中には何らかの微生物が潜んでいるという。どうやって治療するかを決めるために、医師たちは自分たちが相手にしているものの正体を知る必要がある。私もそれはわかっていたが、どの病原体が犯人なのかを突き止められる迅速検査キットは存在しない。その間、医師たちはあのドロっとした内液が消化管を通ってお尻から出ていくことを願って、トムの胃につながるステントを嚢胞に取り付けたのだ。この計画も、この場所も、この人々も安心できた。それでも、いまのところトムの容態は悪くなる一方だった。地元での私は国際保健の専門家なのに、ここでは今、国際不健康の集中講義を受けさせられていた。

私は怖くなり、誰か話し相手が欲しくなった。でも、誰が？　この時、アメリカでは朝だった。両親に電話をかけると、二人は留守番の期間を延ばせると請け負ってくれた。〔カナダの〕バンクーバーに住んでいる一番の親友、ミシェルとヘザーにも電話をかけたが、それぞれ留守番電話になっていた。

続いて、私は息子のキャメロンに電話をかけ、起きている出来事を伝えた。夜更かしのキャメロンは、私の昨夜のフェイスブックの書き込みをもう見ていた。それで、彼はトムの具合が悪いことはすでに知っていたのだが、どれほど悪いかを聞いてショックを受けていた。話をする中で私は急に、キャメロンの父親の一周忌が近いということに気づいてしまった。私の元夫のスティーヴは、二〇一二年一二月一二日、カナダのウィスラーでスキーをしている時に重い心臓発作で死んでしまった。その時点で私たちが離婚してからすでに一〇年が経っていたが、彼の死は私にとってとんでもない衝撃だったし、息子であり、アスペルガー症候群でもあるキャメロンにとってはなおさらだった。キャメロンは一年以上、抑うつ状態に苦しんだが、いまや二三歳になった彼は自分の力で暮らしている。最近、自閉スペクトラム症の人々をコンピューターソフトのテスター〔開発中のソフトウェアを使用し、動作や品質の検査を行う担当者〕として雇用・訓練する企業で働き始めたところだ。つい先ごろ訓練を終え、最初の契約期間が始まるのを楽しみにしている。キャメロンも私も、自分の感情をなかなか表に出さない。時々、現実的な物事の細部にこだわりすぎて、その場の感情的側面には無関心に見えることもあるかもしれない。しかし今、私はキャメロンの示してくれる共感《エンパシー》と、私を支えようとしてくれる反応に心打たれていた。彼は私の気持ちがわかると言ってくれ、大好きだと伝えてくれた。私は、もうすぐ一緒にキャメロンの誕生日を祝おうと言いたかったが、これから二週間後を想像することなどできなかった。二〇歳も年上の男性と結婚すれば、その人が自分よりも先に亡くなる可能性は高いことはずっとわかっていた。でも、トムは私が知っている誰よりも健康だったのだ。そう、健康だった。

携帯電話がピコンと鳴って、私たちの友達のデイヴィーからテキストメッセージが届いたことを知らせた。

《いつでも電話して》

彼は感謝祭の休暇を終えてサンディエゴに戻ったところで、すでにチップから事情を聞いていたのだ。

感染症医であり、同時にチップや私と同じ研究科の研究職もこなしているデイヴィー・スミス医師は、ここ数年、特にトムと親しい友人になっていた。デイヴィーはテネシー州の田舎町で育った。その地で同性愛者であることをカミングアウトしながら医学部に入学するのには、とてつもない勇気がいったことだろう。デイヴィーとトムは似たようなつましい環境から身を立ててきた。二人が出会ったのは、チップと妻のコニーの家で開かれたパーティーでのことだ。デイヴィーとトムは、路上で轢死した動物、齧歯《げっし》類、変わった獲物を食べてきた話で意気投合した。トムは、コロンビアのジャングルで仲間の学生たちとともに餓死しそうになってカピバラを食べた話でデイヴィーの一歩上を行き、深く感銘を与えた。デイヴィーが遭遇した中でそれに一番近い出来事は、オポッサム〔フクロネズミ〕を何匹か食べたことだった。トムと私は去年、デイヴィーとそのパートナーのアッシャーの結婚式に出席し、会場に設置されたインスタント写真機でマルディグラ〔カトリックの四旬節直前の火曜日。ルイジアナ州ニューオーリンズなどで、派手な仮装や山車のパレードが行われる〕の格好をして、場を派手に盛り上げてきた。

私はICUの裏口を出たところの通路へと逃げ込んだ。ここはいつもとても静かだった。デイヴィーは最初の呼び出し音で電話に出た。決まり切った挨拶は抜きにして私たちは話し始めた。デイヴィーが私に質問を浴びせる。トムさんは敗血症を起こしている？ 昇圧剤を投与されている？ バイタルサインの数値は？ どんな抗生物質を使っている？ デイヴィーはいつもの穏やかな口調で話しかけてきたが、切迫感、心配、募るもどかしさが感じられた。私が質問にどれ一つとして答えられないので、彼は事態の深刻さを見定められなかったのだ。……もう、聞かれていることを理解するだけで私は精一杯。そう言い訳をする自分の声が耳に入る。……回診は早朝で、私が面会させてもらえる時間よりも前。そんな状況で、どうやったら先生たちに何かを聞けるっていうの？ 点滴台にぶら下がっている袋のラベルは全部ドイツ語。トムが何の薬を投与されているか、どうやってわかるっていうの？ 昇圧剤って一体何のこと？ 私の声は取り乱していて、誰か他人の声のようだった。私の声が早口で甲高くなるのにつれて、デイヴィーの話す声はさらにゆっくり、穏やかになっていった。私は彼がこのテクニックを使うのを見たことがあった。私たちの研究科の学生が総合口頭試問に落ちた時だ。私は落第しかけていた。頑張れ、プリンセス。私の脳裏で声が聞こえた。

　質問をして答えをもらうことは君の権利なのだと、デイヴィーは私に言い聞かせた。看護師長、あるいは治療に当たっている医師に話をさせてもらえないか尋ねる。検体検査の数値を印刷したものをもらえないか頼んで、その意味するところを教えてもらう。測定機器の写真を携帯電話で撮影し、デイヴィーとチップに送って意見を聞かせてもらう。そういったことをしていいのだと。

　デイヴィーの言葉が頭に染み込み始めると、私の脳裏にかかっていた霧も晴れ始めた。だが、彼の話は終わりではなかった。

「ステフ、君がエジプトから救急搬送させなかったら、トムさんはもう生きてはいられなかった。君のおかげだ。だから、自分の直感を信じて。情報を手に入れよう。君がひどくストレスを受けて、疲れているのはわかる。トムさんは素晴らしい人たちに診てもらえている。でも、君に代弁者になってもらわないと。それが今の君の仕事なんだ。トムさんみたいな立場に置かれたら誰だって、代弁者が必要になる。やれる気がするかい？」

　これこそ、私が聞くべき言葉だった。デイヴィーは彼にしかできないやり方で私をたしなめていた。トムは救出された。私は受け身になって誰かが自分を救ってくれるのを待っていた。そんなことをしていてはいけない。自分でやらなければいけないのだ。

*

　たった四ミリメートルの胆石なんてものが、どうやったらこれほどの大惨事を引き起こせるのだろう？　デイヴィーの心強い話を聞いた後の時間は、それを調べるのにうってつけだった。私は手始めに、トムが何種類の昇圧剤を投与されているのか、看護師のロイに聞いてみた。三種類。ロイによれば、昇圧剤とは、トムの血圧が下がらないように「血圧を高く保ってくれるもの」だという。ロイは私を検体分析室にも連れていってくれた。報告書はドイツ語で書かれていたが、検査されているバイオマーカーの中身がよくわからない時には、グーグル翻訳を使うことでほとんどの項目を読み解くことができた。「*」の印がついている項目は異常値が出ている。その数があまりにも多かったので、紙面が雪の結晶で覆われているかのようだった。

トムが寝ている間に、私は病院の来客者用インターネット回線に接続し、胆石、膵炎、それらの予後や合併症についての情報を読み漁った。苦しい作業だった。どうして私は学部生時代に生理学ではなくアメリカ詩学の授業をとってしまったのだろう？　ありがたいことに、チップがメールで医学生の研修用のパワーポイントファイルを送ってくれた。そこには、人間の一般的な胆道系の解剖図が示されていた。胆道系というのは、胆汁を作り、貯蔵し、分泌する構造のことだ。端的にいうと、胆汁は脂肪を分解して、体に吸収される形に変える重要な消化液である。何かがその流れを妨げると、体内のバランスが崩れることで連鎖的に合併症が引き起こされる。パワーポイントの授業は「ファーター（Vater）膨大部」の構造を細かく示していた。腸への血流に何がしかの関わりがある部位なのだが、今の私には、映画『スター・ウォーズ』の主人公の敵、ダース・ベイダー（Vader）のことを思い出す役にしか立たなかった。

とはいえ、こうした点をつないでいくことで、医学的な全体像は浮かび上がりつつあった。胆石というのが、実際は石そのものではないこともわかった。胆石というのは胆囊の中で固い粒状になった物質のことで、コレステロールや、時には胆汁の成分のビリルビンからできている。胆石の家族歴がある人、太り過ぎの人、コレステロール値が高い人は胆石のできるリスクが大きい。もし胆石ができるなら、大きいものか小さいものの両極端が良く、中間は厄介だ。それは、胆管の直径が五ミリメートルほどであり、それに近い大きさの胆石ができてしまうと（トムのように）、胆石が胆囊の外に転がり出て管につかえてしまうからだ。こうなると、胆汁が詰まって、多くは痛み、炎症、場合によっては膵炎を引き起こす。この胆汁の液圧が蓄積すると、仮性囊胞が形成されることがある。仮性囊胞という名前は、これが膵臓のゴミを貯める生体内の貯蔵タンク、「囊胞」に似た袋であることからきている。本当の囊胞と違うのは、仮性囊胞の壁が、囊胞の壁のように特別な細胞でできている訳ではないところだ。仮性嚢胞を包んでいるのは、線維組織という、じくじくとした粒状のものである。ただ、実際上どの点から考えても、この袋は「仮」などといえるものではない。その危険性は本物だ。トムの仮性嚢胞のどろりとした液の中に漂っているものが何であれ、医師たちは言うまでもなく、それを抑え続け、外に排出し続けられることを期待していた。この時点でステントは一番の頼みの綱だったが、この戦略がうまくいく保証はなかった。

私はトムの担当医であるイェルク・ボーユンガ医師をこっそり見張り、彼が通り過ぎる時に手を挙げて呼び止めた。私がガウンを脱いで律儀に手を洗ってから廊下に出るまでの間、ボーユンガ医師は待っていてくれた。彼は背が高く針金のような細身で、そのひょろりとした体格にはちょっと短すぎる白衣を羽織っていた。

「消化器科の先生がトムの胆石を取り除いたということは、トムは良くなるということですか?」と私は尋ねた。

ボーユンガ医師は首を振った。

「私たちがご夫君の胆道閉塞をもっと早く見つけていれば、そう言えたかもしれません。ですが、すでに仮性嚢胞が形成され、ここまで大きく成長して、これほどの炎症を引き起こしてしまっていますから、解消するまでには数か月かかる可能性があります。しかも、それは運が良ければの話です。」

数か月?! 私は気を失いそうになった。それに、「運が良ければ」というのはどういう意味なのか。だが、現実から目をそらすのはもうたくさんだ。知っておかなければ。「私、胆石による膵炎が原因の死亡率は、約五〇パーセントだという説明を読んだのですが」。そう伝える。

ボーユンガ医師は決まり悪そうだったが、正直に答えてくれた。「私たちはパターソン博士が敗血症性ショックから回復されることを願っています。血中の過剰な二酸化炭素により、代謝性アシドーシスも生じています。酸素吸入をされているのはそのためです。死亡率に関してですが……残念ながら、おっしゃられたよりもはるかに高い値です」。彼は悲しげに私の方を見た。そこには、ICU勤務医なら誰でも日常的に呼び起こさざるを得ない同情の念があった。「容態は非常に深刻です。このような種類の合併症が起きている状態ですと、死亡率は最低でも八〇パーセントです。もっと高いかもしれません」。

もっと高い。その言葉が、私の脳内でピンボールマシンのように反響していた。

8　「この惑星で最悪の細菌」

ドイツ　フランクフルト市
ゲーテ大学付属病院
二〇一五年一二月五日～一一日

トムはぐっすりと眠っていたので、私は彼にメモを残して食事に出かけ、考えをまとめることにした。ホテルへと歩いて戻る間、パリッと張り詰めた空気が私の肺をひりつかせた。氷点下の気温だったが、私の感覚はその前から麻痺していた。私は小走りで通り過ぎる他の歩行者たちを見つめた。近くのクリスマスマーケットで買い求めた、鮮やかな色のプレゼントを抱えている。

　私は自分たちの人生を「最後の晩餐」まで巻き戻して、その部分をカットしてしまいたかった。あるいは、一か月前に。その時には、胆石の初期の兆候に注意を払って何か対策ができたかもしれない。あるいは、旅行に出かける前の、私の両親と家で過ごした夜に。その時、私たちは母の迷信がかった警告に笑い声をあげて、旅行に出るのをやめられたかもしれない。今の私はただ、またトムと一緒に笑えるのか知りたいと思うだけだ。

　科学的、医学的なデータの重みで私の心は沈んでいた。私は今こそ、ホリスティック〔全体観的〕な物事一切について拠り所にしている人物にメッセージを送る時だと心に決めていた。ロバート・リンジー・ミルン。離れたところから人の身体的、感情的な状態を感じ取れると自負する不思議な「エンパス」だ。彼は、過去二〇年にわたってライフコーチ〔キャリアや生き方の分析・助言を行う〕のようなことをしてきていた。私が過去に危機に陥った時には、物事を整理して自分の進むべき道を見つける上で、ロバートの直感的な感覚がしばしば助けになっていることに気づいた。私が知っている科学者の中に、霊能力的な直感を持つカウンセラーに相談する人などいなかった。効果があることを裏付けるデータなど何も見つけられない、でも、いつか科学がその作用を証明するかもしれない。それに、正直に言おう、私は破れかぶれだったのだ。私はフェイスブックでロバートにメッセージを送り、彼は瞬時に、カナダのトロントにある自宅内オフィスからスカイプのビデオ通話で連絡をくれた。

「どうしてこんなに時間がかかったんだい?」。彼は少し憤慨した様子で尋ねた。ロバートがいくつなのか知らないが、私の目にはいつまでも元気はつらつの四五歳に見えていた。彼の顔を見るだけで気分が上向いた。トムの現状と、今聞いたばかりの厳しい予後を詳しく伝える。ロバートはしばらく考えた後、両手で顔をぬぐってから言葉を返してきた。

「私は、今が彼にとってその時だとは思わない。ただ、彼はとても弱っていて、エネルギーが必要だ。君ひとりが彼にあげられるよりも多くのエネルギーが。」

ロバートは画面に近づき、コンピューターの向きを調節した。私をまっすぐ見つめられるように。

「私なら、即座にトムの娘たちに電話して、お父さんにはあなたたちが必要だと伝えるだろう。すぐ飛んできてくれるはずだ。二人が来ることを知るだけでも、トムにとっては大きな元気づけになる。トムには今、得られるものなら何でも必要だ。」

差し入れの籠にあったワインのグラスを手に、私は部屋をうろうろした。「でも、ロバート、私はあの子たちの母親じゃないのに。どうやったら指図なんてできる? それに、二人は大人だし」。一一年の結婚生活の間、私はあの子たちのステップマザー〔継母〕として危うい橋を渡ってきた。私たちは家族として、「混合・拡張」家庭を目指す考え方に取り組んできた。トムの元妻であるスージー、そしてあの子たちは、トムとの間、私との間にそれぞれ独自の関係性を結んでいる。あの子たちがまだ年を重ねていなかった頃は、彼女たちがどちらの親を優先するか選ばなくて済むように、スージーも一緒にみんなで旅行に出かけていた。私たちはこれまでの年月を通じて、大変なことがあった時には互いに親として支え合ってきた。あの子たちが若き大人の女性となり、それぞれの生活を送る今、私は母親らしい助言をする上で、自分がかたくなに線引きを守っているのを痛感していた。このわずか数か月前には、カーリーとその夫、ダニーの結婚式で、「花嫁の継母」という立場で務めを果たすことさえもしていた。

これまでのところ、親子関係で（少なくとも、とんでもなく大きな）失敗はしてこなかった。それを今から引っ掻き回したくはない。

しかし、ロバートは断固としていた。「二人は君からの合図を待っているよ。これについては私を信じなさい。それから、もう一つ……自分自身のことも労るように。君はこの件を短距離走みたいに扱ってきているが、そうじゃない。これはマラソンだ。長距離を走る時には、エネルギーを温存するものだろう。自分のペースを守っていきなさい」。

私の携帯電話が鳴った。チップだ。電話を受けるために、私はロバートとのスカイプを切った。私はチップに、ボーユンガ医師との会話について伝えた。トムが持ち直す可能性が二〇パーセントを切るかもしれないだなんて、本当？　チップは直接の答えを避けた。「私も、君を怖がらせたくはないんだが」。チップはアラバマ流のゆったりとした口調で言った。「トムさんの容態は実際、非常に深刻だ。仮性嚢胞から採取した培養コロニーから、そちらで治療できるような、よくある微生物が出てくるといいんだが。もしそうでなければ、ずいぶん厄介なことになりかねない。この前は言うのをためらったが、コニーも私も、彼の娘さんたちを呼ぶ時だと思っているよ。もしもの場合のためにだ」。

チップの妻であるコニー・ベンソン医師も、感染性疾患の専門医だった。彼女は世界最大のエイズの臨床試験ネットワークを指揮した経験があり、チップが何か迷うことがあれば、真っ先に相談するのがこのコニーだった。

私は電話を切り、そわそわし、そして、ワインをぐいっと飲み込んだ。私には一番信頼できる友人であり、助言役でもある人々がいる。彼らはそれぞれその一員だ。二人は天賦の才能を持つ医師たちで、もう一人は天賦の直感の持ち主。私が彼らに寄せる信頼の形は大きく違っているが、今はトムの一番近しい家族を枕元に呼び寄せるべき時だ、という一点において、彼らは同じ結論に到達していた。それから数時間のうちに、フランシスとカーリーはサンフランシスコからフランクフルトまでの直近の直行便に乗る手はずを整えていた。スージーとダニーも同行することになった。

＊

翌朝、私は八時前にウニークリニークに到着した。トムはまだ酸素マスクをつけていたが、ゆっくりと深く呼吸していた。声は力なく枯れ、視線は幽霊でも目にしているかのように部屋を見回していた。トムは意識と無意識の間をゆっくりと行き来していたが、目覚めている時には私が手を握り、カーリー、ダニー、フランシス、スージーがみんなこちらに向かっていて、今日のうちには到着すると伝えた。トムは微笑んだが、目元は笑っていなかった。

「私は死ぬのかな?」。彼はつぶやいた。

これは恐れていた質問だった。何を言うべきか考えるのに間があった。真実を伝えるべきか、それとも話を取り繕うか?　数年前、トムと私は家の裏庭の暖炉の前に腰掛けていた。そこでトムは、自分の母親が乳がんで五〇代半ばに亡くなろうとしていた時の様子を私に話してくれた。トムが三〇代半ばだった時のことだ。彼女にはもう数週間しか残されていないことは誰の目にも明らかだったのに、当時、白バイ隊の警官を引退していたトムの父親は、状況をまったく受け入れようとせず、そのことについて話すのを拒んでいた。ある日、トムと父親は、母親が家の中のベッドで横になっている時に、庭に木を植えるための穴を掘った。一心に土を掘り返しながら、父と子はついにこの避けられない事実について話をした。互いに相手の目を見ることはなかった。トムは私に、父親ともっと本音で話すことができていたら良かったと言った。そうしておけば、母親の死に備えることができたのに、と。母親が数週間後に亡くなった時、それまで話を避けてきたことは、彼女を亡くした苦しみをさらに辛くするだけでしかなかったという。トムは私に事実を率直に伝えてほしいと思うだろう。

　私はトムの顔を撫でた。「あなたは命を懸けて戦っているんだよ」。彼にそう伝えた。「ロバートが、今はその時じゃないって言ってた。でも、もし生きたいなら、できる限りのことをする必要があるって」。

　トムは目を閉じ、じっと横たわっていた。微動だにしないその姿からは、彼が戦い続けられるのかどうか窺い知ることは難しかった。

*

　カーリーとダニーは空港から病院に直行してきた。カーリーは病室に飛び込み、父親をぎゅっと抱きしめた。とっくの昔にドレッドヘアをやめていた彼女だが、長い黒髪は健在だった。父親の胸に顔を埋めると、その髪が彼の周りにはらりと広がる。トムは微笑んでカーリーの髪を撫で、そしてため息をついた。これが実現したのは、間違いなくチップとロバートのおかげだ。医学の知恵と神秘的な知恵が交わるところで、的確な判断が下されたのだ。

　カーリーとその父親が再会を噛み締めている間、私はダニーをぎこちなく抱きしめた。ダニーはミュージシャンだということで、私は数年前、クリスマスのジョークギフトとして「ギターヒーロー」〔音楽ゲーム〕の下着を贈ったことがあった。カーリーと彼が婚約してからのことだ。最近になるまで、私はギターの絵の隣に小さく書かれた言葉の中に「rock hard」〔「激しくロックを」という意味だが、「ギンギンに硬い（rock-hard）」とも読める〕という文言があることを知らなかった。それ以来、私は彼の目をまともに見ることができていなかった。

　その後すぐに、フランシスと母親のスージーが到着した。スージーがベッドの足元の方で順番を待つ間、フランシスが父親の元へ行き、目に涙をためて、彼の手をとった。フランシスの長い栗色の髪はヘアクリップで後ろにまとめてあり、顔はほとんどトムと同じくらい青白かった。トムはここ数日で初めて歯を見せて笑った。覗いた歯はざらついていた。

「みんなでハグね！」。カーリーが急に声をあげた。

全員がトムのベッドの足元で身を寄せ合った。みんなもう泣き出しそうだった。

トムの病室は突如として、彼が人生で最も深く関わっていた人々でいっぱいになった。だが、彼はそのことに気づいていたかどうか。彼はうとうととし、意識と無意識の間を行き来し、時々、誰に対してでもなく大声をあげた。ある時は、列車はいつ来るのか、私たちはどれだけここで立ちっぱなしで待たされているのかと尋ねてきた。私が彼に、電車なんてない、あなたは本当は横になっているのだと指摘すると、彼は目を開いて、驚いた様子で周りを見回した。なぜトムがそんな結論を引き出したのか、ダニーが目ざとくそのヒントを見つけ出した。

「心電図モニターの警告音だ……電車の警笛みたいに聞こえるんですよ」。背の高い医療機器を指差しながらダニーは言った。「少なくとも、僕にはそう聞こえますよ。たぶん、トムさんもそうなんじゃないかな」。トムはわずかに目を開け、頷いた。


私たち一行は翌日から二日間、交代でトムを見舞った。

病院のベッドに寝たきりで動けず、ほとんど反応も返せない状態が起点になっている時には、「良くなったように見える」と呼べる基準がいかに低くなることか。その贔屓目ぶりは面白い。私たちはトムに話しかけ、彼が手を握るのを感じたり、眉毛が動くのを見たりすれば、意識が戻ってくるのだという希望がたちまち高まるのだった。今振り返れば馬鹿げている。でも、皆で一緒に病床の見守り役をすることで、私たちはこのちっぽけな希望と安らぎのかけらを共有し、交代でわずかな睡眠をとることができた。

私たちの目にこそ見えなかったが、検体検査の結果や測定グラフには少しずつ改善のしるしが現れ始めていた。そして、トムは時々、思いもよらない場面で何かを言ったりしたりして、急にエンジン全開の状態に戻ったように見えることがあった。ある朝、私がホテルのベッドに横になっている時に電話が鳴った。電話に手を伸ばしながら、私は考えた。これはトムが亡くなったという知らせか、あるいは……。

「やあ、ハニー！」。電話の主はトムだった。

「えっ、トム、目が覚めたの？　気分はどう？」

「良くなった」。トムはそう言った。「どうして君はここにいないんだい？」

「ええと……今が朝の五時半だからじゃない？」

「じゃあ、こっちに来る時に、クロワッサンとジュースと洋梨と、あとコカコーラを持ってきてくれるかい？」

「もちろん。でも、あなたはコーラなんて飲んじゃいけないんじゃないかと思うけど……。」

「ちぇっ、とにかく持ってきてくれよ」。トムはせがんだ。「ちょっと一口啜るだけだから」。

　こんな具合に、トムは死の淵から一足飛びに戻ってきたのだった。まるで、全部ただの悪い夢だったみたいに。

　私はホテルの朝食ビュッフェで、トムから頼まれたものを鞄に詰め込んだ。自分はミュースリ〔穀類やナッツのシリアル〕とヨーグルトをかきこみ、コーヒーをテイクアウトして、ウニークリニークまで早足で歩く間に飲むことにした。トムは大喜びで、私が持っていったものを数分のうちに平らげてしまった。ほとんど話をする間も挟まなかった。私はあの子たちにテキストメッセージを送った。そうすれば、二人は買い物に行ってトムにもっと差し入れできる。

「ふぁんくー」。そう言ってトムは私に小さく手を振って見せた。話している間、トムの口は食べ物でいっぱいだった。

「それ、『ファックユー』って言ったの、それとも『サンキュー』？」。にやにや笑いながら私は尋ねた。

　三〇分後、私たちは二人とも笑っていなかった。トムはガラス玉のような虚ろな目で気を失っていた。輝く汗の下で、トムの青ざめた顔色は白く変わっていた。

「大丈夫？」。尋ねながら、私は自分の目が信じられなかった。トムの顔つきが突然、キャメロンが赤ん坊だった頃の表情そっくりになった。深鉢いっぱいに缶詰のマカロニを食べた後、それを吐き出して私のネグリジェにぶちまける直前の……。「ああ、バケツはどこ⁉」

　どんなに大きなバケツでも足りなかっただろう。トムは部屋の端から真ん中まで、噴出性嘔吐をしでかした。見たこともないような、黒くて禍々しい代物が辺り一面に飛び散った。私は何度も呼び出しボタンを押したが、誰もやってこない。「助けて！」。廊下に向かって叫ぶと、トムの担当看護師のビルギットが走ってきた。防護手袋をひっつかみ、防護ガウンをかぶりながら、彼女は室内の光景に目をむいた。汚物を片付けるのには、ビルギットと助手の二人がかりで三〇分以上かかった。トムはその様子を見つめて呆然としていたが、顔色はずっと良かった。

　この朝の危機を、私はちょっとしたユーモアでぬぐい去ろうとした。「ねえ、考えてみてよ」。私はトムに言った。「もしあなたの頭がぐるぐる回っていたら、『エクソシスト』〔ホラー映画〕のリメイクに嵌まり役で抜擢されていただろうね」。トムは私を見たが、笑顔はなかった。いつもの調子じゃない。

　病室の掃除が終わり、トムの入院着の着せ替えが済んだところで、ビルギットと私はトムの髭についた黒い吐瀉物をきれいにしようと試みた。進みは遅々として時間がかかり、トムは不平を漏らし始めた。

「じゃあ、剃っちゃうのはどう？」。私は提案した。「私、あなたの髭がない姿を見たことがないからね。やってみたら楽しくなるかもよ」。トムは肩をすくめ、ビルギットは喜んで話に応じた。それから二〇分のうちに、トムはつるんとした顔になっていた。これまでずっと、トムはどちらかといえば映画スターみたいにハンサムなタイプだった。ふさふさした銀髪とあご鬚が、永遠に五〇代のままの粋な風貌を演出していた。いまや、私には目の前にいる男性が誰なのかほとんどわからない。彼はその父親にそっくりだった。私はなんてことをしてしまったのだろう。

　後になって振り返ってみると、この『エクソシスト』の一幕と髭剃りの悲劇は、それから始まるもっと悪い出来事の前座に過ぎなかった。

*

　その日の午前中、ツォイツェム医師がそっとドアをノックして病室に入ってきた。彼は手袋とガウンを着用していただけでなく、今回はマスクも着けていた。そんなわけで、見えているのは彼の目元だけだった。

このマスクは、ルクソールの病院で看護師たちが着けていたヒジャブよりも広く顔を覆っていた。

「残念なことをお伝えしなければなりません。先日の処置で採取された仮性嚢胞の検体を、院内の微生物分析室で培養しました」。ツォイツェム医師は私たちにこう伝えた。「この仮性嚢胞は、この惑星で最悪の細菌に感染しています。アシネトバクター・バウマニ（*Acinetobacter baumannii*）です。ここ数か月、この微生物が原因となって、ヨーロッパ各地の複数のＩＣＵが一時閉鎖に追い込まれています。ありえた可能性の中で最悪の知らせです」。

「アシネト……何ですって？」。私は話を遮った。私の微生物学の学位は錆びついていた。記憶を探るがさっぱり思い当たらない。

「アシネトバクター・バウマニです」。ツォイツェム医師は先ほどよりもゆっくりと発音した。英語では、アシニトバクター・バウマーニ。彼はその属名と種名を、毎日の検査値が印刷された紙の裏側に書いてくれた。文字として学名を見た途端、はっと気づいた。微生物学の授業で、この生き物をペトリ皿の上に塗り広げて培養したことを覚えていたのだ。一九八〇年代のことだ。でも、あの時は菌を扱う上で特別なことは必要なかったのに。不思議だった。

　アシネトバクター・バウマニが薬剤耐性株として知られるようになるまでの経緯は、ニュースでもっと大々的に取り上げられているＭＲＳＡなど、他の薬剤耐性菌がたどったものと似ている。数年前のアシネトバクター・バウマニは、私たちの腸や皮膚、土や水の中にいて人間と共生する、何十億種ものありふれた細菌の一つに過ぎなかった。この細菌が脅威となるのは、たいてい免疫系が極度に弱っている人々に限ってのことで、しかも、当時はこの細菌にも抗生物質への感受性があった〔抗生物質が効いた〕ので、たとえ感染しても治療することができた。ところがその後、この細菌は病院の環境に棲みつくようになった。病気にかかりやすい人々が集まる場所だ。抗生物質の乱用と不適切な感染対策が、複数の薬剤への耐性を育む理想的な土壌を作り出してしまった。

　アメリカのオバマ大統領は研究資金についての大統

領命令の中で、「ESKAPE《エスケイプ》病原体」と呼ばれる、最も危険な六種類の多剤耐性菌（スーパーバグ）への対策を優先した。「ESKAPE」に含まれるアルファベットは、それぞれ違う多剤耐性菌のことを表している。例えば、「S」は私たちがインドのゴアで感染してしまったブドウ球菌（*Staphylococcus*）のことを指す。「A」で示されているアシネトバクター・バウマニが、今トムをこてんぱんにしている奴だ。この数か月後、世界保健機関（WHO）が世界で最も命に関わるスーパーバグ一二種類の一覧を発表するのだが、アシネトバクター・バウマニはその一位に君臨していた。映画『特攻大作戦』さながらの、一二人の汚れた殺し屋のトップだ。

　ツォイツェム医師は話を続けた。「分析室では抗生物質感受性の検査を行っています。あと一、二日かかるとは思いますが、急務として進めるように頼んであります。この細菌が、抗生物質耐性で知られるESKAPE病原体の一つであることをお伝えしなければなりません。お二人がエジプトにいらっしゃったということを考えると、そちらでこの病原体に感染された可能性がありますが、だとすると厄介です。エジプト由来の株は耐性が高いことが多いのです」。

「嚢胞には真菌[13]も含まれていました。カンジダ・グラブラータ（*Candida glabrata*）というものですが、こちらは意外なものではありません。感受性検査の結果を待つ間に、私たちはすでに、推測できる限りで最良の組み合わせの抗生物質を投与し始めました。これから殺菌剤も使い始めます。」

　ツォイツェム医師が去ってから数分のうちに、トムは深い眠りに落ちていた。せん妄状態に陥っていたことを考えると、トムの脳は病室に満ちている恐れを記憶に刻んではいないだろう。でも、私の脳は刻んでいた。トムの膵炎は十分悪いものだったが、細菌でいっぱいの巨大な仮性嚢胞の存在がいまやそれをしのいでいた。この細菌は多くの場合、抗生物質への強い耐性を持っている。多剤耐性菌の増加については、私も一般的な話として記事を読んだことがあった。でも、それはたいてい、免疫系が弱った高リスクの患者でいっぱいの、専門的な病院の環境や老人ホームに限られた問題だった。トムはそういう人たちとは違う。いや、少なくとも、これまでのトムは違っていた。彼がどこでどうやってこの病原体を拾ってきてしまったのかは誰にもわからない。だが、彼のお腹の中の仮性嚢胞は、そいつが居座って悪化する根城となってしまったのだ。

トムが寝ている間に、私は「*Acinetobacter baumannii*」をグーグル検索して、その疫学と病理学についての情報を貪り集めた。私たちの相棒となってしまったアシネトバクター・バウマニは、およそ一〇〇年前、オランダの微生物学者・植物学者のマルティヌス・ウイレム・ベイエリンクによって土壌から発見された。ベイエリンクは現在、細菌学と環境微生物学の祖の一人として認識されている。

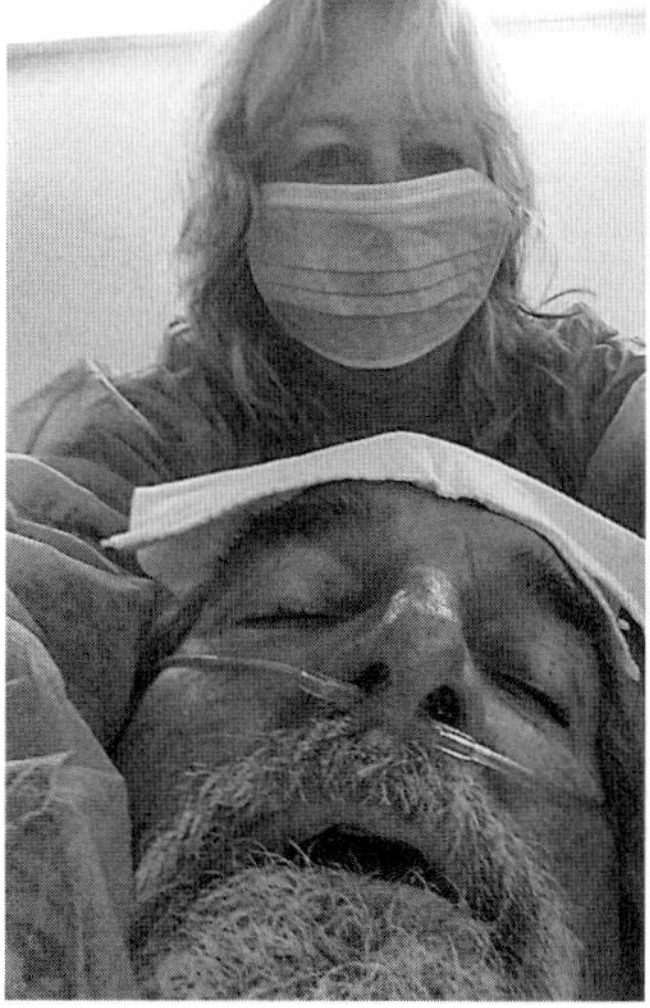

意識を失いつつあるトムの写真を撮るステフ。ドイツのフランクフルトにあるゲーテ大学付属病院（ウニークリニーク）にて（2015年12月6日、著者提供）

この微生物が自分の夫を殺そうとしている最中だという事実がなければ、私はこいつとそのすごい力に思わず感心してしまったことだろう。手癖の悪いこの細菌は、他の細菌から抗生物質耐性で武装するための遺伝子を盗んできた。DNAでできた小さな円盤（プラスミドという）を交換することで、この細菌は遺伝子を入れ替えたり、削除したり、並べ替えたりして、宿主の免疫系をずる賢く出し抜くのだ。私の息子のキャメロンが昔、ポケモンカードをトレード（交換）していたように。こいつは他にも、免疫反応を妨げるぬるぬるした被膜を形成するなど、生物学的な凄技を持っているし、バイオフィルムという、微生物どうしのサイボーグのような集合体も作り出す。バイオフィルムのおかげで、この細菌は極限環境でも生き延びることができる。進化から生まれた究極の強みだ。台所、ドアノブ、リネン、入り組んだ医療機器の内部まで、アシネトバクター・

バウマニはどんな表面構造の上でもよく育つ。シラミにさえくっつくことができるほどだ。

　アシネトバクター・バウマニには「イラキバクター〔イラク細菌〕」というあだ名がある。その理由はこうだ。二〇〇三年、中東での戦闘で負傷した欧米の兵士や傭兵たちが、帰還時にこの細菌に感染していると診断された。アシネトバクター・バウマニが初めて同定されたのがこの時である。それ以降、アメリカ国防総省が統計値を公表するのをやめた二〇〇九年までの間に、三〇〇〇人以上に感染の診断が出ている。これは控えめな見積もりでしかなく、この細菌を調べる検査を受けた患者以外は数に入っていない。上記の期間内に行われた複数の調査では、軍の病院に入院していた負傷兵の実に二〇パーセントがこの細菌を保有していたという。イラクとのつながりが浮かび上がったことで、当初、イラクの反乱軍がアシネトバクター・バウマニの混じった犬の糞や腐った肉を爆発物に入れたのではないかという噂が生まれた。被害者が爆弾の破片で傷を負うだけでなく、細菌にも汚染されるようにだ。ただ、その伝染が加速したのは、アメリカ軍のお粗末な感染対策措置のせいだったと考えられている。その結果、知らず知らずのうちに中東、ヨーロッパ、アメリカの病院間で感染が広がった。つまり、アシネトバクター・バウマニは自ら繁殖する上で、微生物の世界だけでなく、医療保健システム全体を操作するのに長けていることを示して見せたのである。

　このことは私を苛立たせた。国際保健の観点からも、個人的な観点からも。アシネトバクター・バウマニが人知れず進軍を進める間に、私の夫はＣＤＣの『週刊疾病率死亡率報告（ＭＭＷＲ）』誌の名もなき統計データの一つになろうとしていた。私は記述を読むのをやめた。トムに運が巡り、彼の体が、ツォイツェム医師の心配していた多剤耐性菌のすみかにはならないよう願いながら。

　だが、運は私たちに味方してはくれなかった。翌日遅く、私は看護師に、トムの体から単離した細菌の検査結果のコピーをもらえないかと尋ねた。抗生物質感受性検査の結果がちょうど戻ってきたばかりだったのだ。報告書はドイツ語で書かれていたが、私にも要点はわかる。一五種類の抗生物質のうち、三つを除いたすべてに「R」という印がついている。トムから単離された細菌が、それらの抗生物質に耐性〔Resistance〕を持っているということだ。残された抗生物質は三つだけ。メロペネム、チゲサイクリン、コリスチンだ。細菌はこの三つに対しては少しだけ感受性を示すものの、その効き目も完全ではなかった。コリスチンは恐ろしい副作用を持っているため、「最後の手段の抗生物質」とされている。第二次世界大戦中に開発されたこの抗生物質は、決して近代的な魔法の薬ではない。残りの二つについては聞いたこともなかった。ざっとグーグルで検索してみたところ、これらは抗生物質界の首領《ビッグ・ガン》であり、真の「ゴリラシリン」[14]だと言われていた。

私は「膵仮性嚢胞」と「アシネトバクター・バウマニ」という語句をＰｕｂＭｅｄに打ち込んだ。何か治療の手がかりになる関連情報を捕まえられないかと考え、いわば、できる限り大きな投網を打ったのだ。その網にかかった論文はたった一本だった。そこには、仮性嚢胞を取り除く手術で無事に治癒した患者の症例報告が記されていた。腹部に管をつけて細菌に汚染された体液を汲み出す方法とはまるで違う。私はその論文のＰＤＦファイルをダウンロードして、メールでチップに送った。それを見てチップがどう考えるか、私に予測することは難しかった。だが、彼は臨床医学の純粋主義者としても、実用主義者としても天賦の才能を持っており、それはすなわち、彼があらゆる物事が持つ可能性を考慮することを意味していた。

それから一時間のうちに、新しい点滴の管が取り付けられ、あの三つの抗生物質すべてがトムの体に注がれ始めた。いまや、感染対策措置はさらに厳密に実施されていた。手袋とガウンに加え、一人一人がマスクを着用し、入室時と退室時にそれぞれ二回、殺菌消毒を行うことが求められた。

これがトムの予後にどんな意味を持つのか、すぐにはわからなかった。手袋、ガウン、マスクを外し、ごしごしと二回、手を洗うと、私は集中治療棟の奥にあるナースステーションへと歩みを進めた。医師たちはここに溜まっていることが多かったのだ。そちらに近づくと、トムの治療に当たっている医師の一人が目に入った。彼女は席に着き、耳に鉛筆を挟んで書類に目を通していた。だが、私がやって来るのを見ると、彼女の顔は上気し、首には紅斑がアメーバのように浮かび上がった。

「こんなところで何をしているんですか⁉」。彼女は私に向けて叫んだ。

　私は驚いて言葉を失った。トムの感染について少し聞きたいことがあったのだと伝えようとし、新しい感染対策措置に従ってしっかり殺菌もしてきたと付け足した。

「この惑星で最悪の細菌だって、ツォイツェム先生から説明されませんでしたか？」。彼女の甲高い声が異常な熱を帯びる。「どうか、これ以上近づかないでください。すぐ……すぐに来た道を戻ってください。この区域には、臓器移植や化学療法を受けている、具合の悪い患者さんがたくさん、たくさんいるんです。その細菌が広がったら、この患者さんたちをみんな殺してしまうんですよ！」

＊

　アシネトバクター・バウマニという敵は、一筋縄ではいかないその正体を現しつつあった。私たちはこれまで膵炎こそが大きな脅威だと考えていたが、この「イラキバクター」は仮性嚢胞の中に身を潜め、膵炎を隠れ蓑にしていたのだ。その間にこいつは増殖し、私たちが他の抗生物質を使って善玉菌（私たちが健康でいられるよう手助けしてくれる、友好的な細菌たちだ）を皆殺しにしてしまったところで、トムの体を乗っ取った。私たちは弄ばれていたのだ。私たちは乗っ取りのお膳立てを完璧に整えてしまった。もしこのスーパーバグを出し抜ける可能性が少しでもあるとしたら、私たちは自分たち自身、そして医学的な武器、戦略、戦術を、この新たな戦いに適応させなければならなかった。

トムの回想――②

薄暗がりの中、私の周りで風が唸っている。周りで渦を巻いているのは、紙の切れ端、枯葉、それに塵だ。私の顔の皮膚は風に吹きつけられ、頭蓋骨にぴたりと張りついている。口は開き、誰にも聞こえない叫びを上げている。目を閉じることもできない。自分の周りで起きていることを見届けるように強いられている。自分の人生の残骸を見るようにと。

私はありったけの力で棒杭にしがみついている。この疾風は強すぎて身動きがとれない。風が薄い入院着を剝ぎとり、私を浮き上がらせる。だから、私は地面と水平だ。手を離せば死ぬだろう。遠くの声が聞こえる。聞き覚えのある声たちだ。一つは母親の声、私に手を離すなと言っている。大声で私に呼びかけているが、風がその声を吹き飛ばしてしまう。母さんに抱きしめてほしい、そしてこの痛みを取り去ってほしい。だが代わりに、私は棒杭にしがみついて、それを抱きしめる。

突然、棒杭が私の真下で直角にたわんで、私は見下ろす格好になる。そこには炎が見える。私という存在は丸ごと、もはや体の中には収めておけない痛みでできている。私は熱くて白い光の塊だ。串に刺されて、ぐるぐると回転しながら炙り焼きにされている。串刺し。私が回ると、白い光の稲妻が滴り落ちて、下の炎をますます眩しく燃え上がらせる。私は地獄を覗き込んでいる。

生きるも死ぬも、私の決断次第だ。しっかりつかむか、手を離すか？　私はとても疲れている。決めなければならないのか？　他にも声が聞こえてきた。ステフ。あの子たち。他のみんな。「私たちがいるよ」。「あなた大好き」。「行かないでパパ」。「頑張って。家に帰るよ」。

そうだな。私は家に帰りたい。

第II部

ＥＳＫＡＰＥ《エスケイプ》からは逃げられない

紳士諸君、この微生物たちこそが最終的な決定権を持つでしょう。

——ルイ・パスツールのものとされる言葉

9 帰宅

アメリカ合衆国
カリフォルニア州サンディエゴ郡ラホヤ市
UCSD付属ソーントン病院
二〇一五年一二月一二〜一三日

愛しの我が家。……まあ、ここは当たらずとも遠からずの場所だ。

チップから、イラキバクターの扱いに慣れている医療センターに入院するといい、と指摘があった。軍の基地があり、退役軍人省とのつながりもあるサンディエゴに戻れば、そんな病院があるのはほぼ確実だ。「こちらには、イラキバクターが数え切れないほどたくさんいる」とチップは言っていた。「だから、トムさんを連れて帰ってこようじゃないか」。

フランクフルトからサンディエゴまでの空路は、エ

ジプトからドイツまでの距離よりもずっと長かったが、緊急搬送用のリアジェットの機体は前回よりもさらに小さかった。トイレさえもついておらず、トム、医療搬送スタッフ四人、パイロット一人がやっと乗れるだけの空間しかない。私の居場所はなかった。この超小型機を選んだのには、私たちの撤退を台無しにしてしまいかねない感染対策の問題が関わっていた。運良く、接触感染を予防するための通常の措置さえとっておけば十分だということをチップから旅行保険会社に伝えてもらい、彼らにも安心してもらえたので、手続きを進めることができた。私は民間の飛行機でサンディエ

ゴに戻った。生きたトムにまた会えるのかわからないまま、彼を病院に残していくのは断腸の思いだったが、意識がもう少しはっきりしていた時、トムは私に、UCSDの病院で自分の到着を出迎えられるよう、先に出発してほしいと説得したのだった。

私は夕方早く、カールズバッド〔サンディエゴ郡北部の街。UCSDから車で三〇分ほど〕の自宅に到着した。玄関の鍵を開けて、私たちの猫、サー・アイザック・ニュートンに挨拶する。彼が私を非難がましい目で見ると、このメインクーン〔長毛種の大型猫〕の特徴である、眉間の黒い「M」の模様にしわが寄った。私は三週間近くも家を離れていたし、ここ一週間は、私がついに両親を説得して実家に戻ってもらい、別の留守番役の人が彼を世話してくれていた。両親の滞在はすでに予定よりも大幅に延びていた。メラトニン〔睡眠を促すホルモン。アメリカでは時差ぼけ対策のサプリメントとして市販されている〕の錠剤を口に放り込むと、私はベッドに倒れ込んだ。ニュートンは不満げな声をあげながら、相変わらず家の中をうろうろしていた。ううん、ニュートン、パパは家に帰ってこないの。今はまだね。でもそのうち戻るからね、そうだといいね。

地元に戻った今、私は確信していた。今のトムの具合は最悪だが、サンディエゴの医療スタッフがトムにこの状況を乗り切らせ、クリスマスに間に合うように彼を家へ帰してくれるだろうと。

*

ラホヤ市にあるUCSDのソーントン病院は、大学の職場から車でわずか五分の距離だったが、私は行ったことがなかった。病院に着くと、朝の日差しと海風が優しく通り過ぎ、一日に明るい予感を運んできた。ガラスの扉が開いた先にあったのは、病院というよりハリウッドのホテルのようなロビーだ。傍らにはチャコールグレイのダブルのスーツを着たドアマンが立ち、吹き抜けの玄関ホールが大理石の内装を光で満たしている。エレベーターまでの通路沿いには、ヤシの木が二列に並んでいる。別珍張りの椅子が、あちらの数脚は雑談用に、こちらの数脚は座り込んで仮眠をとろうとする見舞客用にと、計画的に配置されていた。

私はソーントン集中治療室、略してＴＩＣＵ〔一般には「外傷集中治療室」の略語として使われる〕への案内板をたどって二階へ向かい、ドアの外にある指示に従ってブザーを押した。両開きの扉が自動でひらりと開くと、人々が働きバチのように飛び回る様子が目の前に現れる。病棟は小さく、病床はわずか一二床しかない。長方形の空間に個室が並び、そのほとんどはナースステーションに面している。看護師と医師が数人、ナースステーションの長机の向こうに立ち、下を向いて念入りにメモを読んでいた。他の数人は電話で話している。廊下の突き当たりには、医師たちと、私が大学の研究科で見かけたことのある研修医たちが集まっていた。彼らは花に群がるミツバチのように、持ち運び型のコンピューターの周りに身を寄せ合って回診を行っている。ナースステーションの背後にはホワイトボードがあり、そこに患者一人一人のファーストネームと、姓のイニシャルとが書かれていた。「トーマス〔トム〕・Ｐ」は八号室に割り当てられていた。狼狽しながら八号室に向かった私は、聞き覚えのあるデイヴィーの声に気づいた。彼はＴＩＣＵの棟内に入ったところに立ち、黄色の防護ガウンと青の医療用手袋を身につけ、電話でチップと協議していた。電話の向こうのチップはモザンビークから帰る途中で、クリスマス前に娘たちを訪ねるためバージニア州に立ち寄っているところだった。

「ステフ！」

デイヴィーが驚いて叫んだ。彼は素早くガウンと手袋を脱ぎ捨てて手を洗い、廊下にやってきてハグをしてくれた。その天使のような顔、えくぼ、そして澄んだ青い瞳は、彼がまだ四五歳にもなっていないという事実をはっきり示していたが、こういう困難な状況の舵取りをする時の彼はいかにも老熟しているのだった。私はこらえた涙の向こうに、ベッドに横たわるトムの姿を見た。死んだように肌が白い。寝ているのか、意識をなくしているのか。

「トムの具合は？」。私は素早くデイヴィーに尋ねた。「安定している」。デイヴィーは注意深く答えながら、手袋をはめた手で電話のスピーカー通話のボタンを押し、チップが会話に入ってこられるようにした。

電話の向こうのチップは、「ドイツにいる間、それに、こちらに戻ってくるまでの飛行中も、しっかり手当てをしてもらったようだね」と、温かい口調で所見を言った。ただ、チップもデイヴィーも、予後についてはほんのわずかなことでさえ口に出すのを避けている。私はそのことに気づいていた。チップが言う。

「我々が今議論しているのは、どうやって前に進むかだ。君が前に送ってくれた論文は、まさに核心を突いていた。平たく言えば、選ぶ道は二つだが、それぞれ一長一短がある。一つめの選択肢は、仮性嚢胞を除去する手術。問題そのものをなくせることが利点だ。弱点は、敗血症性ショックのリスクがあることだ。特に、我々の武器庫に残っている抗生物質がこうも少ない時には。」

　チップは話を続けた。ＵＣＳＤ付属病院の微生物研究所の所長、シャロン・リード医師が、トムから採取した細菌の分離株を再検査し、ドイツで調べた抗生物質にまだ感受性があるか調べているという。「それから、二つ以上のクラス〔化学構造や作用による分類〕の抗生物質の相乗効果も探すとのことだ。どの抗生物質でも単独では出せないような効果を持つ組み合わせが見つかるかもしれん。ただ、この組み合わせ実験にはもっと時間がかかりそうだ」。ここで、チップは電話を切ることを詫びて会話を離れ、デイヴィーが残りの話を引き継いだ。

「もう一つの案は、ＩＲ部門で仮性嚢胞にドレーンを挿入してもらって、感染した体液を汲み出せないか試してみること。」

「ＩＲ？」

「画像下治療（Interventional Radiology〔日本では「ＩＶＲ」とも〕）」とデイヴィーが言った。この分野では、医療の世界の修理工たちが、画像による誘導技術を使って、体への侵襲〔刺激や傷〕を最低限に抑えた手術処置を行う。ドレーン、ステント、フィルターなどを、陽の光が届かないところに挿入するのだ。例えば、トムのお腹の中みたいなところに。

「ドレーンを挿入するやり方は、敗血症を起こす可能性が少ないけれど、問題を解決するわけじゃない」とデイヴィーは付け足した。「それに、ドレーンが組織や死んだ細胞で詰まる可能性もある。もしそうなったら、どっちにしろトムさんは敗血症になるか、さもなきゃ感染が広がっちまう」。

　どちらの選択肢も理想的なもののようには聞こえな

かった。

「問題は、いますぐの手術に耐えられるほど、トムさんに体力があるかどうか」。デイヴィーはそう説明した。「要するに、トムさんのアシネトバクターには、仮性嚢胞から血液の流れの中に出てきてほしくない。そうなったら試合終了だ」。

敗血症は誰もが避けたいと考える決勝弾だった。アシネトバクターそのものがもたらす脅威にもまして危険なのが、もしこの細菌が嚢胞の壁を突き破って血流の中に押し寄せれば、圧倒的な負荷を受けた免疫系が総動員で緊急出動する可能性があることだ。これが敗血症である。免疫系が感染症に過剰反応し、全身に炎症反応を引き起こす。すると今度は、この炎症によって免疫系全体が過剰な抗炎症反応に転じ、臓器不全、組織の損傷、血圧の急低下といった、命を奪いかねない事態をもたらす大混乱に陥る。敗血症を起こすのは、何もスーパーバグにかかった場合だけではない。あらゆる感染症が敗血症をもたらしうる。あまりにも急激に襲いかかり、すぐに全身性ショックと臓器の機能停止に至ってしまうため、非常に致死率が高い。アメリカだけでも毎年一五〇万人以上が敗血症にかかり、その結果およそ二五万人が亡くなっていく。病院で亡くなる患者の三人に一人は敗血症にかかっている。ただし、それは元々の入院の理由となった病状の合併症として片付けられることが多いのだが。

この時点では私は気づいていなかったのだが、トムはすでに少なくとも二回、敗血症の発症を乗り越えていた。そのたびに迅速な措置がとられ、感染症による免疫系の激しい不均衡状態が立て直されて、トムは死の淵から連れ戻されていたのだった。そのためには敗血症の兆候を素早く見つける必要があるのだと、デイヴィーが教えてくれた。私は発熱、「硬直」と呼ばれる激しい震え、皮膚のべたつきやシミ、心拍数の急上昇、息切れ、血圧の急低下、精神錯乱、尿量の急変などに目を光らせることになった。

ここへきて、医療団が感染対策措置に強迫的なほどの注意を払っていること、そして、血液の化学組成から床ずれまで、あらゆるものを監視し続けていることが、新たな意味合いを帯びてきた。アシネトバクターは命を脅かす侵略者だが、トム自身の免疫応答が命を奪う犯人になるかもしれない。膵炎、アシネトバクター・バウマニ、あるいは他に存在する微生物など、原因を想像するのは簡単だが、まさに敗血症を引き起こしたのは何なのか、正確に知るのは不可能だった。しかし、トムの病気の複雑さのせいで、敗血症のリスクは高まる一方である。この混乱の中に、たがの外れたアシネトバクター・バウマニの総攻撃まで加えたくはない。そう誰もが思っていた。

この仮性嚢胞を包む壁の透過性はどれほどだろう？高校の生物の授業で見たことがあるようなプラスチックの解剖模型とは違い、細胞レベルでは何一つとしてきっちり仕切られてはいない。食べるという単純な行為を例にとっても、栄養素は腸内の細菌たちの助けを得て、私たちが口にする食べ物から消化を経て血中へと流れ込み、その後、様々な化学作用、代謝作用によって細胞内へと届けられる。分子の動きはひっきりなしに続き、物理と化学の両方の作用によってめまぐるしい行き来が起こり、障壁が破られてしまうことを避けられなくなる境界線を揺るがせる。

「それから、そこにいるカンジダのことも忘れちゃいけない」とデイヴィーは言い足した。ドイツでトムの仮性嚢胞の中から見つかった菌のことだ。「カンジダが逃げ出してトムさんの血流に入ったら、それも命を奪いかねない」。

ここで、トムの有能な担当看護師、メーガンが私たちの話を遮った。私に受付まで来るようにという。「トム・サヴィデス先生からお電話です」と彼女は説明した。

チップや私のように、トム・サヴィデスもＵＣＳＤ医学部の部門長の一人だった。彼が長を務めていたのは消化管内視鏡検査部門である。これまで教授会の席でよく顔を合わせていたが、私はここ数日の間に、彼が膵炎とその合併症の専門家だということを知ったのだった。

「そちらに向かっています。立ち寄ってトムさんの様子を見てみますよ」。挨拶を交わした後、サヴィデスは私にそう伝えた。「新しいＣＴの指示を出しておきました。これから、トムさんの症例をブライアン・クラリーと検討します。外科部長で、高リスク手術の専門家ですよ」。

電話を切ってデイヴィーに話のあらましを伝えると、彼が喜んでいるのがわかった。「先週の総回診で、ブライアンが参加者をけしかけてたんだ。『ＵＣＳＤで、具合が悪すぎて手術ができないなんて患者がいるなら連れて来てみろ』って」。そう言って、デイヴィーはくすりと笑った。「トムさんに手術が必要だっていうなら、そりゃブライアンが犯人だね」。

彼らがはっきりと言ってはいなかったものの、私が後に知ることになったのは、どの治療方針をとるかをめぐって、彼ら専門医の間に少なからぬ対立があったことだった。その一因には、正直に言って、トムの体調がかなり思わしくなかったこと、今後の見込みがかなり悪かったことがある。その決断は、私や家族にとってだけでなく、医師たちにとっても苦渋のものだった。医師たちの中には、外科的治療をするにしても画像下治療をするにしても、トムは持ち直すのではなくむしろ亡くなってしまう可能性が高いと考えた人たちもいたという。彼らは、うまくいく望みがないのにトムに手術を受けさせたくはないと思っていた。そして、望みは急速に薄れていたのである。

チップとデイヴィーをはじめとする感染症医たちにとって、あらゆる外科的介入はリスクの元だったものの、トムの体調が悪化する中、感染を取り除く役に立っていないドレーンを残しておくことは耐えられなかった。これよりも前、トムは人から「医学のモルモット」と言われて激怒していたのだが、医学的観点からいって、今のトムは拾いたくない火中の栗だった。ひねりの効いたロシアンルーレット、というたとえの方がぴったりだったかもしれない。誰もトムを死なせる役回りには当たりたくなかった。

私にとって最も目を引き、かつ一番悩ましい事実だったのは、このジレンマに対する「正解」がないことだった。データを延々と分析しても、リスク対効果の比率は五分五分だ。どちらに行っても地獄につながる悪魔の選択。それでも私は、医師たちがとるべき治療法について合意に至り、トムをこの苦境から引っ張り出してくれるだろうという、無邪気な考えにしがみついていた。

また戻ってくる、と言ってデイヴィーがその場を離れると、私にはトムと二人きりになる時間ができた。

とはいえ、ＩＣＵに「二人だけの時間」などというものはない。メーガンが監視ドローンのように飛び回り、トムの体温を測ったり、採血をしたり、コンピューターの電子カルテにメモを書き込んだりしていた。こうした騒ぎの中で、トムがもぞもぞと体を動かし始めた。

「ハニー、私だよ」。私はトムの手を握り、小さな声で話しかけた。トムは弱々しく目を開け、かすかに笑顔を見せた。「ベイビー」。彼は優しく言って、私の手をそっと握り返した。「何が起きているんだい？」

「今、モルヒネをたくさん投与していますから、これからすごく眠くなると思いますよ」とメーガンが私に知らせてくれた。身長五フィート二インチ〔約一五七センチメートル〕ほど、おそらく二〇代の彼女は、長い黒髪を低い位置で一つにまとめ、背中に垂らしていた。見事な手さばきで点滴の管を調節し、自分の背丈よりも高く積み上げられている山ほどのモニターを確認する。小柄なのにも関わらず、彼女はトムよりも貫禄があった。トムの体も存在感も、日に日に小さくなっているみたいだった。

私はメーガンの言葉に頷くと、トムに向き直った。

「トム、あなたはね、ソーントン病院のＩＣＵにいるんだよ」と伝える。「ついさっきまでデイヴィーもいて、あなたの具合を良くするためにどんな治療ができるか、話し合ったの。まだ先生たちの意見はまとまっていないんだけど。消化器部門長のトップのトム・サヴィデス、それから外科部長のブライアン・クラリーが話に加わる必要があるって」。

「手術？」。握っていない方の手で目の眠気をこすり落としながら、トムが尋ねてくる。

「うん、あなたが何を考えているかわかるよ」と私は言う。「私も怖くて内臓が出てきちゃいそうだもん」。

「うん、でもやらなきゃならないんだろう、ここから出るには」とトムが答える。「こんなのはもうこりごりだ」。

「ちょっと、まだここに来たばかりじゃないですか！」とメーガンがからかう。

「私たち、エジプトから出発したんです。長い話になりますけど」。そう言ってトムの方に向き直ったが、彼はもう再びの眠りに落ちていた。

メーガンは私に、このＩＣＵのスケジュールの概要と面会客の規則を手短に教えてくれた。面会時間は二四時間。回診は午前八時以降のどこかの時間に始まり、家族も同席できる。職員のシフトの交代は一二時間ごとで、午前七時二〇分と午後七時二〇分。それぞれの看護師が一人か二人の患者を担当し、その数は患者のニーズによって決まる。私は後になって初めて気づいたのだが、トムは、その日にメーガンが担当していた唯一の患者だった。もしそのことに気づいていれば、トムの具合がどれだけ悪かったのかわかったはずだ。

「ご本人がもっと心地よく感じられるように、あるいは病室の居心地がもっと良くなるように、家から物を持ってきてもらっても構いません」とメーガンは言った。「でも、これは家で保管しておいてくださいね」。そう助言しながら、彼女は私にトムの結婚指輪を手渡した。

「必要なものなんてなさそうですけど」と私は答えた。指輪を握ると、まだ温かい。「クリスマスまでには、家に戻れるでしょう?」。

メーガンは疑わしげに眉を上げると、口をすぼめた。「私に聞かれても……」と彼女は言う。「……ただ、私ならそうは考えないですね」。

私たちは間もなく、その理由を知ることとなった。数時間後、トム・サヴィデス医師が普通の白衣と手袋を身につけて部屋に入ってきた。トムに自己紹介をし、私に挨拶する。サヴィデス医師は六〇歳くらいで、細く締まった体つきをしている。彼は、一日あたりの食物繊維の推奨摂取量をぴったり食べるタイプの人だった。栗色の髪は無難な形に切り揃えられ、縁なしの眼鏡の奥には優しげな目が覗く。トムは目覚めていたがふらふらしていた。サヴィデスと握手をするために手を持ち上げると、つながっていた点滴の管が絡まり、トムはそれに乗じて管を引き抜こうとした。

「まあまあ、落ち着いて!」。サヴィデスはそう言って、トムの手を握った。サヴィデスが説明したのは、仮性嚢胞から感染性の体液を汲み出し続けている経鼻チューブに加えて、医師たちがトムの鼻にもう一本、栄養注入のための管を入れたことだった。この管は胃を素通りして、小腸の一部である空腸につながっている。「その管を引き抜きたくなる衝動は抑えてくださいね。でないと、腸を傷つけてしまいます。それに、あなたのＣＴを拝見したところでは、腹部で十分大変なことが起きているようですから」。

お互いの挨拶もそこそこに、私はサヴィデスを質問攻めにした。一番急を要する質問はこれだった。「手術をすべきか、それともドレーンをつけるべきか、決まりましたか？」

サヴィデスは咳払いをした。「そうですね、いまのところは、ブライアン・クラリーも私も、手術はリスクが高すぎると考えています。トムさん、あなたは仮性嚢胞の中に厄介なスーパーバグを抱えているようですね。私も以前、いくつか扱ったことがありますが、大体の場合、治療に使える抗生物質が他にもあるんです。この部分は感染症分野の人たちに任せましょう。ただ、ＩＲの人たちと話をしまして、嚢胞を小さくする助けになるよう、外部からドレーンを挿入する準備ができています」。一時しのぎの手段としてだけ見れば、この緊張緩和と封じ込めの戦略は、容認できるぎりぎりのラインだった。仮性嚢胞の中身をもっと積極的に汲み出しながら、当分の間はスーパーバグに触れずに処理を避ける。問題は、封じ込めはより難しくなる可能性があり、不可能だと判明するかもしれないということだった。嚢胞を包む膜がどれほど丈夫なのか、誰にも予想できない。もし破裂するようなことになれば、一瞬でアシネトバクターが飛び散り、広がるだろう。

デイヴィーが再び部屋の入口に現れ、防護服を身につけた。「話に混じってもいいですか？」と私たちそれぞれに尋ねる。サヴィデスが頷いて彼を招き入れた。

「良くなるのにどのくらいかかりますか？」とトムが尋ねた。

サヴィデスはこの質問を予期していた。「私たちには経験則がありまして」と彼は答える。「寝込んだ期間一週間につき、回復には五週間かかります。なので、そうですね、例えば、ここで容態が安定するまでの期間で考えてみましょうか。エジプトで具合が悪くなった時から数えて、一か月ほどかかるでしょう。つまり、回復までの期間は約五か月ということです」。

「五か月!?」。トムと私は揃って悲鳴をあげた。聞き間違いだったらいいのに、と私は願っていた。

「驚かれますよね」とサヴィデスは続ける。「でも、胆石性の膵炎は、たとえ合併症がなくても、車の大きな事故と同じレベルなんです。この病気の経過はマラソンのようなものです。トムさん、あなたがいらっしゃるのは一一マイル〔約一八キロメートル〕地点辺りでしょうか……まだ半分までとはいきませんね。運が良ければ、この感染を抑え込んで、最終的には家にお戻りいただいて外来通院での治療で対応できるようになるかと思います」。

デイヴィーは眉を動かしたが、口はつぐんでいた。サヴィデスは、自分のグループがトムの症例の経過を見守り続けると約束してくれたものの、手術に行かなければいけないからと言ってすぐに立ち去った。茫然とする中の沈黙を、デイヴィーが典型的な回復期間について穏やかに、しかし冷静に確認することで埋めてくれた。

デイヴィーは、運動を行わずにベッドに横たわっていることで「失調」というものが起きるのだと説明してくれた。筋肉が弱り、歩くのが難しくなるのだ。トムはこの二一日間で体重が四〇ポンド〔約一八キログラム〕落ちた。マラソン走者のイメージには必ずしもそぐわない。

霊能力を持つ友人のロバートは、フランクフルトにいた時に、これは短距離走ではなくマラソンになると私たちに警告していた。その数年前、ロバートがトムに「六九歳の誕生日までにガリガリに痩せる」と予言した時にはみんなで大笑いしたものだ。ロバートは「楽にそうなるかもしれないし、大変な形でそうなるかもしれない」と言い、もっと体に気をつけるようにとトムに忠告していた。いまや霊能力者の力など借りなくても、トムが大変な形で痩せているのは明らかだ。宇宙的な力によって予言が的中したのかどうかはさておき、私たちは長期戦に踏み出すことになりそうだった。この戦いが終わったら、トムには理学療法が山ほど必要になるだろう。

「私はクリスマスに間に合うように帰れるかな、デイヴィー？」。トムの声は切実でもどかしそうだった。トムは病人でいることに疲れ、病院の長ったらしい手続きに疲れていた。クリスマスはもう二週間後だった。デイヴィーはトムの方に向き直った。その目は充血していた。

「わかりません。もちろん、そうなってほしいです。

でも、あなたの具合がすごく、すごく悪いと言わなかったら、僕は嘘をついていることになります。良くするために、僕たちは全力を尽くしています。」

麻酔でとろんとしたトムの意識にも、私自身を濃い霧のように包んでいた甘い考えにも、現実が浸透し始めていた。二人ともなんとなく、地元に戻りさえすれば、つまり、医師たちがアシネトバクター治療の経験をもっと積んでいる場所、その後ろ盾となる資源や最新の医療が整っている場所に戻りさえすれば、回復はすぐだろう、確実だろうと決めてかかっていたのだ。

デイヴィーの顔に浮かんでいた表情は明白だった。彼は、トムが回復できるかどうかも心許ないと感じていたのだった。

10　多剤耐性菌

アメリカ合衆国
カリフォルニア州サンディエゴ郡ラホヤ市
UCSD付属ソーントン病院
二〇一五年一二月一四～二三日

すぐに私はICUの常連になり、毎朝を必ずそこで過ごすようになった。私が知ったのは、夜の間のトムの様子を知るには、毎晩変わる、トムの夜勤担当の看護師に尋ねる必要があるということだった。しかも、一番忙しくなるシフト交代の時間よりもかなり前に声をかけなければならない。そんなわけで、私の日課は毎朝五時に始まった。手早く朝食をとり、時にはシャワーも浴びて、回診に間に合う時間に病院に着く。UCSDの教員である私は、医師ではないという事実にも関わらず、専門家並みの、身分不相応なほど敬意のこもった応対を受けた。検査や薬、念入りな看護の日課などについて交わされる、病院でのこうした詳しい会話に同席するなんて、普段は考えたこともなかった。だが、デイヴィーとチップが、フランクフルトにいた私にそこから一段上に進むよう指示を出したのだ。今は後ずさりしている時ではない。だから私は、注意深く耳を傾け、取り入り、不平を言い、おだて、主張した。こうした行為にトムの命がかかっているかのように。私の知る限り、事実、命はそこにかかっていた。

誰がトムの治療に当たっているのかを把握し続けることは、それ自体が科学の一分野のようだった。担当医の数が比較的少なかったエジプトやドイツとは違い、ここは教育を行う病院ということもあって、大勢の医師たちが入れ替わり立ち替わりICUでの業務に入る。トムの治療に携わる診療科には、肺治療科、集中治療科、感染症科、消化器科、画像下治療科、外科などがあった。他の科は二週間ごとの交代だった。さらに、研修医たちは通常一か月ごとに交代になる。これだけのことがあれば頭がくらくらしてしまう。しかも、『バカでもわかるICU』[15]なんて手引書は存在しないのだ。

私は回診の時に意識して耳を傾け、専門用語を身につけようとした。トムの容態が上向いているのかどうかわかるようにだ。これは大変なことで、最初の数日間は全体像をつかむので精一杯だった。肝臓、腎臓、心臓機能のバイオマーカーがたくさんありすぎたのだ。輸血が必要かどうか判断するため、ヘモグロビン値は最低でも一日に二回の測定があった。「ビリ」というのはビリルビンの略で、これは胆嚢の機能の指標になる。トムのビリ値はグラフの枠から外れており、胆嚢が満足な状態ではないことを示していた。血糖値は入念に管理されていた。トムはこの感染症が原因で膵臓の約三分の一を失い、重度の糖尿病になってしまったからだ。そして、トムの体液量についても、出入りの一部始終が注意深く記録されていた。体内に入っていく分は、点滴による輸液、栄養補給剤、輸血だ。体外に出ていく分には、尿、便、吐瀉物、胃から引き続き汲み出されている胆汁混じりの液、そして、画像下治療で外部から挿入した、仮性嚢胞用の新しいドレーンからくるねばねばの液があった。少なくとも、画像下治療による精巧な処置は成功で、私たちはその成果を、排液袋にとめどなく汲み出される黄土色の濁った液という形で見ることができた。このじくじくした液は、私たちの目に見える敵だった。この生物学的な戦いにおいて、私たちの目に直接見えるものはあまりに少なかった。私たちにとって、検査結果、バイタル図、モニター群だけが、交戦地帯を覗くための唯一の窓だった。

じきに、病気に関する言葉が私の第二言語になった。いまや、私は毎朝の回診で会話の内容についていけるようになり、トムの検査結果をほとんど暗記して、時には話に参加できるようにもなった。「BP」は血圧

(blood pressure)。「ＲＲ」もしくは「レス・レート」は毎分の呼吸数（respiratory rate）。「血行動態」や「ＡＫＩ」(acute kidney injury：急性腎障害）といった、疫学者の私の語彙にはそれまでなかった言葉が、なじみあるものになってきた。私はもう、質問するのをためらったりしなかった。もっと言えば、議論に参加することさえも。「夫人回診へようこそ」と、ある朝、看護師長のマリリンが皮肉を言った。キャメロンが小さかった時には、私のことを「ドクター・ミセス・マミー」と呼んだものだが、その呼び名は今の状況をかなりうまくまとめているのではないだろうか。

　自分がその場に欠かせない存在だと思っていたわけではない。私は細部に目を向け続けることで、もっと大きな、もっと怖い全体像から目をそむけ続けていたのだ。私はフランクフルトで教訓を得た。あの時は、受け身になって状況に飲まれることによって、すでに現実離れしていた事態がいっそうとんでもないことになってしまった。今の私はじっと座ったままでなどいなかった。ただ時間を潰すだけなんてことは決してしなかった。そんなことをしたら、トムを失う可能性の現実味が私の脳に浸透してしまう。私はそれに向き合いたくなかった……いや、向き合えなかった。ＩＣＵでトムが死に近づけば近づくほど、私はますます慌ただしくその周りを飛び回り、自分に手伝えることがないか探し回った。役に立つことなら何でも。主に、私は看護助手たちのやっていた仕事を覚えた。ペロペロキャンディーのような、先端に四角いスポンジがついた小さな棒でトムの歯を磨くにはどうするか。人工呼吸器の管を調節して、あのうっとうしい水滴の音が出ないようにするにはどうするか。心臓のモニターに映る、酸素、心拍数、血圧を示す線をどう読み取るか。トムの栄養チューブが空っぽになりかけているかどうかを知るにはどうするか。トムは一時間でどれだけの尿を出すか。私は仮性嚢胞の管に目を光らせ、化膿した液がどれだけ出てきているか、その色、濁り具合、濃さが変わったかどうかを観察した。どんな昇圧剤を投与されているのか、そのレベルは何か。

　私はトムの顔を洗い、彼の手足にクリームを塗り、爪をやすりで整え、壁にカードを吊るし、パンドラ〔利用者の好みに合った音楽を自動で選んで再生するサービス〕のステーションがトムの好みのものに設定されているように気を配り、そしてもちろん、回診に参加した。また、たいていの日は、トムのベッドの周りで少なくとも一曲、音楽に合わせて歌うか踊るかした。それを楽しめるほど、トムの意識がはっきりしていたわけではない。でも、ひょっとしたら？　看護師たちは、廊下を覗き込んでは大小の笑いをこらえていた。あの人、自分の夫があんなに具合が悪いのに、どうして踊ったりなんてできるんだろう？　私は自分の人生を賭けて踊ったのだ。私たちの人生のために。ほとんどいつもトムのそばにいたのに、彼がそこにいないようで寂しかった。二人で人生を共に過ごすこと、話すこと、笑うことが恋しかった。トムは半昏睡状態でいるか、せん妄状態でいるかのどちらかだった。私はアルツハイマー病患者の介護に当たる人々が毎日すべきことは何か、思いを巡らせた。愛する人はもうそこにいない、でもまだそこにいるという状況で行うことは何か。細部に気を配る、これは私にできそうだ。そう考えると、頑張る勇気が湧いてきた。

　仮性嚢胞にドレーンを挿入する処置を行ってから数日間、トムは微熱を出していた。安静時の心拍数は一〇〇以上と高く、頻脈気味の様子だった。それはすなわち、心臓の電気系統に問題があることを示している。血圧は時々急降下し、それに伴って血液中の酸素濃度も下がった。看護師たちはこのことを「ディサット」と呼んでいた。「飽和度低下（desaturation）」の略だ。私は紙切れに大量のメモを書きつけて記録をとった。看護師たちは私に、彼らの肩越しにトムの電子カルテを見ることを許してくれた。そこには、それぞれのバイオマーカーの値の範囲を示す、便利で見やすい表示もあった。異常値には＊印〔アステリスク〕がついている。私はフランクフルト以来、この雪の結晶でいっぱいのページを見るのにすっかり慣れていた。様々な種類の検査ごとに違った表示枠がある他、微生物培養の結果もある。その説明書きの横にはいくつか感嘆符がついていた。「球桿菌の過剰発育、および白血球数の高度増加。酵母細胞が中程度」。トムの病室のホワイトボードの下には、画鋲で手書きのメモが留めてあった。「シャロン・リード医師　経過観察患者　緊急時には内線三〇七七八で呼び出し願います」。

　トムは眠り、私は医学の国の言葉の中から吸い上げられるだけのものを吸い上げるという朝が続いた。自然に浸透してきた知識もあれば、看護師や研修医に尋ねて得られた知識もある。ほとんどの人が喜んで手助けしてくれた。来る日も来る日も、病室の並ぶこの静かな回廊は、内部で進行している苦闘のかすかな気配を漂わせていた。ほとんどの患者は孤独だった。亡くなる患者もいた。医師や看護師たちはすべての患者の健康状態について厳しいプライバシー規則を遵守していたが、私はいくつかの病室のドアに「飛沫注意」という貼り紙があることに気づいた。

「『飛沫注意』っていうのは、患者さんが結核にかかっているという意味ですか？」と、私はエリック・ショルテン医師に聞いてみた。この時実習に来ていた、肺疾患と救命医療が専門の研修医だ。

「普通は違います」と彼は答えた。「最近だと、インフルエンザが多いですね」。

「インフルエンザ？　本当に？」

　私は驚いた。インフルエンザで入院するのは普通、赤ちゃんとお年寄りだと思っていた。

「みんな、インフルエンザの予防接種[16]って受けていないんですか？」

「驚きますよね。ここには働き盛りの患者さんが何人かいるんですよ。その年代で、インフルエンザのひどい症例と戦っている方たちが。皆さん、自分にそんなことは起きないだろうと思っているんです。冬になると毎年こうですよ。それに、私たちがいるのはカリフォルニアでしょう。反ワクチン派の人が山ほどいるんです。」

　インフルエンザの攻撃によるストレスにさらされると、免疫系が弱って病原体と戦えなくなってしまうことがある。あるいは、二次感染に対抗する中で免疫系そのものが狂ってしまい、敗血症、そして臓器不全を引き起こしてしまうこともある。そして、心臓が弱いとか、肥満だとか、ひどい怪我をしているといった、その人に特有の脆弱性によって、インフルエンザのようなもののリスクがうんと高まってしまうこともある。

　ナースステーションに定期的に立ち寄る患者家族は、他にも数人いた。私はトムの病室の中からそっと、そうした家族の一人を見守っていた。四〇代であろう女性で、ベリーショートの黒髪、ジューシークチュール

〔ロサンゼルス発のカジュアルブランド〕の派手なロゴが入ったピンクのジョギングスーツという出で立ちだ。九号室に入る時、彼女はサングラスをかけ、カップ型のマスクを着けていた。引き戸を閉めると「飛沫注意」の札が前後にはためいた。彼女はベッドに微動だにせず横たわる、ウェーブのかかった黒髪のハンサムな男性に近づいた。彼は、おそらく妻であろうこの女性より一〇歳ほど年上だろうか。胴体部分からは、少しばかり太鼓腹になっている様子が窺える。顔の半分はベンチレーターでほとんど覆われていて、肌はロウのように見えた。点滴スタンドには濃い色の液体が入った袋がいくつか下がっている。それが意味するのは、この人はとても容態が悪いということだ。私は知っていた。その後ろの壁には、彼とこの女性がもっと幸せな時に撮った家族写真がある。三人の小さな女の子たちは、みんな五歳にもなっていないように見える。女性が椅子に腰を落ち着け、片手に夫の手を、もう片手にティッシュを握り締めたところで、私たちは視線を交わした。あなたの感じていること、わかるよ。私は彼女に伝えたかった。辛すぎるよね。

私は自分の内に別の痛みがあるのにも気づいた。羨望だった。トムがインフルエンザにかかっただけだったら。それで、あの九号室の人と場所を代わることができたらよかったのに。私はそう思っていた。

*

携帯電話がピコンと鳴る。チップからテキストメッセージが届いていた。

《トムさんの部屋にいるかい？》

《はい》

《すぐ行く》

トムはまだ眠っていた。ここのところ、眠っている時間がどんどん長くなっているみたいだった。私はチップに会えるのが嬉しかった。微生物培養の結果を説明してくれるだろうと思ってのことだ。だが、彼の顔を見た途端、その頭には何かもっと緊急のことがあるのだとわかった。チップはいつも笑顔でいるか冗談を飛ばしているかで誉れ高い。危機的な状況の時でもだ。しかし、今日は違った。

「さて。分析結果が戻ってきた。中身は我々の期待していたようなものじゃない」。チップは手袋と防護ガウンを身につけた上で、てきぱきとそう言った。トムのベッド脇の腰掛けに座った彼の両肩はだらりと落ちていた。私に伝えなければならない話があるのに、気が進まないのだ。私は体の内側で心臓がドキドキし始め、胃の筋肉がこわばるのを感じた。

「ＩＲでドレーンを入れた時に採った検体を使って、微生物分析室でトムさんの分離株の感受性分析をやった」とチップは話し始めた。「トムさんのアシネトバクターは今、最後の三つの抗生物質にも耐性が出ている。我々が最後の手段として使う、メロペネムとコリスチンも含めてだ。かなり驚いているよ。何しろ、トムさんはこの三つをまだ数週間しか投与されていないのだから」。

私は愕然とした。どの抗生物質にも耐性が出ている？　たった数週間単位の話で？

「それで、私たちどうするの？」。私はチップに尋ねた。頭が真っ白になっている。

「分析室では抗生物質の組み合わせも試して、少しでも相乗効果がないか調べている。それにはもっと時間がかかるだろう」。チップの声の響きは、あまり見込みのありそうな感じではなかった。「その間にはとにかく、仮性嚢胞の内液が引き続き排出されるように、万全のことをするまでだ。中身を飛び散らせるわけにはいかないからね」。

私はトムの点滴スタンドを指差した。すべての金属フックが袋で塞がっていた。コリスチン、メロペネム、他にも大御所の抗生物質が二つ、それから抗菌剤も。トムへの抗生物質投与はまだ続いていたのだから、そこにはこんな想定があったわけだ。この薬たちは何がしかのことをしている。ともかく、少なくとも私の中にはそういう考えがあった。

「抗生物質が効いてないっていうなら、あのたくさんの袋は何のために？」

チップは去り際に腰を上げながら、私をまっすぐに見つめた。「あれは」とそっけなく言う。「我々医師の気休めのためだよ」。

最悪だ。チップの声のわびしさは、私がとっておいた一切の希望のかけらを打ち砕くものだった。私はこれまで目をそらし続けてきたのだ。医学の力を借りた否認だ。現実とも思えないようなわずか一瞬のうちに、これが全部、凝った劇のように感じられた。目も眩むようなこの張りぼての治療、そして、突如この舞台の上に落とされた私たち。みんな、誰一人として望みもしなかった役を与えられている。患者、患者の妻、絶望した医師。

「でも、トム・サヴィデスはこの前、運が巡ってくるようなことがあったら、感染を抑え込みさえすればあなたは家に帰れるかもしれない、それで外来患者として治療を受けることができるかもしれないって、うちのトムに言っていたけれど」。そう私は食い下がる。だが、運がトムの方に味方してくれている気配は何一つなかった。

「同僚たちにはしかるべき敬意を心から払うがね。我々がここで何を相手にしているか、皆にはまだわかっているとは思えない。」

そう答えながら、チップは出ていく支度をしている。手袋と防護ガウンを剝ぎとり、ゴミ箱へ腹立ち紛れに思い切り放り込む。「当分の間、トムさんを家に帰すことはできない。もちろん、彼を土に還したいというなら話は別だが。私個人としては、そんなことにさせるつもりはない」。

私だってそうだ。でも、その決意だけがあってもトムのことは救えないだろう。チップが行ってしまったのを確かめた上で、私は茶色のカーテンを引いてトムの病室を締め切り、トムの胸に自分の顔を埋めた。そして、泣いた。激しく。

翌朝、朝八時前にソーントン集中治療室へと足を踏み入れた私は、ナースステーションの前で固まった。看護師の机の後ろにあるホワイトボードに、「九号室」の欄の名前がなかったのだ。私は踵を返して、あのウェーブのかかった黒髪の男性がわずか一日前に横たわっていた病室を見た。部屋は空だった。

インフルエンザにかかったあの男性は亡くなっていた。

11　社会の最大の敵、潜伏中

疫学者の仕事は、疾患を解体して分析し、再構築する行為であることが多い。病気の流行からさかのぼってその始まりを突き止め、次の流行を予防できるようにする。私たちにとって、エイズ、結核、がん、心臓病など、致死性の疾患がたどりうる最悪のシナリオは目新しいものではない。しかし、その知識をもってしても、誰にでもある「認知的不協和」のせいで、私の見込みは根拠のない楽観の方へと歪み続けていた。つまり、ある内容を論理的に把握していながら、感情的には別のことを信じているという状態だ。

社会的な規模で見た現実もそうだ。保健衛生を主導する人々は思い切り現状から目をそらし、拡大しつつある抗微生物薬耐性（ＡＭＲ：antimicrobial resistance）の脅威に気づかないふりをしていた。まるで、集合的無知[17]（集合的「無視」といってもいいだろう）がパンデミックを防いでくれるかのように。私はチップに、トムのアシネトバクター感染はＣＤＣに報告すべき事態なのか聞いた。何しろ、ドイツの医師たちはこの件を自国の保健機関に報告していたのだ。しかもそれは、抗生物質耐性がさらに高まる前のことだった。だが、チップが言うには、アメリカではアシネトバクター・バウマニへの感染の報告義務はないという。脅威が認識されていたMRSA感染症でさえ、全米の病院からの報告制度はようやく実施され始めたばかりで、知識に比して対応ははるかに後手に回っていた。もどかしさを抱えた私は、多剤耐性のアシネトバクター・バウマニの発生例がアメリカで毎年どれだけ起きているのか、情報をグーグル検索しようとした。だが、情報はゼロだった。唯一見つかったのは、軍隊での発生例をCDCが調査したものだったが、その内容はもう読んだことがあった。

解せなかった。アシネトバクター・バウマニは圧倒的に危険な抗生物質耐性病原体の一つだ、という評判が高まっている。それなのに、この細菌や、似たような多剤耐性菌の報告義務がないのはどういうわけなのか。スーパーバグの監視システムがなければ、新たな耐性遺伝子が出てくるタイミングや、その拡散の速度は見当もつかないではないか。感染者や感染経路を追跡することもできないし、あるいは、さらに困ったことに、治療を受けた患者の例から何かを学ぶこともできない。私たちは、アシネトバクター・バウマニが監視レーダーに映らないままの状況を野放しにしていたのだ。細菌の側も喜んでその立場を享受し、静かに感染を広げていた。症例は報告されない。目に留められもしない。そして、現時点では治療もできないのだ。

私もいつの間にか、この抗微生物薬耐性問題の射程圏内にとらえられていた。自分自身が疫学者であってもだ。当局上層部から、意義ある公衆衛生措置を実施するための報告書がいくつか出されていたが、どういうわけか措置は実現しなかった。未知のことがあまりに多すぎた。毎年何人が感染しているのか、あるいは、スーパーバグへの感染で亡くなった人はどれだけいるのか。当時、世界的に見た最新の推定値は七〇万人だったが、わずか数年後には一五〇万人に膨れ上がることになる。そして、高度な医療追跡制度を持つ、特に豊かな国々においてさえも、感染者数を本当に把握している人は誰もいなかった。どんなに贔屓目に見ても、症例報告には偏りがあった。

私も自分自身を騙し続けていた。近代医学は訪れるものをたいていやっつけてくれるだろう、などと無邪気に決めつけていた。インフルエンザ、食中毒、旅行中の感染症、ありふれたものならおよそ何でも。私は科学と統計値の示す内容からは目をそらし、そして、長年の間にトムが寄生虫で何度も死にかけるという個人的経験から、医学が勝つだろう、そしてトムが勝つだろうと期待する癖をつけてしまっていた。微生物の世界には何が転がっているかわからない。そのことを知る科学者でありながら、私は細菌を総じてウイルスよりも下の存在、ウイルスよりも脅威が少ない相手と見做していた。結核を引き起こす結核菌、マイコバクテリウム・チュベルクロシス（*Mycobacterium tuberculosis*）を別とすれば、私が扱ってきた細菌のほとんどはかなり害の少ないものだった。一九八〇年代に大学の微生物学の授業でペトリ皿に細菌を塗り広げたが、バイオハザード[18]を防ぐための安全キャビネット[19]や防護服は使わなかった。また、善玉菌のヨーグルトも買っていた。自分たちの腸内細菌叢で、体に有益な細菌の増殖を助ける必要があると理解していたからだ。そしてもし、そうした細菌たちがやんちゃをするようになったら？　その時は、抗生物質がうまく片付けてくれるだろう。トムと私がいつも、旅行に自前のシプロを持って出かけていた通りだ。

私たち人類はこれまで、人々を月に送り込み、口から胆嚢を取り出せる技術を開発してきた。そんな時代にどうしたら、世界有数の医療センターの一つにおける最高の医師団と最高の医療が目標を達成できないなどということが起こるのだろうか？　かつてはごくありふれていた無害な細菌種に対して、私たちに打つ手がないなどということがありえるだろうか？　デイヴィーが前に言っていたが、この細菌は「ひ弱」なのだ。一体どうしてこんなことになってしまったのだろう？

*

アシネトバクター・バウマニを含む多くの細菌たちは、私たちの最古の先祖がこの地上を放浪していた時から、人類の旅仲間だったと考えられている。彼らはわりあい穏やかな微生物ヒッチハイカーとして、進化の過程のほとんどを私たちとともに——そして私たちの中で——行ってきた。どの段階においても、細菌たちの目標はいつも単純だ。旅に出て増殖し、進化を阻むどんな困難にも対応すること。その困難には、私たち人類が大陸や海をまたいで移住したことや、その結果、生息域の植物相や動物相、私たち個々人の血中や腸内の微生物叢が変化してきたことも含まれる。

文明化が進むにつれ、私たちの旅の道連れである微生物たちも進化してきた。密集化した住環境、衛生状況の悪化、飛行機旅行、戦争などが、細菌たちに交配、繁栄、そして拡散の新たな機会を与えた。フレミングが二〇世紀初頭にペニシリンを発見するまで、そうした細菌の活動が医学によって阻止されることは比較的少なかった。ところが、短時間のうち（進化学的な時間の中でいえば一瞬にも満たない間）に科学者たちが抗生物質を作り、それを大量生産する技術を開発した。製薬会社は突如、人類史上のどんなものよりもうまく細菌を殺せる薬を大量生産し始めた。細菌たちは自分たちの進化を脅かすこの新たな脅威に負けないため、適応のペースを上げなければならなかった。そしてあっぱれ、彼らはそれをやってのけたのだ。

自然は細菌たちに、この課題に合わせた装備を見事に与えて見せた。脅威を感知し、自己防衛のために素早く適応し、遺伝子によって描かれた作戦図を自らの子孫や他種の細菌に受け渡す。人類の進化は数百万年の単位で計測されるが、細菌の進化は数分単位だ。抗生物質耐性は二つの経路で広がっていく。生殖と通常の接触だ。細胞分裂（一つの細胞が二つの新しい細胞に分かれる）によって細菌が増殖する時、新しく生まれる世代の細菌たちは「垂直伝播」と呼ばれる過程を通じて、耐性を示す遺伝子変異を受け継いでいく。また、細菌は「水平伝播」を通じても耐性遺伝子を獲得することができる。これは、空中で他の細菌に出会った時や、物の表面や環境など人間どうしが共有する場所で、私たち人間と一緒に移動する細菌に遭遇した時に行われる。

細菌の社会におけるこの遺伝子共有のうち、最も恐ろしい形かもしれないのが、前に紹介した「プラスミド」を使うものだ。そう、抗生物質耐性につながる遺伝子を複数収めておくことができる、ポケモンカードのようなＤＮＡの円盤である。アシネトバクター・バウマニはとりわけ、大腸菌やブドウ球菌など、他のありふれた細菌からプラスミドを集めてくるのに長けている。抗生物質耐性遺伝子のコレクションを増やし続けて、子孫に受け渡していく。

耐性遺伝子は細菌に、分子化学兵器とでも呼べるものを与える。この武器は、抗生物質の脅威を防いだり無効化したりする遺伝子変異が自然発生することで生まれる。すると、細菌は抗生物質を不活性化する酵素を作り出せるようになる。あるいは、細胞の中に入り込んでくる抗生物質の通り道を変え、細胞壁の外側に放り出せるようになる。また、抗生物質が細菌に攻め込む上での標的となる受容体[20]の構造を、細菌自らが変化させられるようになることもある。ある抗生物質が細菌の防護壁（細胞壁など）を崩壊させたり、増殖のサイクルを乱したりするように設計されていたら、細菌は自らを再構成して攻撃をかわすことができる。細菌の中には、捕食者を避けるために「冬眠」できるものさえいる。彼らは電気信号や化学信号を使い、防衛のための情報を他の細菌と共有する。このしくみはクオラム・センシング（quorum sensing：集団感知）と呼ばれる。攻撃を受けた時、それに適した変異を発達させてきた細菌はその攻撃をはねつける。そうでないものは死んでしまう。

人々は抗微生物薬耐性の見えない脅威に気づかぬまま、咳をしたり、手と手を触れ合わせたり、耐性菌が活動し始めた場所の表面に触ったりするだけで細菌を受け渡してしまう。スマートフォンゲームの「ポケモンＧＯ」のようだが、このゲームのプレイヤーたちは、危険があるとは疑いもせずにスーパーバグを集めている。家畜に抗生物質を使いすぎることで耐性菌を繁殖させてしまうのも同じしくみだ。飼われている動物、環境、そして、人々が扱い、食す食品が汚染される。

抗微生物薬耐性についての懸念は心配のしすぎだとされ、長きにわたって退けられてきた。フレミングその人が最初からその危険を警告してきたにも関わらずだ。最初の問題の兆候は一九四〇年に現れた。これは、大腸菌のある株がペニシリンを壊す酵素を産生し、この抗生物質を不活性化してしまうのが見つかった時だ。それから二年のうちに、入院患者から発見された黄色ブドウ球菌の複数の株がペニシリン耐性を示した。しかし、細菌が耐性を発達させるよりもずっと速く、研究機関が新たな、より強い抗生物質を見つけていた。少なくとも、最初のうちは。

製薬業界のことを、私たちは今「ビッグ・ファーマ〔Big Pharma：大製薬業界〕」と呼んでいる。アメリカ合衆国だけでも四四六〇億ドルの一大産業だ。しかしご存じの通り、この産業は元々、蛇の油の秘薬や丸薬の時代から始まり、それが二〇世紀から次の世紀の変わり目になってようやく発展したばかりなのだ。抗生物質はビッグ・ファーマが「ビッグ」たる所以の大きな一部を占めるようになった。そして戦争が迫ると、こうした新たな特効薬を製造することで莫大な利益が見込まれた。一九四二年のアン・ミラーの症例は、抗生物質の商業史における転機となった。ペニシリンはまだ大量生産が始まっていなかった。彼女の治療に使われたわずか五・五グラム、ティースプーン山盛り一杯ほどの量がアメリカでの供給量の半分に相当するほどの小規模生産薬だったのだ。それから一年のうちに、ペニシリンの大量生産を可能にする新たな製造技術が開発された。一九四五年までの間にペニシリンは広く使用されるようになり、それがフレミングにとって再び警告を発するきっかけとなった。

「ペニシリンを無駄づかいする無配慮な人物には、ペニシリン耐性微生物への感染に倒れて亡くなってしまう人間の死に対する道徳的責任がある」とフレミングは記した。同年に共同研究者たちとともにノーベル賞をとった後のことだ。しかし、供給量を削減することに気乗りしない産業界、医師、患者、政策立案者たちは、その言葉に聞く耳を持たなかった。

製薬企業は活発な市場に向けて、一九四〇年から六二年の間だけで新たに二〇以上ものクラス〔産生方法と作用のしくみによる分類〕の抗生物質を開発した。それが実際にもたらしたものは、数百もの新薬の発売だった。というのも、各クラスには関連するいくつものサブタイプ〔さらに細かい分類〕が含まれていたからだ。それぞれのサブタイプは、細菌を騙す方法に何かしら違ったひねりがあった。少なくとも、しばらくの間は細菌を罠にはめることができた。製薬研究の巧妙さと発展に果てはないと信じ込むことは簡単だった。後を追うように新たな抗生物質が登場した。ストレプトマイシン、クロラムフェニコール、テトラサイクリン系抗生物質群、エリスロマイシン、セファロスポリン類。「じゃあ、もし細菌たちが耐性を発達させていたら？」と業界の考えは続いた。

「新しい薬を開発し続けて、相手より一歩先に立ち続けよう」。彼らはそう言った。

彼らは間違っていた。

ペニシリンの発見以来、一五〇種類以上の抗生物質が開発されてきた。そして、市場に出回っている抗生物質の大部分に対し、耐性が生じて世界各地に広がった。現在、科学者たちが知る細菌の耐性獲得率を基にすると、病原性細菌たちを出し抜くためには、研究者たちが一世紀ごとに新たな抗生物質のクラスを三五ずつ作り出す必要がある。ところが、一九八〇年以降、市場に登場した新クラスの抗生物質は一つもない。そして、アシネトバクター・バウマニのようなグラム陰性菌を治療できるような抗生物質のクラスは、私が生まれるより前の一九六二年を最後に、以降は発見されていない。細菌はどれも細胞に一層の膜（内膜）があるが、グラム陰性菌がグラム陽性菌より抗生物質に強い傾向を持つ理由の一つとして、外側にもう一枚の頑丈な膜（外膜）があることが挙げられる。この外膜のせいで、多くの抗生物質にとっては細胞に入り込むことが難しくなる。二〇一五年、臨床開発から得られた薬の中で、グラム陰性菌と戦える可能性があるかもしれない新規薬剤はたった一つだけだった。

今日、ビッグ・ファーマの企業のほとんどは、抗生物質開発研究室を閉鎖したり、研究者を解雇したりしている。すでに知られている抗生物質のクラスの中で新しいバージョンの薬を開発する方が、まったく新しいものを探し求めるよりもうんと楽（かつ、安上がり）なのだ。かつての二〇世紀中盤には莫大だった、新薬開発を推進する政府の資金援助や民間の利益は、いまやその灯火をかろうじて保つばかりだ。国際保健の専門家たちは長年、抗生物質の管理を求めてきた。その内容には、使用を少なく抑える、一部の抗生物質は最後の砦として残しておくなどのことが含まれる。しかし、その呼びかけは製薬業界の意欲をさらに削ぐ要因になるだけだった。ある専門家は、新規抗生物質への投資を控える製薬会社の態度を、消火器を買うことに気乗りしない民衆の心情になぞらえた。まったく使わないかもしれないものに対して、どうしてそんなにたくさんの金を払うのか？

そうしている間にも、細菌は急速に進化を続けてきた。細菌が耐性を高めれば高めるほど、サルモネラ菌、カンピロバクター、大腸菌など、比較的よくある食中毒の病原体への治療を行う上で私たちが頼りにしている抗生物質の効き目は弱まっていく。CDCの推定では、人間の抗生物質耐性菌感染の五分の一は食品や動物からきているという。それは、多くの国において、病気の治療や予防のためだけでなく、動物たちをより大きく、速く成長させるという目的でも抗生物質が投与されているからだ。山のように研究が行われているにも関わらず、畜産・製薬業界は、家畜に与えられる抗生物質と人間の抗生物質耐性との間のつながりは明確に裏付けられてはいないと主張し続けている。しかし二〇一八年、「分子時計」の分析を使ったある研究によって、アリゾナ州の農場のニワトリから培養された大腸菌に由来する特定の抗生物質耐性遺伝子群が、スーパーマーケットの鶏肉から見つかった耐性遺伝子群とまさに同じものであり、さらには、尿道の深刻な感染症で入院している患者から見つかったものともぴたりと一致していることが、揺るぎなく立証されたのだった。

病院という、患者が抗生物質耐性菌に感染する危険性が特に高い場所では、封じ込めが決定的に重要となる。だが、従来の感染抑制手順では、しっかりと目を配っていてもスーパーバグの潜伏、増殖、変異能力にはとうてい対抗できない。ある研究では、患者の入院している病室から、ベッドの手すり、調理台、蛇口のレバー、コンピューターのマウスなどの媒介物（病原体を拡散させやすい物品や表面構造）から研究者たちが細菌株を集めるという操作を行った。彼らはまた、患者と医療スタッフの手と鼻、そして、スタッフ各人の靴、シャツ、携帯電話も綿棒でぬぐい、試料を採取した。入院期間が進むにつれ、患者の皮膚と室内の物品の表面は「微生物学的に類似」してきたという。つまり、細菌たちが混じり合い、室内の環境と、そこに存在するあらゆる物品、あらゆる人を交差汚染させていったということだ。他のいくつかの研究報告によれば、統計値は衝撃的だ。三〇〇床の病院では、最大で六四〇〇万回の微生物感染が起きている可能性があるという。他のいくつかの研究では、私たちの身の回りの環境が私たち自身の体内の微生物叢の構成に寄与し、その逆もまた然りだと確かめられている。驚くべきことに、ここでいわれている環境には、病院内を磨いたり医療従事者の手を清潔にしたりするのによく使われる消毒剤や、ペンキやたわしなどの抗菌製品に使われている化学物質も含まれている。これらの中には、薬剤耐性細菌株の増殖を実は促進してしまうものもあるという。というのも、そうした物質は脆弱な菌を抹殺し、スーパーバグが繁栄する道をお膳立てしてしまうからだ。ある研究では、化粧室のハンドドライヤーが近くの物品の表面に耐性菌を撒き散らしてしまうことまで発見された。

　感染源となる場所には他に、構造因子と呼ばれるものも挙げられる。精巧な医療機器から点滴などの管まで、構造因子は微生物の大量移動に他ならないものを引き起こしてしまう。トムが病気になったこの年、大きな医療ニュースが報じられることになった。医療機器を製造するレンズメーカーのオリンパスが、自社の内視鏡が十分に滅菌できない構造になっていると認識していたことが明らかになったのだ。大腸の内視鏡検査など、よくある処置を受けた人々が命を落とす事例が世界各地で何件か発生した後、その発端がオリンパスの内視鏡の中に潜んでいたスーパーバグにあったと突き止められた。トムの場合、担当医の何人かが、このアシネトバクター・バウマニの感染源はルクソールの診療所で嘔吐を減らすために挿入された胆汁汲み出し用の経鼻チューブなのではないかと推測していた。実際のところは知る由もない。

　近頃、病院は「健康を取り戻すのに最悪の場所」と呼ばれるようになったが、それは冗談などではない。国境なきスーパーバグたちが跋扈するこの時代、彼らは病院の窓から外を見渡し、これからやって来るご馳走に舌なめずりをしているのだ。

トムの回想——③

ステフと私は砂漠を歩いている。生きている物は何一つとして視界にない。何マイルも先まで見えるのは砂だけだ。真紅に色付いた、私たちの周りをもうもうと取り囲む砂。この砂が私たちの目を刺し、風が皮膚をこする。空に太陽はないのに、この暑さは燃えるようだ。私たちはエネルギーを温存するため無言で歩く。あまりに喉が渇いているが、水はない。私の汗と唾液は、ジュッと音を立てて空気中に蒸発していく。ここで私たちは死ぬだろう。そう思う。

ベドウィンの男が、砂丘の中から立ち上がったかのように突如、私たちの真正面に現れる。流れるような白い長衣を身にまとい、頭はターバンで覆われている。彼は聖者だという気がする。私たちの方に向かって歩いてくる。ある包みを落とさないように運んでいる。私たちの目の前で立ち止まり、包みから茶色の布のリボンを手際よくほどいていく。彼の肌は日焼けしてしなやかだ。爪はそれぞれ磨かれて、楕円形の月のようだ。私たちの目は彼の包みをひもじく見つめている。動物みたいに。水か、でなければ食べ物だといいのだが。ステフがこちらを見る。同じことを考えている。私たちは喋るべきではない、そうわかっている。男が私たちを見上げる。その目は黒い小石だ。頭蓋骨の奥深くに嵌めこまれている。いくつぐらいなのか、判断するのは不可能だ。肌にはしわがないが、髭は長くて白い。

男が私たちそれぞれに包みの中身を示す。それは、私たちの手のひらにぴったり収まる二つの小さな木箱だ。それぞれの箱には手の込んだ彫刻で、ヒエログリフで書かれた私たちの名前が刻まれている。ステフと私は、同時に自分の箱を開ける。私の箱の中身はちっぽけな緑の葉だ。ステフのものとまったく同一だ。その葉はぷっくりとして照りがあり、イチジクの葉を思い出させる。

「食べなさい」と男が言う。ステフと私は顔を見合わせ、そして聖者を見た。本気のはずはない。たった一枚の葉、ありえないほど小さなこの一枚が、水のない砂漠でどうやって私たちに滋養をくれるというのか。だがステフはためらわなかった。自分の葉を手に取ると、がつがつ平らげてしまう。私はできない。私の口はあまりにからからだ。疲れすぎている。私はあとでいい。

男は行ってしまう。姿を消してしまった。まるで蜃気楼だったみたいに。もしかしたらそうなのかもしれない。私たちはさらに歩く。数日、数か月。私たちの足はこの赤い砂に深く沈む。一歩進むごとに、私には歩くのがどんどん難しくなる。だが、ステフはもっと速く歩いている。彼女はじれったそうに私を待っているが、そのことを口にはしない。あの聖者が、熱波の中から立ち上がったかのように再び現れる。手を広げている。彼はステフを指す。「我が子よ、お前は食した。去って良いぞ」。

ステフは私を振り返らない。ふらりと去るだけだ。私はステフの姿がどんどん小さくなるのを見る。見えなくなるまで。そして今、私は聖者と二人きりだ。私は恐れでいっぱいだった。

「食べるのにあと一日の猶予がある。でなければ、お前は砂漠に一〇〇年間残るのだ」。彼は厳粛な面持ちで言い、頭を振る。

私は手の中の箱に目を落とし、その蓋をまた持ち上げる。葉はさらに小さくなっていて、しなびて乾いている。私はその葉柄を慎重に持ち上げるが、葉はほろほろと小さく砕けてしまう。一部は突風で吹き飛ばされてしまう。私が食べることができたのは、柄についていた小さなひとかけらだけだった。絶望で泣きたい、だが涙は残っていなかった。私は聖者に水を求めようとしたが、彼は蒸発するように消えてしまっていた。私は深い絶望感に打ちのめされる。

私の片方の手のひらは空の箱を握り締めて

いる。その手はまるで堆積平野のようだ。侵食作用が肌を風化させ、それが白いかさぶたのようにポロポロとはがれ落ちる。その下から現れるのは、私の血液を運ぶ真紅の小川だ。指の峰や溝には、いまや紋理がない。私がもはや人間ではないことを示す、皮膚紋理学上の異常だった。私は死体なのだ。足の皮膚が蛇皮のように剝がれ、下に落ちる。そこがICUの床だということに突如気づく。女性がほうきで私の肌を払う。私はあまりに価値がないために体が廃棄されてしまうのだ。細胞が一つずつ、赤いゴミ回収容器に捨てられていく。その容器には「バイオハザード」という言葉が書かれていた。私は口を開けて叫ぼうとするが、何の音も出てこない。

私はこうして死ぬのだ、わかっている。

12　代替現実クラブ

アメリカ合衆国
カリフォルニア州サンディエゴ郡ラホヤ市
UCSD付属ソーントン病院
二〇一五年一二月二四日～二〇一六年一月一六日

　間もなくクリスマスがやってきた。あの子たちはトムのそばにいようと、ベイエリア〔カリフォルニア州北部のサンフランシスコ湾沿岸地域〕から飛行機でやってきて、年末休みの期間のほとんどを、私たちの家と病院を行き来して過ごした。普段であれば、こちらを訪れる時にはいつも（いや、海で泳いでいる時間を除いて、というのが正しい）、一緒に辺りをぶらついたりテレビを見たり、そういう過ごし方をしたがるのがあの子たちだった。それが今は、すべての刺激は液晶画面の中にしかない。ただ、トムの沈んでいた気持ちは二人がいてくれたおかげで浮上した。同時に、このおかげで私はキャメロンとバンクーバーで数日間を過ごすことができた。キャメロンはもうすぐ二三歳だった。彼はクリスマスイブに生まれたため、誕生日にはいつも祝日ムードがついて回っていた。だが彼は、父親と私と一緒に、控えめな誕生日を過ごすのを好む子供だった。

　子供時代のキャメロンは、出回っているポケモンカードをすべて集めたいと心に固く誓っており、それぞれのポケモンがどんな形に進化するのか記憶していた。彼はゲームボーイでもポケモンをプレイしていて、モンスターたちを互いに戦わせては、連戦の後に彼らが新たな超能力を手に入れるのを見守っていた。当時、私や他の親たちは、「みんな捕まえなきゃ、みんな捕まえなきゃ！（Gotta catch'em all!）」と、ポケモン〔北米版のアニメ〕の主題歌で頭がおかしくなりそうだった。

　他の子たちの気持ちが少しも「つかめ」ない子供だったキャメロンは（他の子たちも彼の気持ちがつかめなかった）、大学に入って心地よい驚きに包まれた。ここでついに、素晴らしい友達が何人かできたのだ。毎年クリスマス近くになると、私はキャメロンと仲間たちを、彼の誕生日パーティーとして豪華な食事会でもてなしたものだ。彼がこの友人たちと出会ったのは、大学の「代替現実クラブ」〔代替現実ゲームの愛好者団体〕[21]でのことだったが、少なくとも今年は、その名前が私たちみんなにもぴったりのように思えた。ただ、人生を前向きに解釈していたのは彼らの方のクラブだけだ。私たちの方のクラブはちっとも面白くなかった。

　キャメロンが幼少期から取り憑かれていたものには他にも、スター・ウォーズの動くレゴ人形を組み立てることがあった。これは私も面白がっていた。キャメロンも私もスター・ウォーズの大ファンだったからだ。キャメロンがまだ三歳だったある日のこと、父親であるスティーヴが彼に夕食を運んできた。自分のフォークを使って食べなさい、と私がキャメロンに言って聞かせると、彼はフォークを手に握り締め、こう叫んだ。「フォークを使え、ルーク」[22]。その言葉に、三人がどっと笑った。今の私は、オビ＝ワン・ケノービのフォースと一つになるためにできそうなことなら何でもしようと思うのだが。

　今の私たちには、クリスマス直前に行われるスター・ウォーズシリーズの封切り上映へ一緒に行くという、長年の習慣ができていた。一か月前、私は「スター・ウォーズ／フォースの覚醒」を見に行くため、キャメロン、自分、そしてトムの分の座席を予約していた。これは数年ぶりのスター・ウォーズ映画で、キャメロンと私は公開の日を指折り待っていたのだった。トムが今年、映画を見に行けそうにないことは明白だったから、キャメロンは友達のジェシーを連れてきた。映画は素晴らしかったが、私はどうしても、ジェダイとファースト・オーダーの戦いを、ICUで繰り広げられているトムの免疫系とアシネトバクター・バウマニのそれと引き比べてしまった。トムの抗体とナチュラルキラー細胞はあの細菌を倒せるだろうか？　私はフランクフルトにいる時にチップから送ってもらったパワーポイントファイルが「ファーター膨大部」を示していたのを覚えていた。ここはまさに、胆石が通り抜けられなかったつなぎ目部分であり、あの忌々しい仮性嚢胞がデス・スターみたいに現れ始めた場所だった。トムのアシネトバクター・バウマニを吹っ飛ばせるような、生物学的な爆薬のようなものを見つけられないだろうか？

当時は気づいていなかったが、私はすでにＰＴＳＤ〔心的外傷後ストレス障害〕の兆候を示していた。Ｘウィング戦闘機のパイロットが機体を浮上させるたびに、映画館のドルビーサラウンドサウンド〔ドルビーラボラトリーズ社による音響技術〕の轟音が頭の中で響く。それが神経に障り、ひどく疲れた。緊迫感のある場面が始まるごとに、過度の動揺を感じる。私は横を見て、キャメロンとジェシーも同じ反応をしているか確かめた。二人とも椅子に背中を預け、ポップコーンを食べてにこにこしている。目の前の出来事を映画の場面のようにとらえている。だって、本当に映画なのだから。それなのに、私にとってはまるで自分の世界が崩壊していくかのようだった。自分の一部が映画の中にいて、残りの一部は、自分の片割れとトムが粉々に吹き飛ばされるのを見ている。映画が終わると、キャメロンは私がまるで砲弾ショック〔戦争後遺症〕のような状態になっていることに気づいた。

「ママ」。キャメロンはそっと私に伝えてきた。「トムさんが退院するまで、いつもの『フォレンジック・ファイルズ』だけ見ているのがいいかもしれないよ」。

私はこの陳腐なドキュメンタリードラマの長年のファンだった。私たちみんなが大好きで、かつ大嫌いな番組だ。私は最近、ゾンビのようにこの番組を見続けていた。脳の冷静な分析担当部門がトムの命を救うパズル（ルービックキューブの特別版のような難問だった）に取り組んでいる間、脳の中のはらはらしてしまう領域をドラマで埋めておくのだ。この番組は現実に起こり、法医科学の助けによって見事に解決された犯罪をドラマ化したものだ。どの事例も、番組に割り当てられた二四分間の中で見事に解決する。どういうわけか、答えはいつも登場人物たちの目の前にあった。ただし、最先端の科学と技術を使わなければその答えは見えない。トムの場合、解決策は現れては去っていくようだった。今見えたぞ、いや、今見えなくなった、という具合に。

キャメロンは手放しの楽観主義とは無縁の気質の持ち主だった。彼の脳は私のものと同じように、淡々とした論理と理由づけを行うように配線されている。だが、ここ何年かの間に、思いやりの資質も様々な形で現れるようになっていた。数年前に彼の父親が亡くなり、さらに今回の家族の危機を経験する中ではなおさらだった。サンディエゴに戻る前にビールを一杯飲もうとしていた私に、キャメロンは乾杯の言葉をかけ、私がトムの命を救ったことをとても誇りに思うと言ってくれた。それが私の心を深く打った。私が本当にトムを救ったのかどうかの答えは、刻一刻と変化しているようだったが。

トムの病状は、奇妙なほどにどっちつかずの様子だった。彼のアシネトバクター・バウマニは、かつて有望そうに見えた抗生物質に対してもことごとく耐性を示していた。だが、この細菌を仮性嚢胞の中に閉じ込めている限りは、その飽くなき増殖を何かが少しだけ抑えてくれているようだった。それは、折に触れて総力を結集させているように見える、トム自身の免疫系の力だったのかもしれない。

大晦日までの間、トムが小さな歩みを続ける中で、我が家の雰囲気は高揚していた。二〇一六年の到来を告げるのが待ち遠しい。私は二〇一五年を過去のものにしたくて仕方なかった。カレンダーのページをめくりさえできれば、と想像するのは、いささかまじないがかった考えに思えた。ただ、実際に前向きな気配もあった。トムの容態は今、「安定」していると公式に発表されていた。わずか数週間前には、そんな言葉を目にできるなどとは思わなかった。また、彼の治療の監督は、肺治療科と集中治療科ではなく、もっと一般的な治療を行う科が担当することになった。トムが専門医たちの手を離れていくのは、いいしるしだった。そして元日、驚くべきことが起こった。トムがICUから一般病棟へと移されたのだ。あの子たちと私は狂喜乱舞した。依然として接触防止措置はとられていたが、いまやトムはもっと睡眠をとることができるだろうし、通常の理学療法を受けることもできる。ページはめくられたのだ。

　家の様子はというと、私はトムの帰宅を祝う歓迎委員会を結成すべく、退屈していたニュートンに加えて二匹の子猫を引き取っていた。もはや明日にでも帰宅が実現するのではないか。私はそう期待していた。この二匹、ボニータとパラディータはどちらも「国境なき動物救出者たち」という保護団体から引き取った、飼い主のいない子たちだった。ある日の午後、私は同じご飯皿からお腹いっぱいに食べている二匹の短い動画を撮って、トムに見せた。彼は面白がって見ていたが、ホームシックは余計にひどくなってしまった。新年の目標のうち、トムを家に連れて帰ることは私たちみんなに共通していた。しかし、新たな合併症や障壁が生じるたびに、私たちは見込みを組み直し、その決意を新たにすることを強いられた。あとは待つのみだった。

　一月上旬のある日、デイヴィーと私は一緒にトムを見舞った後、ランチをとった。分析室で行っていた抗生物質の相乗効果検査の結果が出たばかりで、デイヴィーは私にその内容を詳しく伝えたかったのだ。延々と待った挙句にわかったのは、大いにがっかりする話だった。検査の結果、抗生物質の組み合わせによる新たなアプローチは、どれも効果がないと示されたのだ。トムは持ちこたえて容態が安定しているが、私たちはアシネトバクター・バウマニを殺す手を使い果たしつつあった。にっちもさっちもいかなくなったデイヴィーは、苦し紛れにある研究論文のことに触れた。彼が読んだその論文は、私たちの仲間の一人の研究室から出されたものだった。この論文では、リファンピン〔別名リファンピシン〕、アジスロマイシン、コリスチンという三つの抗生物質の組み合わせが、少なくとも研究室では、一部の多剤耐性菌に対して相乗効果を持つと報告されていた。普通は、アジスロマイシンをグラム陰性菌の感染症治療に使おうという人は誰もいないのだが、このグループの研究は、アジスロマイシンが細菌の細胞壁を弱らせることでコリスチンが中に入りやすくなり、細菌を殺せると示唆していた。私は惹きつけられていた。その晩、私はＰｕｂＭｅｄ検索をし、その論文を見つけ、自分で読んでみた。

その一年前であれば、こんなふうに抗生物質を組み合わせる研究は面白い話のタネになっていただろう。ブラウン・バッグ・セミナー[23]で、研究仲間のプロジェクトの発表を見ている時に論じるような話だ。魅力的で、自分自身の仕事からは遠く離れた分野で行われているプロジェクト。しかし今、私は普段の仕事を休職していた。トムを生かしておくことで精一杯だったからだ。そんな中、この行き止まりを避ける迂回路の存在を示唆するような研究は、たとえ一つでも見つけ出す価値がある。このアプローチをトムに試せるだろうか？

それを調べる方法は、たった一つだ。

この論文のシニア・オーサー[24]であるヴィクター・ニゼット医師とは、大学の会議で何度か顔を合わせていた。私はためらうことなく即座にメールを送った。ヴィクターは、自分たちの薬の組み合わせをトムから単離した細菌株に試そうと言ってくれるだろうか？　すると、彼は賛成してくれた。そして、まずは研究室でいくつか検査をし、トムのスーパーバグに対して同じ相乗効果が観察されるかを見てみようと提案してくれた。それから数日のうちに、ヴィクターの研究室の感染症研究者であるモニカ・クマラスワミー医師が、その組み合わせでいくらか成果が出たことを示した。ペトリ皿の中でのことではあったが、それだけでも大した話だった。

私は翌日、もし医師たちがいいと言ったら、この試験的な抗生物質の組み合わせを試す気はあるだろうかとトムに聞いた。トムは話に乗った。次に、私はチップにメールをして、感染症科の他の人々がOKを出しているかどうか聞いた。チップはそうだと言い、こう指摘した。デイヴィーも言っていたのだが、トムの治療法にアジスロマイシンを追加することの危険性は少ない。なぜなら、この抗生物質は、トムにすでに投与されているものよりもずっと安全なものだからだ。

この新しい抗生物質の混合液《カクテル》を投与されたトムは、その後一週間にわたってわずかに回復し始めた。彼は眠り、柔らかい食べ物を食べ始め、その一部を戻さず胃に留めておくことさえできるようになった。彼は理学療法士のエイミーと一日二回の訓練に取り組み、上体を起こしての座り方、続いて、立ち上がり方を身につけた。ヴィクターの抗生物質セットは根治療法ではないものの、感染症を影響の少ない状態に抑え、より多くの時間を稼いでくれた。

　これにチップは励まされた。

「このイラキバクターを仮性嚢胞の中に封じ込めて、十分な排液を維持しさえすれば、トムさんの免疫系は自力でこの感染症を倒すところまで回復するかもしれん」と彼は言った。

　それは、ここ数週間で初めて聞く、本物の朗報だった。ただ、私はまだ心配していた。特にトムの精神状態だ。彼の妄想はより頻繁に、より奇妙になってきていた。これは病気の一部なのか、薬の数々によるものなのか、病院での隔離状態のせいなのか、あるいは、彼の頭がこの状況全体に対処しようとしているためなのか。いや、もしかしたら、この選択問題の答えは「(五)すべて当てはまる」なのかもしれない。彼の精神の内側では、こうした悪夢も何かしらの意味をなしているのだろうか。だが、外から見れば、彼は精神のたがが外れてしまったかのようだ。こうした悪夢は私にも悪影響を及ぼしていた。トムの妄想劇場の公演が急に増えるたび、私は自分たちが深い裂け目の対岸にいるような気がした。二人の間をつないでいるのはぐらついた橋だけ、それをダース・ベイダーが破壊しようとしていた。

　ある朝、夜明け前に私の携帯電話が鳴った。流れたのは、トムからの着信専用にしている、トーマス・ドルビーの「She Blinded Me with Science」〔邦題「彼女はサイエンス」。シンセポップのヒット曲〕だった。充電中の携帯電話に手を伸ばすには、ベッドから這い出す必要があった。

「一体どうしたの?」

　私はぶるぶる震えながら、掛け布団の下にまた潜り込んだ。

「存在しない国に、二人で土地を持っていなかったかい?」

　トムは不安げに尋ねてきた。一体何の話だろう?どう相手をしたらいいのだろうか?

「ハニー」と私は口を開いた。「何のことかわからないよ」。

トムはため息をついた。明らかに、とても動揺していた。「思い出してみてくれ。ずっと前だ。ずーっと、ずっと……最初に、私たちが最初に会った時だよ。買ったかな……二人で、もう存在しない国に建っている家を購入したかい？　全部手放してしまったかな？」

これが、朝の四時に私に電話をかけて議論しようとした内容？　頭おかしいでしょ。そこで、私はちょっとした理屈を使ってみることにした。声を冷静なままに抑えて、あの子たちを起こさないように、そして願わくば、トムを落ち着かせられるように。

「トム、今は真夜中でしょう。あと何時間もしないうちにそっちに行くから。行く前に、うちの財務関係の書類をみんな調べて、全部ちゃんと計上されているのを確かめておくからね」。そして、深い、すべてを一掃する吐息をつく。

電話を切ったが、もう眠りに戻ることはできなかった。私は円錐形のドリップフィルターで、巨大なポットいっぱいにピーツ・コーヒー〔カリフォルニア発のコーヒー小売店〕のコーヒーを作った。円錐形フィルターは、コーヒーマニアのトムが、うちでコーヒーを淹れるのはこの方法以外に認めないと言い張ったものだ。そのコーヒーは溢れて調理台の上にこぼれ、辺りをめちゃくちゃにしてしまった。私は大声で悪態をついた。子猫たちはキッチンテーブルの下で大慌てし、ニュートンは私を見つめ、距離を保ち続けた。

病院に車を走らせている間、私はトムとの会話にどう取り組むかを決めていた。彼の妄想について話さなければいけない。それができる人は誰もいなかった。しかし、私が病室に入ると、トムが決まり悪そうな表情を浮かべているのがわかった。彼はすぐさまあの話を撤回した。

「すまない、ベイビー」と、彼は落胆した様子で言った。「自分が何を考えていたかわからないよ。たぶん、私の頭の中にはトロイア人たちがいるんだと思う。ラジオのあの曲[25]みたいに」。

*

トムの謝罪を聞くのは辛かった。本人にはどうしようもないのだ。そして、あの子たちや私にもできることはなかった。彼の引き金になることを言ったりしたりするのを避けられるようなものでもない。何のきっかけもなくても、トムはこうした精神病的な状態になったり、そこから覚めたりした。彼の精神状態の悪化の証拠は見過ごしようがなかった。「回復」状態の彼はよく、ほとんど生気のない様子でじっと横たわっていた。かと思うと突然、妄想混じりの会話が始まる。平行宇宙からの破綻出血みたいに。

トムが私を認識することさえできない日もあった。その状況が起こったある時、私は自分の手で事態を何とかしようと決意した。彼の病室の入口がぴったり閉まっているのを確認すると、私はシャツをまくり上げて自分の体をぱっとトムに見せ、「私があなたの妻じゃないならこんなことする⁉」と怒鳴った。別の時は、精神科医がトムに、私が誰かわかるかを尋ねると、トムは首を横に振った。そこで私はこう尋ねた。「あなたは人生で二度結婚しています。では、そこで今日の問題です。私は古い方の年上妻でしょうか、それとも若い方でしょうか？」。トムは推測した。「古い方」。ポワン、ポワン、ポワ～ン……ハズレ。

データの示す状態と妄想状態の間のどこかが、トムの実情だった。スーパーバグはまだ彼の中に潜んでいたが、分析室から届く値は、彼がわずかながら回復し始めていることを示唆していた。だから今、人々は毎日、あなたは良くなっているとトムを安心させようとするのだった。しかし、トムは自分が死につつあると確信していた。また、深刻な抑うつの兆候も示していた。あの子たちはトムのそばに居続けてくれたが、普通なら彼の気持ちを上向かせてくれるその存在も、この暗い霧を突破することはできていなかった。ある朝、私がトムに会いに行くと、彼は恐ろしく厳粛な目つきでこちらを見た。

「家族会議を招集する必要がある」と彼は私に言った。「プラグを抜くことについて話すんだ」。

「えっ⁉」。私は叫んだ。「何のこと？」

「私は死ぬ。現実を見てくれ。真夜中にデイヴィーと長い話をしたんだよ。デイヴィーは私に、もう終わりだと言った。だから、全部終わりにすることを話さないといけない。安楽死だ。」

私は叩きのめされた。そんなことありえる？　そんなはずはない。

「トム。ハニー。ベイビー。私はデイヴィーと昨日話したばかりだけど、そんなこと何も言っていなかった。デイヴィーも、チップも、それに他の担当医の先生たちも、あなたは良くなってると思っているよ！　その話、あなたが自分で想像したものだったってことはありえないの？」

　私はトムの携帯電話をつかんで、最近の通話履歴を見た。夜中、トムがデイヴィーにテキストメッセージを送ろうとしたことはわかったが、電話の形跡はない。私はトムに電話を見せた。トムは自分が正しいと言って譲らない。腹が立った私は、デイヴィーに電話した。

「ワッツアップ、バターカップ〔どうかしたかい、かわいこちゃん〕？」。彼はいつもの一本調子で言った。彼からは南部式の愛の呼びかけが無限に出てくるようだが、それはくだらなく思えつつも、いつもどこかほっとするものだった。

「もういろいろ」と私は言った。「今、トムと一緒にいるんだけど、トムは昨日の夜、あなたと安楽死について話したと思っているの。自分は死ぬって、あなたから聞かされたっていうの。だから、プラグを抜かなきゃいけないんだって！」

　私はデイヴィーがはっと息を吸うのを聞いた。「すぐに行く」と彼は返した。「早まらないでくださいよ」。

　こちらに到着すると、デイヴィーは昨夜、そんな会話は一切なかったことを証言した。私たちはもう一度、トムに通話履歴を見せた。そこには、通話などなかったことが示されている。何が現実で、何が想像なのか、もはや自分自身の頭を信用できない。その認識が膨らむ中で、トムは悔しがり、動揺した。

「デイヴィー」。トムは彼に言った。「私は正気をなくしそうだ」。

　デイヴィーのハスキーな笑い声が部屋に満ちた。

「そりゃあ、当然のことですよ」。そう言いながら、彼は口の片端をにやりと上げる。

「いや、本当にそうなんだよ……」とトムが言う。

「時々物が見えるんだ……どうしようもなく変なものが」。

　デイヴィーは頷いた。「そのこと、教えてくださいよ」。デイヴィー自身も医学的な問題を経験したことがあった。数年前、彼は謎の脳卒中をたびたび起こした後、このソーントン集中治療室に数週間入院したのだ。神経科医たちが山のように検査をしたが、診断がまるでつけられなかった。その経験から、デイヴィーは患者であるとはどういうことか、より深く理解するようになっていた。

　トムはため息をついた。「どこから始めたらいいんだい？　この前の夜なんて、自分がナースステーションの周りの床を這い回っていると思っていた。そこでは、看護師たちが針や金属の破片で私を突っついているんだよ。その後、ＩＲに連れていかれた時に、自分の中にあるその小さい金属片がみんな、磁石で引っ張り出されるんだと思った。それで私は死ぬんだと」。

　デイヴィーはトムのベッドの隅に腰掛け、手袋をした自分の手で、トムの手を包んだ。「それは、ＩＣＵせん妄ですよ。ＩＣＵに入ることになった人……いや、実際は病院のどこに入ってもそうなんですが、長期入院になった人のほとんどに起こるんです。昼も夜もわからないから、脳が混乱するんですよ。僕が病院にいた時は、テネシーの田舎で、自分が子供時代に木の上に作った小屋の床に寝てると思い込みかけていました。あなたは狂っているんじゃない。僕自身も前は疑っていましたよ。でも、実際はここから出られそうじゃありませんか」。

*

　一週間後の一月中旬、その週にトムの担当となった病棟医のガンディー医師から、私たちに話があった。トムはこれから数日のうちに退院となり、長期急性期医療[26]の専門病院に移されるだろうという。トムは元気になったが、私はすぐさま不安になった。確かに、分析室での検査は、トムの免疫系がわずかに復活し、アシネトバクター・バウマニを何とか取り除けていることを示していた。だが、トムは快方に向かっている人のようにはまるで見えなかった。ほとんどの時間、彼は死体のように青白い姿で、じっと「休んで」いた。彼の体は侵略者を追いやったかもしれないが、同時に彼の正気もどこかに行ってしまい、私たちの元から離れてしまった……そんな気配が強まっていた。妄想の発作や、彼が自分の内側のどこか暗い世界で途方にくれる時間が続いていることには、何の励みもなかった。今回の退院に向けた検査で、この状況はどう考慮されたのだろう？　とはいえ、私はチップとデイヴィーにテキストメッセージで転院の可能性を伝え、注意喚起を促した。二人ともまだ時期尚早だといって懸念を示したが、トムは私が転院にあまり協力的でないと腹を立てていた。彼は訴えかけるような目でこちらを見てきた。「家に帰るだけでもできないかな？」。だが、彼はまだ抗生物質の点滴を受けていたので、家という選択肢はなかった。

　翌日、チップとデイヴィーの同僚である感染症医、ランディ・タプリッツ医師が私たちに会いにきた。彼女には前に一度、会ったことがあった。チップは私に、彼女はここの医学部でも指折りの感染症医だと教えてくれていた。

　タプリッツ医師は病室の入口で黄色の防護ガウンを羽織り、力強くも親しみのある「こんにちは」の声とともに中に入ってきた。

「あなた方にＩＣＵの外で会えて良かった。ただ、厄介事がありまして」と、彼女は私たちに言った。「あなたの仮性嚢胞のドレーンから新しい細菌を培養しました。バチルス〔現在はバクテロイデス〕・フラジリス。このＢ・フラジリスはよくある腸内細菌で、通常は耐性とは無縁です。ドレーンに混入したものであって、仮性嚢胞の中にいるわけではない、という可能性もありますが、隠れた感染症のしるしかもしれません」。

「ええっ、そんな」。私は嘆いた。「ガンディー先生は、トムは今週退院になる、もしかしたら明日かもしれないって言っていたんですよ」。

　タプリッツ医師は私の方に向き直って、目を細めた。

「私もそのことは伺いました」。彼女は慎重に言った。「かなり野心的な日程ですね。私はこの新しい菌が問題ないと確認できるまで、退院は保留にするよう勧めるつもりです。実は、トムさん、あなたにはメロペネムを再開していただこうと思うんです。単なる用心ですよ。この『メロ』はあなたがもう使われたことのある抗生物質ですし、あなたはそれに十分耐えていました。うまくいけば、長くは投与せずに済むでしょう」。

彼女はこちらを見て、私たちの反応を待った。トムはベッドにがっくりと沈み込んだが、ゆっくりと頷き、事態を受け入れた。

私は肩をすくめ、「的確なご判断をありがとうございます」と彼女に言った。私は内心ほっとしていた。トムを退院させて、複雑な手当てに対応できないステップダウン施設[27]へ移らせたいなどと思うはずがなかった。とにかく、今はまだ。

「よかったです」とタプリッツ医師は言い、病室の出入口へと歩いていって、防護ガウンと手袋をするりと外し、手を洗った。「今現在、一番避けたいのは敗血性ショックですから」。

13　転換点　――占領

二〇一六年一月一七日〜二月一四日

「わあ、見てください！」。ガンディー医師は、トムがベッドの枠をつかんで上体を半分引っ張り起こしたのを見て驚いた。トムはこの前日、体調を崩してから初めてこの離れ業を披露できるようになっていたのだ。私と理学療法チームのエイミーが絶え間なく激励し続けたおかげだった。「ずいぶん力強くなられましたね、素晴らしい！　では、お腹をちょっと拝見します」。ガンディー医師が腹部を触診し、肺の音を聴く間、トムはベッドの片側に体を丸め、脚を外に出してぶらつかせていた。これでよし、とガンディー医師が頷き、トムは体をずらしてベッドに仰向けになった。ガンディー医師は毎朝トムの調子を確認するために立ち寄っていた。そして、インド料理について話すうちに、私たちはいくつか嬉しい共通点に気づいていたのだった。ガンディー医師は私の好きな都市の一つ、デリーで生まれ育った。現地のヘロイン常習者たちに協力してもらいながら共同研究を進めてきた私は、そこでの経験について彼とたわいもないお喋りをした。トムもそれに口を挟んで、自分が率いたナーグプル〔インド中西部の都市〕のセックスワーカーたちとのＨＩＶ研究プロジェクトについて話し、サンバール〔豆と野菜のスープ〕〔原文ではsambalとあるが、南インドのスープ「sambar」のことと思われる〕を添えたドーサ〔薄いクレープ状の料理〕、チャナマサラ〔ひよこ豆とスパイスの煮物〕、イドゥリー〔米粉の蒸しパン〕、プーリー〔全粒粉の薄い生地を揚げたパン〕など、南インド料理への愛について語った。

彼のベッドの反対側では、日中の担当看護師のエリンがオンラインカルテにバイタルの値を入力していた。「お昼ご飯に向けて、お腹が空いてきました？」と辛口の冗談を言う。「マクドナルドなんてどうです？　ほら、チキンマックナゲットとか」。

私たちはみんな笑った。トムはまだ流動食だったし、食べたものの半分くらいしか胃に留めておけなかった。それに、彼はマクドナルドの食事は死んでも食べないだろう。

「うわっ、ストーマ[28]の袋がまたいっぱいになっていますね」。エリンが驚きの声をあげた。「一時間前に空っぽにしたばかりなんですけれど」。

トムのベッドの端にいた私もそちらを覗き込み、自分の所見を述べた。「それに、変な麦わら色ですよね。これまでずっと黄土色で、濁っていたのに」。

ガンディー医師の眉にしわが寄った。「それ、よく見張っておいてください」とエリンに伝えると、私に向き直ってこう言った。「腹水に似ています。非常に妙なことです。消化器科の研修医を呼びます。もっと大きなパウチを持ってきてもらって、調べてもらいましょう」。

「今袋に流れ込んできてます」。エリンが緊張感の増した早口で言う。

「溜まっている量を測定」と、ガンディー医師がさらに素早く言った。

「五〇〇ミリリットルです……しかも、たった一時間で」と答えると、エリンはストーマの袋を持ち上げ、もう半分近く溜まった様子をガンディー医師に見せた。

「検査のためにサンプルを保管した方がいいですか？」と私は尋ねた。

「ええ。いい考えです」と彼は答えた。「そうしましょう」。

「寒い」とトムが小さな声で言った。「温めた毛布[29]をもらえますか？」

「もちろん」とエリンが言う。「頼んできま……」。

突然、トムが震え始めた。「すごくさ……む……い」。声にならない声で言う。額には汗の玉が連なり、頬はまだら模様になっている。

「こんなの嫌です、私」。下唇を噛みながら、私はガンディー医師に言った。

「私もです」と彼は答える。一瞬にして、懸念が怯えに変わっていた。「これからショック状態になられます……ご覚悟を」。数秒のうちに、ガンディー医師はオンコール[30]の研修医に至急こちらへ来るよう呼び出しをかけ、エリンはトランシーバーを使って看護師長を呼び出した。

　トムの呼吸は突然、素早い喘ぎに変わった。体があまりに激しく震え始め、ベッドの枠ががたがたと揺れるほどだった。私の頭の中でデイヴィーの声が聞こえた。

《ベッドが揺れるほど震えたら、それは悪寒戦慄だ。敗血症性ショックの前触れだよ》

　私は心拍数モニターに目をやり、トムの血圧が一一〇／七二から九〇／五五へと、わずか数分単位で急落するのを目撃した。彼の呼吸数は一分間あたり三五回へと上がり、さらには四〇回にまでなった。それまで、彼の普段の「レス・レート（呼吸数）」は一分間に二〇回未満だったのに。

「血圧がどんどん落ちてる！」と私は叫んだ。「それに、このレス・レート。何なの！」

　ガンディー医師は携帯電話で話しながら、トムのベッドと窓の間の狭い空間を行ったり来たりしていた。

「そう、至急《スタット》」と彼が言うのが聞こえた。「ショック状態に入りました」。

　看護師長のジュリーがガウンと手袋をつけながら転がり込んできて、エリンとともにベッドに近づいた。温めた毛布を何枚もトムの上に重ねながら「コード[31]をコールしますか？」とガンディー医師に尋ねる。トムのベッドは激しく揺れ、私の耳にはトムの歯がカタカタと音を立てるのが聞こえた。

　ガンディー医師は一瞬、考える間をとってから「まだ」と答えた。「でも、酸素を入れてください。すぐＩＣＵの研修医が来るはずです」。彼は腕時計に目をやった。

　まさにぴったりのタイミングで、若い医師が駆け込んできた。ツンツンとしたショートブラシカット[32]の髪に、ＩＣＵでの見覚えがあった。二階の反対の端から駆けつけた彼は息を切らし、白衣の裾はひらひらと後ろにたなびいていた。彼が病室の入口で立ち止まり、黄色の防護ガウンをかぶっている時、ラペル〔下襟〕にぶら下がっている名札が見えた。「ドクター・ワン　肺疾患・救命医療研修医」。彼は私に向けて頷きつつ、トムのところへと駆け寄った。

ジュリーがトムの体温を測り終え、「イチ、ゼロ、ニ、点、ナナ〔華氏一〇二・七度、摂氏に換算するとおよそ三九・三度〕」とぞんざいな声で告げた。二人の医師たちに目を向け、追加の指示を待っている。私は何をしていいかわからず、数区画先のトイレに駆け込んで、トムの額に乗せる濡れタオルを持ってきた。

「頑張って、ハニー」。数秒後、私は濡れた布でトムの額を拭きながらささやいた。「みんなで原因を突き止めるからね。一人にしないからね」。トムは私を見てゆっくりと瞬きした。彼の瞼は重い。私には、その裏側にある恐怖が見えた。

ワン医師は三分も経たないうちに容態の評価を終え、携帯電話で話し始めた。私がエリンの方に目をやると、彼女がトムのストーマの袋をまた空にしているのが見えた。袋はもういっぱいになっていた。ワン医師が電話を切り、私たちみんなに向き合った。「ＩＣＵの病室が一つ空いています。運びましょう」。

「今⁉」。ショックだった。人々はいつも敗血症性ショックで亡くなるという悲惨な統計を、私は急に思い出した。アメリカであってもそうなのだ。それに、コードの院内放送を検討していたということは、トムがそういう統計データの一つになる可能性があったということだ。トムもそれはわかっている。医療チームがトムの移送準備を整える中、トムは悟ったような表情を私に見せた。その顔はこう言っていた。《ほら、私は自分が死ぬってわかっていたんだ》。私は胸の詰まりをぐっと飲み込んだ。こんな話こそ妄想でいいのに。

ジュリー、エリン、看護助手がトムの洗面具を大きなポリ袋に詰め込んでいた。袋には「バイオハザード」と書かれている。「持ち物を入れるのを手伝ってください」とジュリーが私に指示した。「全部一緒に持っていかないといけないので」。数分のうちに、トムはキャスター付きのベッドに乗せられたまま、ＩＣＵへと送り返されていた。彼の脇をワン医師、ガンディー医師が固めている。ガンディー医師が点滴台を押した。私も走ってついていく。トムの持ち物が入った袋を三つ、自分のハンドバッグ、それにバックパックを抱えて。

その途中、私たちはランディ・タブリッツ医師に出会った。彼女はぴたりと足を止めた。眉毛が驚きで持ち上がる。私は彼女に会えて安堵した。「どうされました?」。彼女が私に尋ねた。くるりと踵を返した彼女と、早足で一緒に歩く。人々がトムのベッドを押して廊下を進み、ICUへと戻っていくのを私たちは追いかけた。

「ああ、ランディ!」。私は堅苦しい礼儀を全部捨てて叫んでいた。「ついさっきまで、トムはベッドに体を起こして座っていたのに、それから……それからドレーンがこの薄黄色の液をこんなに出し始めて……今も出ていて……それからトムが寒がって、今は熱があって……」。

ランディの額にしわが寄った。「話を聞く限り腹水のようですね。そしてショック症状になったと。気になるのは、これが、ドレーンからとって培養したB・フラジリスのせいなのかどうか。もしそれが原因なら、大丈夫。昨晩、メロペネムの投与を始めておきましたから。ただ、MIの可能性も除外してもらう必要があります」。私は脳内のウィキペディアのページを調べた。MI、マイオカーディアル・インファークション……心筋梗塞だ。

両開きの扉がさっと動き、また私たちはここに戻ってきた。ICUに逆戻り。トムは今回、大急ぎで廊下の突き当たりへと運び込まれた。一一号室。この病室は、端に窓がある大きな長方形の部屋だった。だが、トムはもうそれに反応を示さない。この様子だと、この窓から外を見ることはもうないかもしれなかった。

彼の目は閉じ、顔は赤カブのように真っ赤だった。ぜいぜいと短い音を立てながら喘ぐ響きは、死前喘鳴のようだ。医師と看護師が大挙して対処に当たる。彼を新しい心電図計につなぎ、点滴を付け直し、バイタルをとる。レス・レートは、四五、続いて五〇と急上昇し続けていた。病室の隅で、見慣れた二つの顔が扉から覗く。ICUの看護師長のマリリン、それから、元軍人の看護師、ジョーだ。二人とも、前はずっとトムの面倒を見てくれていた……そしていまやこうだ。

「どうしたの?!」とマリリンが尋ねる。「私たちがこの前会った時は、もうすぐトムさんが退院になるって聞いたのに」。

「私たちもそう思っていたんだけど」。自分の両腕をつかみながら、私は力なく答えた。「でも、今はだめ」。

ジョーが私の肩に手を乗せ、「頑張るんだぞ」と弱々しく口にした。知的な青い目に、ショートブラシカットの髪をした彼は、トムがわめき散らしていたあの日々の間、どんなめちゃくちゃな話も受け流してくれた。だがいまや、彼もマリリンも明らかに動揺している。二人はナースステーションに撤退し、救命医療チームの入る場所を広げた。

ICUのチームが診断を終える中、ありがたいことに、ランディは私に付き添って病室の隅にいてくれた。私はその支えに心から感謝していた。チップとデイヴィーが彼女に、私にはサンディエゴに住んでいる家族が他にいないことを伝えておいてくれていた。私は体外離脱しているかのような感覚になっていた。見下ろした先にはトム、医師たち、そして、人間の抜け殻のように見える、汚い金髪を振り乱した女がいる。私だ。

救命医療医の一人、ミムズ医師が、私にはすぐに理解できない指令を怒鳴った。「麻酔科を呼んで、至急《スタット》！」

私はランディを頼った。「どうして麻酔科を?」とささやき声で尋ねる。

「挿管する必要があるんです」と、彼女は静かに説明した。

「ああ、だめ、ベンチレーターはだめ！　ああ神様……」。私の声は上ずり始めた。自分の声ではないみたいだった。ヒステリックになっていく誰か別の人みたいだ。私の心の声が《生命維持装置》とささやいた。翻訳はこうだ。《死》。

「大丈夫」とランディが私をなだめる。「私を信じて。今は呼吸するのに装置の補助が必要です。うまくいけば、数日で済みます」。

数分のうちに、新しい医師たちの一団が到着した。いまやトムの部屋には一〇人以上の医師がいた。彼らはトムのベッドの周りに群れをなした。あまりに多いので、私にはもうトムが見えなかった。涙が一粒、一粒と頬を流れ落ち、やがてとめどない小川になった。

誰かが私にティッシュをくれた。誰かが、トムのストーマの袋にはもう三リットルの液体が流れ込んだと言ったのが聞こえた。

医師の群れの中から、すらりとした見知らぬ金髪の女性が抜け出し、私の方にやってきた。「パターソンさんですか？」と私に尋ねる。

私はぽかんとして彼女を見つめた。正直に言って、その名前[33]にはこの瞬間ぴんと来なかったのだ。「あ……はあ。ステファニー・ストラスディーです、本当は。でも、はい。私がトムの妻です」。

彼女は手袋をした手で私に一枚の紙を渡した。「麻酔科医のマイヤーです。呼吸を助けるために、すぐに挿管をしなければなりません。おそらくご本人はこのことを何も覚えていないでしょうし、私たちもそうあってほしいと思います。これに関する記憶は……不快なものになる可能性がありますので。同意をいただけますでしょうか？」

私は頷き、同意書にサインをした。彼女は礼を言うと群れの中に戻り、指示を出し始めた。五分としないうちに、彼らはみな病室から立ち去った。仕事が終わったのだ。私ははっと息を飲んだ。目の前では、顔を押さえつけるような器具が自分の夫にくくりつけられていて、そこから巨大な管が口の中に伸びていた。九号室で亡くなったあの男性みたいに。管は小さな子供ほどの大きさの装置につながっていて、それがトムのベッドの右側の空間をすべて占領していた。装置にはいくつかの計器とダイヤルがついていた。それらがすべて最大値に設定されていたことを、私はのちに知ることになる。忌まわしき人工呼吸器。別名ベント。そこではっと気づいた。トムはもう話せないのだ。私は、最後に二人で何を話したか覚えていないことにも気づいた。また彼の声を聞くことはできるのだろうか？ どうしてこんなことに。しかも、こんなに早く？ 私は完全に混乱してしまった。

ランディは私を見た。その目が細くなる。「あなた、大丈夫？」と彼女は尋ねた。

「はい。いえ、わからないんです、本当は」。私は彼女を見つめて笑顔を作ろうとした。惨めなほどうまくいかなかった。

彼女は私にもう一枚ティッシュを手渡した。「近くに、誰か頼れる人はいる？　支えになってくれそうな人が」と私に穏やかに尋ねる。

あの子たちは二人とも、一二月の後半から一月までずっとサンディエゴにいてくれたが、カーリーはちょうど数日前に帰っていった。いろいろな用事があったが、とりわけ、冬休みの間に入った泥棒の対応をしなければならなかったのだ。私たちはみんな、日々決断を下し、その時できる最良のことをしていた。

「トムの子供たちはちょうど、ベイエリアに帰ったばかりなんです」。話に集中できるはずもなく、私はぼんやりと彼女に言った。親しい友人のリズは問題外だった。彼女は同じ通りのほんの数軒先に住んでいたが、夫がつい最近、末期の膵臓がんだと診断されたばかりだった。今は絶対に彼女の心の重荷を増やすべきじゃない。他のたくさんの人たちが、いろんな形で私たちを支えてくれていたが……。

「その子たちに電話しなさい」とランディが言った。「もっと情報が必要なら、私から二人に話してあげます」。そうわざわざ申し出てくれる。

私は打ち明けた。二人に電話するのをためらっている、だって、狼少年の評判が自分につきはじめているのを知っているから。私が何にでも大げさに反応するせいで、状況がどれだけ深刻なのか、二人が毎回の判断に悩むほどになってしまった。二人を責めはしない。状況の急落につぐ急落で、私自身も事の重大さを測るのが難しくなっていた。私は生まれつきの心配性ではない。でも、トムの治療が続く中ではどうしたって、危機が解消するだろうとは言えやしない。どうにか解決するだなんて、驚きだ。

ランディは、この状況ではどんなに騒いでも騒ぎすぎることはないと言って、私を安心させてくれた。今回は違うのだ、と。

＊

それからの二四時間は危険すれすれだった。トムは人工的昏睡状態におかれ、その間に医師たちが敗血症を抑える治療に取り組んだ。トムは失った体液を補うために追加の点滴を受け、腹部で何が起きているかを調べるためにＣＴに回された。ヘモグロビン数が急激に落ち、彼は輸血を受けた。三パイント〔約一・四リットル〕の血だ。体内の血液を四分の一以上失っていたことになる。私がＣＴの結果を待つ間に、デイヴィーがやってきた。私は彼の元に駆け寄り、彼は私をがっちりと抱擁した。私はその首元に顔を埋めた。

「……やあ、かわいこちゃん」。彼は静かに言った。「新しい情報がある。放射線科に寄ってＣＴを見てきたんだ」。

「それで？」。私は不安を抱えて尋ねた。

デイヴィーは重々しい表情だった。「仮性嚢胞のドレーンが外れて、中のヘドロを全部、トムさんの腹腔に撒き散らしてしまった。これを心配していたんだ」と彼は言った。「アシネトバクターはもう体中にいて、完全に定着している。彼の体はもう、占領されたたんだ」。

「なんてこと」。私はつぶやいた。最悪の知らせだった。「それで、ヴィクターの抗生物質カクテル以外には治療する方法がないんでしょ？」

デイヴィーは頭を振って、私と目を合わせようとしたが、できなかった。「あのカクテルには静菌作用があって、感染の進行を防ぐ。でも殺菌はできないんだ……」。

「つまり、菌は殺せない」と私は言葉を挟んだ。

「そう」。デイヴィーはそっと答えた。「アシネトバクターとじゃ勝負にならない、しかも、こうして体中に広がられたらなおさらだ。トムさんの血液と唾液のサンプルをとった。でも、検出されるのは間違いなくアシネトバクターだ、僕の白衣を賭けてもいい」。

私の目は涙でいっぱいになった。「何かいい知らせはないの？」

デイヴィーは考える間をとって、こう言った。「そうだね、ＭＩの兆候はない。それからおそらく、ランディ先生が昨日、メロペネムの投与を始めてくれたおかげで、トムさんの命は救われたんじゃないかな。絶対、あのＢ・フラジリスが先に血液の中で増え始めていたから。あのメロがなければおそらく、ここまで持ちこたえてなかった」。

＊

四日間。これは、トムが薬で「眠っていた」期間だ。投与されていたのはプロポフォール。いわゆる「マイケル・ジャクソンの薬」、開発者が「健忘症のミルク」と称したあの薬だ。[34] 毎日、短時間だけ目を覚まさせて、親指を立てる、首を縦に振って頷くなど、トムがまだ指示を聞き取れるか、そしてその指示に従えるかどうかを確認する。そしてついに、プロポフォールを止めて、彼をずっと起こしておけるのか試す日がきた。私が四日分の汚れを彼の目からぬぐい落としていると、青い手袋をはめた自分の手がトムの顔に触れ、そこに温かい血がさっと流れ込むのがわかった。とうとう……元気な顔つきになった。

「ねえ、ルンペルシュティルツキン」[35]と私はささやきかけた。「おかえり、生者の国に戻ってきたね!」

少し前、私はフェイスブックに近況を投稿し、トムが治療のための人工昏睡状態におかれていることを友人たちと共有していた。その時に、私たちの即興音楽療法に加えるのに良さそうな曲はないかと募ってみると、実に様々な案がどっと寄せられた。レナード・コーエン、デヴィッド・ボウイ、ルシンダ・ウィリアムス、ティンバー・ティンバーなど。あの子たちと私は、トムの耳が聞こえるものと考えて、彼が一日中聴けるプレイリストをパンドラで作った。私はスピリチュアルな拠り所であるロバートと毎日スカイプで話した。また、あの子たちと私は、サンディエゴのホリスティックヒーラー[36]、マーティンと連絡を取り合った。彼は私たち家族の間でも特別な存在で、よくトムの枕元に来て腰掛けては、その手をトムの上に重ねてくれた。私たちは世界中からメッセージをもらった。友達や仕事仲間たちが、ろうそくを灯し、祈りを唱えてくれているという。その思いは溢れんばかりのものだった。

こうしたことのどれか一つでも効き目があるのか、私には見当もつかなかったが、害にはならないだろうと考えた。私たちはこの時もまだ、手袋や防護ガウンなしではトムに触れられなかった。あまりにも多くの面で、あまりにも私たちを孤立させる闘いの中で、トムと私たちは思いやり、愛情、癒しをもたらすエネルギーと存在の渦の中にいるようだった。私がこれまでに経験したどんなこととも違っていた。まだ人工呼吸器をつけていて話もできないトムは、そのほとんどに気づかないようだったが、時には、誰かの存在が彼を深みから呼び覚ましたり、誰かが来るのと同時に、心拍数などのバイタルサインを追跡しているモニターのどれかが良い方向へ変化したりすることがあった。ただし、時々のことでしかなかったが。

ＩＣＵの一日がどんなふうに続いていくのか、私が知ることはなかった。朝五時に電話をかけ、夜勤の看護師から報告を聞く私の日課は、決して自分には指揮権のない状況を、せめて把握だけでもしようとするはかない試みだった。毎日、病院まで三〇分の道のりを運転するたびに自分に問いかける。トムの意識はあるだろうか、それともないだろうか？　もし目を覚ましていたら、私のこともわかるだろうか？　そうでない日々は特に苦しかった。自分の存在がまったく無意味なように感じられる。心の奥ではそうではないとわかっていたが、元気に前向きでいることがだんだん厳しくなってきていた。

数日後になってやっと、トムは意識のない状態で過ごす時間よりも、意識のある状態で過ごす時間の方が長くなり、人工呼吸器も外された。トムがまた話し方を思い出せるよう、医療言語聴覚士が彼と一緒に訓練に取り組んでくれた。ある朝、私がトムのベッドに近づくと、トムがちょうど目覚めようとするところだった。

「おはよう」。私は笑顔で彼に話しかけた。「私が誰だか、今日はわかる？」

トムは思案顔で私を見て、しわがれ声を出した。

「ミ、ミ……」。

がっかりする準備はできていた。自分用メモ：答えへの準備ができていない時は質問しないこと。

「ミ……？」と、ともかく尋ねる。

「ミ・アモール……」[37]とトムは絞り出し、私に小さな投げキッスをした。胸がとろけた。毎朝がこんなふうに始まったらいいのに。彼が命にしがみつく力は弱く、体内で命を狙うアシネトバクターへの防御は薄かった。その影響で、もっと暗い雰囲気、もっとショックな展開がもたらされる日の方が多かった。

ある朝、理学療法のセッションが終わると、トムは思いがけない来客の訪問を受けた。ボブ・カプランは、トムの子供の頃からの友達であり、サーファー仲間であり、生涯ずっと、男どうしのいたずらの共謀者でもあった。ある時点でアカデミア〔学究界〕から政府での仕事にキャリアを切り替え、いまや大物になったボブはワシントンDCに住んでいた。だが、トムのことを聞きつけてサンディエゴを訪れ、彼に会うためにここに立ち寄ったのだった。

「世の中には、ちょっと心配だからって、何でもしてやろうとする人間がいるんだよ。な、リロイ?」

ボブはいつもと同じように、トムをミドルネームで呼んでからかった。トムはそれに応じようとしたが、息ができなかった。

私はおそるおそる、トムに助け舟を出した。これは、鼻から吸って口から吐く呼吸法を彼に思い出させるコツとして、看護師たちが使っていたものだった。「バラの香りを嗅いで、ろうそくを吹き消して……」。

「くそっ、よしてくれ」。トムはいらいらして怒鳴った。「言うのは……言うのは簡単だろうよ」。

私が近くにたたずむのをやめて席を外すと、ボブとトムの二人はほとんど一方通行だった会話を再開した。ボブは短いジョークを次々繰り出しつつ、トムがいつものように応じられない様子を見て少し不安げだった。会話もどきの試みはどれも、トムの心拍数モニターが音を立てるたび唐突に中断された。彼の呼吸数は一分間に三〇回以上へと急増していた。それを安定させ、トムの気道からねばつきを取り除こうと、呼吸器科技師のウィルがあらゆる手段を試した。しかし、また警報音が鳴ると、とうとう彼は首を振った。

「いやあ、すいません」とウィルは言い、頭を振った。「ゴーストバスターズを呼ばないと」。そして、トムはあっという間に人工呼吸器に逆戻りしてしまった。医師たちは今回、気管切開をした。トムの喉に穴を開けて、気管に人工呼吸器の管を直接つけるのだ。それが終わると、トムの変身が完了していた。彼はもう、人間的な存在というより、むしろ宇宙から来たエイリアンのような姿になっていた。

*

どんなささいな口論も、トムの最後の経験になるおそれがあった。彼はすでに、敗血症性ショックの発作を三回乗り越えていた。一回であっても命を落とす人が多い発作だ。それをうまく乗り越えるたびに、トムがもう一日生き延びて闘えるという吉報がもたらされた。だが、戦闘には毎回勝っているのに、私たちは敗戦に向かっているような気がしていた。しかも、それには少なからぬ根拠があった。実際、私たちは敗れつつあったのだ。

近年、ますます多くの医学誌やメディアがこんな症例を報じるようになっていた。病気になったり怪我をしたりした人々が、かつては抗生物質で治せたものの、いまや完全な抗生物質耐性を示すようになった感染症にかかる。医師たちは犠牲者を一人一人治療しようと苦戦しているが、闘いはすでに彼らが対処できる範囲をはるかに超えて広がっていた。

野放しの状況の中、二〇五〇年までに毎年一〇〇〇万人ずつがスーパーバグへの感染で命を落とすと推計されていた。ＷＨＯの元事務局長、マーガレット・チャンはこの少し前に、私たちはポスト抗生物質時代の起点に立っていると宣言していた。ポスト抗生物質時代とは、ちょっとした擦り傷が手足の切断や死につながりうる時代のことだ。大げさな話に聞こえるが、その印象もトムの姿を見れば変わる。正直なところ、トムは一日ごとに少しずつ死に近づいていた。私の夫はじきに、全米でスーパーバグ感染によって命を落とす毎年一五万人超の一人になるかもしれなかった。

製薬業界は、新しい抗生物質がこれから登場するという確約の言葉を判で押したように繰り返した。現実を無視した言葉だった。新薬を開発し、それらを研究室での実験から臨床試験へと進めるのに数年が必要だ。その間に何千万人もの人々が死ぬ可能性がある。抗生物質を素早く実用化する創薬パイプラインなど、麻薬のパイプをふかしながら見る幻の夢に過ぎない。現実はもっと複雑なのだ。

最後の手段の抗生物質だったものの、トムのアシネトバクター・バウマニが耐性を持つようになってしまったのがコリスチンだ。この薬は第二次世界大戦以来ずっと使われてきた。最後に抗生物質の新クラスが発見されたのは一九八四年だ。既存のクラスの抗生物質群をいじることで、ある程度は新世代の薬を作ることができる。だが、細菌は最終的にそれらの薬への耐性も発達させる。特にコリスチンは、かつて根絶やしにすることができた細菌に対して、もはや役に立たないとわかる事例がどんどん増えていた。アメリカだけでなく、地球全体でだ。

さらにひどいことに、コリスチンのような強力な抗生物質は、人間に友好的な細菌たちをも消し去ってしまう。私たちの内部の細菌叢のバランスを保つのに力を貸してくれる善玉菌を一時的にでも失う事態は、抗生物質治療の弊害の一つとして見過ごせない。通常、体を守る細菌叢のバランスは元に戻るため、普通の環境下にいる健康な人のほとんどは、致命的な損失を受けることはない。しかし、もしすでに免疫系がひどく弱ってしまった人（トムのように）の体内で善玉菌が全滅してしまうと、アシネトバクター・バウマニのようなスーパーバグが獲物を求めて侵入しやすくなる。しかも、侵略してくる細菌の第二波、第三波は、遺伝的適応を経て耐性をつけ、生存力を高めている可能性がさらに高いのだ。

深刻な基礎疾患を持つ患者が治療のために入院したものの、そこで無関係な感染症にかかって亡くなってしまうという例も増えている。院内感染、あるいは医療関連感染と呼ばれるこうした事例は大きな問題になってきている。アメリカ政府の推計では、毎日、入院患者およそ二五人につき一人が、少なくとも一種類の院内感染を起こしているという。

病気にかかっている人々は、抗生物質による他の臓器や系への副作用も受けやすい。コリスチンは最終手段、別名「サルベージ（救済）」療法[38]だと考えられている。腎臓や神経系への毒になる可能性があるからだ。一方、良い点はというと、コリスチンは投与期間が短い場合、かつ、患者がショック症状や重度の栄養失調をまだ起こしていない場合には治癒率が高い。だが、トムは両方の症状に見舞われていたし、コリスチンをすでに一か月も使っていた。他に、メロペネムとチゲサイクリンという二種類の大型抗生物質もまだ投与されている。トムのアシネトバクター・バウマニはこの二種類にも耐性を示していたが、全部の抗生物質をやめてしまえば、自分たちが諦めようとしているような気になりそうだった。どれか一つの抗生物質が効く可能性がほんのわずかでもあるなら、私たちはそれに賭けてみたかった。

抗生物質を使うにせよ、そうでないにせよ、もう一つ明白になってきていたことがある。戦いがもはや、このスーパーバグ一つとの小競り合いでは済まなくなっているということだ。その実態は、次々と生じる合併症から生き延びるための闘争に他ならなかった。「合併症」というのは実に婉曲な表現だ。追い詰められた体が圧倒され、様々な形で機能を止めていく有様を指している。一つの合併症が起こり、それを治すための医療的介入を行うことが、次の合併症につながる場合も多い。例えばCTスキャンだ。多くの事例と同様、トムの場合も、問題が起きている領域を正確に観察するためにCTスキャンが必要だった。ただ、スキャンを行うたびに、造影剤が腎臓にさらなる負荷をかけて腎不全を引き起こすリスクがある。また、看護師たちはトムの腹部の膿瘍から伸びるカテーテルの管を定期的に洗浄していたものの、管はたびたび詰まっては感染を広げていた。医師団のとった解決策は、画像下治療科にドレーンを次々追加させるというものだった。当時、手術はまだ問題外だと判断されていたからだ。処置を行うたびに、合併症とさらなる敗血症のリスクが新たに重なっていった。

肺、心臓、腎臓、脳。それらが弱っていくのは、夜空に広がる街の灯りが消えるのを見るようだった。一区画ごとにちらついては消え、ついには暗闇だけが残る。トムは、看護師たちの指示に従って足を動かしたり手を握ったりできる日もあった。目を開けるのに精一杯の日もあった。トムはみるみるうちに、ポスト抗生物質時代のディストピア的未来を体現する存在になりつつあった。

＊

バレンタインデーに、私は少々変化を取り入れようと決めた。サンドレスの下にレースのインナーを身につけ、こんな貼り紙を作った。「バレンタインの介入治療実施中　入室は自己責任で」。私はその言葉の周りに大きなハートマークを描いた。一一号室の引き戸に貼られた別の貼り紙の邪魔にはならないだろう。そちらの貼り紙には明るい緑色で、「ストップ！　接触防止措置をとること」と書いてあった。私は洗面台の鏡を見て真っ赤な赤の口紅を塗り、口をすぼめて、自作の貼り紙の真ん中に大きなキスマークをつけた。「ふん」。誰に言うでもなく、私はつぶやいた。「こうでなくっちゃ」。

　貼り紙を掲げるために、私はナースステーションでテープを借りていた。その日の担当看護師、マリリンには、これからトムにバレンタインデーのプレゼントを渡すのだと伝えておいた。私は計画を彼女に伝えつつ、これは見るだけ、お触りなしの、感染対策措置を遵守したプレゼントになると約束した。

「こんなの、ＴＩＣＵで初めて」。彼女はドリス・デイ風にセットした髪の一筋を片耳にかけながら、愉快げに声をあげた。

　トムの病室に入ると、私はコンピューターのマウスを動かし、ＹｏｕＴｕｂｅのページをクリックした。検索窓に「マーシー・プレイグラウンド[39]」と打ち込むと、お目当ての曲が見つかった。トムのお気に入りの一つ、「セックス・アンド・キャンディー」。私は笑い声をあげた。トムはこの曲を歌うのが好きだっ……た。

「あなたのための一曲よ、ベイビー」と私は甘くささやいた。カーテンを引き、ベッドサイドに立ち、青い防護手袋をはめた手で「再生」の矢印を押す。そして、私は注意深く防護ガウンを脱ぎ、サンドレスを脱ぎ、黒のレースの下着だけの姿をさらけ出した。反応なし……。私はサンドレスとガウンを元に戻すと、曲をさっさとパンドラのプレイリストのものに切り替え、ヘアブラシを手にとってトムの髪を梳かした。耳にかかった管の近くの絡まった髪を引っ張れば、トムがしかめっ面をするのが見られるのだと思いながら。その日の午前中、大した変化はなかったが、プレイリストの再生曲は移り変わった。メロディーと一緒にこびりついて離れない、おなじみの「ホテル・カリフォルニア」の歌詞が部屋いっぱいに広がった。

　私は目を閉じた。この曲を自分のアコースティックギターで弾けるようになった頃、私は十何歳だっただろう？　ドン・ヘンリーの声に合わせて私はハミングした。彼は鋼鉄のナイフで獣を殺そうとする話を歌っている。トムの眉がほんの少し動いた。それとも私の想像だろうか？　トムが何を聞いているとしても、それが好きな音楽だとしても、それを彼の脳がどう理解するのかはなかなかわからない。普段でさえ、彼の感覚神経の配線に加わっているひねりが、音と色を混ぜ合わせてしまう。こうした性質は共感覚と呼ばれる。そのせいで、ベートーヴェンの曲からベッド脇のモニター群が発する警告音や唸りまで、あらゆる音がトムに色の束を運んでくるのだ。

突然、トムが目を開け、私を厳しい目つきで見つめた。人工呼吸器の装着を再開した今、トムの気管には呼吸用の太いチューブが直接取り付けられ、もはや話をすることはできなかった。だが、話す必要はなかった。手を握れば彼の考えていることがわかった。そして私たちは一緒に、イーグルスが歌う最後の謎めいた一節[40]に耳を傾けた。トムはいつでも「チェックアウト〔精算〕」できる、でもこの場所を出ることは決してできないのかもしれない……その感覚は、あまりに胸に刺さるものだった。

トムの回想——④

誰にも見えない、恐ろしい世界に私はいる。
しかも、誰も私には触れられない。
貼り紙にはこうある。「感染源」。
私は不可触民だ。

第 III 部

完璧な捕食者

すべての可能性を試し尽くしてしまった時に思い出しなさい。自分はまだすべてを試してはいないのだと。

——トーマス・エジソンのものとされる言葉

14　毒をもって毒を制す

二〇一六年二月一六～二〇日

トムの闘病中、デイヴィーは昼夜を問わず電話をくれて、医学の国の言葉を一般人の言葉で私に説明してくれた。彼は真実を糖衣でくるんでごまかしたりはしなかった。決してだ。私の方も、現実を認識させてくれる存在を欲していた。トムの状況について、多少の真実から目をそむけたところで、それは一時しのぎの絆創膏に過ぎない。そんなものは、リトリートに参加している同僚たちと最近交わした、あの冷徹な電話会議の時に剝ぎ取られていたことだろう。私はデイヴィーにテキストメッセージを送り、翌日、一緒に昼食をとった。

私はあの電話会議についてデイヴィーに伝え、その時のやり取りについて話した。同僚たちは、私からトムの状況をある程度詳しく聞かされると、異常に静かになり、その後、こちらに同情して話を切り上げたのだった。そして、私が電話を切ったと彼らが思っていたあの瞬間、実際にはまだ電話はつながっていたわけだが、元学長が出席者たちに述べた一言が私の耳に届いた。私に聞かせるはずではなかったあの質問だ。

「誰か、ステフに旦那はもうだめだって伝えたの？」

死の淵にいるトムと二か月半も過ごせば、彼が死にかけていることに疑いはなくなっていたのではないか。

そう思う人もいるかもしれない。ただ、私の体感としてはこんなふうでもあった。《トムは二か月半ずっと「死にかけて」きた。……そして、まだ死んではいない》。彼は何度もひたすら持ちこたえ、エナジャイザー・バニー[41]のように頑張り続け、進んで、進んで、まだまだ進み、誰かがぴったりの抗生物質を見つけてくれるのを待ちわびていたのだ。

「正直に言ってね」と、私はデイヴィーに言った。フォークいっぱいにすくったキヌアサラダを口に放り込みつつ、覚悟を固めるようにと自分に言い聞かせながら、こう伝える。「トムは死にかけている。少しずつ旅立ちに近づいている。私の言っていること、合ってる？」

デイヴィーはダイエットコークを口にし、一日分だけ伸びた柔らかな無精髭を撫でた。ストローをいじりながら、彼は正直に答えるにはどうすればいいのか考えていた。

「合っていると思う。うん」。彼はゆっくりと言った。「多臓器不全にはなっていないけれど。彼はベントに頼っているし、つまり肺は動かなくなってきていて、それから、血圧を落とさないために昇圧剤にも頼っている。ただ、腎臓は痛手を受けているけれど、人工透析は必要じゃない」。デイヴィーの声は専門家のそれだったが、目をパチパチさせるのはやけに素早かった。私にはわかっていた。彼は懸命にも、瞬きで涙をこらえていたのだ。私のために。

「人工透析は……まだ、必要じゃない、かな？」。私は尋ねた。心の中では、彼がこう言ってくれるよう懇願していた。

《いや、この先も必要ない。トムさんの腎臓が止まることはないよ》

その言葉をデイヴィーは口にしなかった。彼の沈黙と悲しげな目つきは、むしろその逆を語っていた。

二月一八日のトムの誕生日を祝うのは無茶苦茶なことだったが、私たちは最善を尽くした。私の両親がトロントから飛行機でやってきて、大忙しでベッドの枠に風船をくくりつけた。トムは気管挿管下人工呼吸をしていたので話せなかったが、時々目を開けた。この朦朧とした中でも、少なくとも半覚醒状態になっていることはありえそうだった。そして、彼の視線が風船に止まったのを見た時、私はそれを合図ととらえた。「お誕生日おめでとう、ハニー！　今日で六九歳だね！」。私は自分のノートパソコンをトムの前に持ち上げ、私たちの学科の職員と学生たちが「ハッピーバースデー」を歌って拍手をする動画をクリックした。私たちも一緒に歌った。トムの視線が動き、天井を見つめた。もしケーキとろうそくを受け取れる状態だったら、トムの誕生日の願い事はきっとこうだっただろう。「家に連れていってくれ」。私たち皆が同じ願いを抱えていた。トムが何を考えているのか――彼が考えているかもしれないこと、さらに言えば、幻覚として見ているかもしれないものはどんなことなのか――私には想像もつかなかったが、もし彼が脳の片隅に残された理性的な領域で計算をしていたら、自分が三か月近くも入院していて、良くなる兆しがないことに気づいていたことだろう。

　椅子にはプレゼントの袋が待ち構えていた。添えられた小さな封筒には、私たちの名前が手書きしてある。中のカードには、絵の具で描かれた虹と、手の込んだ飾り文字のメッセージがあった。「私たちが知る中で一番勇気を与えてくれるカップルであり、真の愛とは実際どんなものなのかを私たち双方に教えてくれた二人へ。愛を込めて。M・Lとヤズより」。トムと私は、自分たちの研究室のポスドクであり、親しみを込めて「M・L」と呼んでいたマリア・ルイーザの結婚式を欠席しなければならなかった。しかし、式の準備で大変な中にも関わらず、彼女たち二人はこの贈り物を届けてくれていたのだった。袋の中に入っていたのは、白いTシャツが二枚。一つはLサイズ、もう一つはXXLサイズだった。どちらのTシャツにも、鎖のように連なった短い桿菌〔棒状、円筒状の細菌〕の拡大写真がプリントされ、大きな飾り文字でこう書かれていた。《私はイラキバクターに負けず生き延びました！》。私は喜びの笑い声をあげ、トムの胸に彼のTシャツを掛けて、携帯電話で写真を撮った。トムはもうXXLサイズから程遠い体型になっていたが、少なくとも生還のメッセージには励まされた。

「ハニー」。私は彼の耳にささやいた。「この格好じゃあ、どのファッションショーでも優勝できないけれど、これが『ビフォー』の写真になるように願おう。『アフター』の写真では、その入院着の代わりにこのTシャツを着るんだよ。私たちがあなたをここからさっさと出してあげるから、その日にね」。

トムは微動だにしなかった。目はすでに閉じていた。パーティーは終わり、風船がベッドの枠から外され、部屋はまたどんよりと冴えない灰色に戻ってしまった。絶望の色。諦めるのはトムらしくないことだが、一体あとどれだけ持ちこたえられるだろう？ 果たしてどれだけの闘志が残っているものなのだろうか？ 私は椅子を引っ張り出して座り、彼の頬を撫でた。トムは目を閉じる。ビートルズの「ホワイル・マイ・ギター・ジェントリー・ウィープス」がパンドラのステーションから流れてきた。この歌はずっと、私たちの気に入っている曲の一つだった。

「あなたのことがどれだけ好きか、今日はもう伝えたかな？」。トムにそっと声をかけると、その頭が動くのが見えた。ほんの少しだけ。

＊

家に戻ろうとプリウスに乗り込んだものの、自分にどれだけの闘志が残っているのか、私自身にもわからなかった。ダッシュボードのホルダーに携帯電話をもたせかけ、トロントに住んでいる妹のジルと運転中に喋る。私より三つ年下のジルは、いつも物事の良い面に目を留めるタイプの人間だった。小学校教師になった彼女は、その持ち前の落ち着きを毎日、賑やかな五年生のクラスにもたらしている。最近では、私にも。彼女はヨガと瞑想をし、新たな落ち着きを身につけていた。当時はまだ流行りになっていなかった「マインドフルネス」[42]だ。私がそれに感服していたのは、何より、自分がそもそも物事に意識を向けられるほど落ち着いた人間ではなかったからだ。ジルはそれでも、私を恐れ知らずの人間として、あるいは少なくとも、彼女の目にはそう見える存在として、ずっと尊敬してくれていた。

時に自分がどれほど弱気になるか、ジルに見せるのにはこれまで抵抗があった。今日はそんな弱気な日の一つだった。そして、私はそのことをさらけ出すしかないほど疲れ切っていた。

「ジル、私たちね、壁にぶち当たってる。もう治療の選択肢が残ってない。私、もう、すごく、すごく疲れちゃった」。道路を見るために私は目をぬぐわなければならなかった。「私は病人でもないのに。もう壊れちゃいそう」。

この日の細かい出来事、そして私を打ちのめそうとしている圧倒的な無力感のことをいちいち伝える間、ジルは辛抱強く耳を傾けてくれた。私の心の目には、彼女がソファーに蓮華座を組んで座り、その金髪の毛束をくるくるとねじっている様子が映っていた。それが、ジルのいつもの仕草だった。

「それはとても辛いよね、ステフ。そんな気持ちになるのもわかる」とジルは言った。「でもね、これまでに起こった中で一番ひどかった出来事を考えてみて。ステフはそれを乗り越えたんだから、これも乗り越えられる」。

ジルは誰よりもよく知っていた。彼女はいじめられっ子だった私の過去を知っている。物事の受け流し方を知らない、根暗なガリ勉少女だった私。ある時など、悪ふざけで火をつけられたことさえあった。当時一〇歳くらいだった冬のある日、私は学校から家までの道を、お気に入りのムートンパーカーを着て歩いていた。すると、男の子たちの集団が駆け寄ってきて、何かを私のフードに投げ入れ、笑いながら走り去った。私と一緒に歩いていた女の子が叫んだ。「燃えてるよ！」。その子がもう一度叫ぶまで、私は火に気づきもしなかった。私はパニックになるのではなく、地面に倒れ込み、雪の中を転がってからコートを脱ぎ捨て、火傷をせずに済んだ。

「それで、どうして地面に倒れ込んで転がるなんて知っていたのかって、みんなが聞いたでしょう。ステフ、その時に自分でなんて言ったか覚えてる？『わからない。私はすべきことをしただけ』って言ったんだよ。これぞステフだよ。すべきことをする人、それがあなたなの」。

話を終える頃には、あの懐かしい恐れ知らずの感覚が蘇ってくるのを感じていた。あの「ちびっ子の私」

は、長い金髪を燃やされても、昼ご飯を食べるために家までの道を歩き続けた。そして、人生がとことん辛いものになっていた今でも、私はトムがプロポーズしてくれたあの夜、そしてあの生物発光の潮を、つい昨日のことのように覚えていた。光はとても明るくて、この世のものではないみたいだった。だが、あの微生物の発光を引き起こすのは、波が砕けることによるストレスだ。

私はその感覚を知っていた。砕けることによるストレスなら知っている。あとは、そこに自分の光を灯すだけだ。

「大人になった私の本気を見せる時が来たみたいね」と、ジルに告げる。「やってやろうじゃないの。あのばい菌、ちょっかいを出す疫学者を間違えたね」。

＊

猫たちと郵便物が待つ家に帰る。くたくたのまま、早めのシャワーを浴びる。ワインを一杯。いや、二杯。それでも、あの電話会議での質問は耳から離れなかった。「誰か、ステフに旦那はもうだめだって伝えたの？」。ええ、もう伝わっていますよ。でも、本当にだめかどうかなんて、わかりませんよね？　私は一九八〇年代後半、トロントのケイシー・ハウスでボランティアをしていた時のことを思い出した。施設のスタッフが患者家族に配っていた、最愛の人の死に備えるための冊子を読んだのだ。「極度の体重減少と筋肉衰弱」……当てはまる。「ほとんどの時間、眠っている」……当てはまる。「認知機能の低下」……私はトムの幻覚と知能低下が続いていることを思い出した。とても当てはまる。

しかし私は、自分の頭の中での議論に慣れてきていた。とても理性的な「科学者の私」、すなわち、問題を解決するあのピットブルと、不安いっぱいで奇跡を願う「妻の私」の間での内なる議論だ。「妻の私」が望む奇跡とは、間一髪で現れてトムを救ってくれる誰か、もしくは何かだ。もしかすると、私は否認的になっていたのかもしれない。目を覚まして、周知のことを受け入れなければならなかったのかもしれない。その事実を理性的に把握していた皆の目には明らかだったことを。

　私は自分の博士課程の指導教員だったランディ〔ランドール〕・コーツ博士を思い出した。医師から疫学者に転身し、四二歳で亡くなった先生。博士論文の審査会の前夜、私は彼に電話で質問攻めにされる夢を見た。彼はもう二年前に亡くなっていたのに。夢の中で彼に聞かれた一つ一つの質問とまさに同じものが、翌日、審査員たちから投げかけられた。私は満面の笑みを浮かべ、質問に答えるたびに自信を高めていったのを覚えている。称賛に満ちた所見をもらい、私は審査に合格した。あれはもちろん、ただの夢だった。でも、もし先生が今私のそばにいたら、何と言うだろうか？

《間違った質問に引っかかっているな。実効性のある質問は、「彼がもうだめなのかどうか、自分にわかるだろうか？」じゃない。本当はこうだ。「この人の命をどう救うべきか？」。君が医師でないことなど誰の知った話か！　冗談じゃない、君は科学者だろう。科学者らしく考えろ！》

　よし、それなら。普通、私が研究調査の計画を立てる時には、解くべき問題を特定し、既存の文献を調べて、その分野でトップの専門家たちを突き止め、一緒に研究チームを作って問題に取り組む。私は国際保健研究に関わる疫学者だ。病気についての研究はまさに、私が毎日欠かさずやっていることだった。では、今はなぜ足止めされているのだろう？　それは、私の中に答えがないからだ。答えを知る人は誰もいない。でも、どう調べればいいかはよくわかっていた。自分にできるのは調べることだけだったとしても、とりあえずの出発点にはなる。

　私は仕事に取り掛かるための服に着替えた。バスローブと、夜の付き添いの時に履いている猫柄のレッグウォーマーだ。そして、それからの数時間をインターネット上で過ごし、必死に答えを探し求めた。何を探しているかもわからない。でも、とにかくどこかから手をつけなくては。私はＰｕｂＭｅｄに「多剤耐性菌アシネトバクター・バウマニ　代替療法」と検索キーワードを入力した。そこで出てきたのは、前に見かけた二〇一〇年の論文だった。この論文は、アシネトバクター・バウマニの薬剤耐性株が引き起こす「重大な問題」に触れたもので、結論も期待が持てるものではなかった。アシネトバクター感染症は世に蔓延し、効果的な治療法の発見に関心が向けられている。それにも関わらず、根拠に基づく医療[43]の選択肢を提示するデータは不足していた。

それでも、私は検索を続けた。そして、一時間も経たないうちに、二〇一三年に『トレンズ・イン・マイクロバイオロジー』という学術誌に発表された論文を見つけた。論文には「多剤耐性アシネトバクター・バウマニに対する新療法」という題がついていた。要旨では、従来の抗生物質とは異なる治療法の中で、アシネトバクター・バウマニに対する活性のあったものがいくつか挙げられていた。ファージ療法、キレーション療法、抗菌ペプチド、予防ワクチン、光力学療法、一酸化窒素を使った治療法。

トムが病気になって以来、薬剤耐性について様々な会話が交わされ、様々な医学文献が話題に上がってきた。しかし、この論文で挙げられている治療法はどれも、私が医師たちの口にのぼるのを聞いたことがないものばかりだった。論文を詳しく読むため、私はＰＤＦファイルをダウンロードし、ノートパソコン上のフォルダに保存した。フォルダ名は「ＴＬＰ用　非従来型治療法」。「ＴＬＰ」は、トムの名前〔トーマス・リロイ・パターソン〕のイニシャルだ。

論文に出ていた治療法を、私は一つ一つ調べていった。文献を軽く検索すると、キレーション療法と抗菌ペプチド療法はまだ「イン・ヴィトロ（*in vitro*）」、つまり実験室内でしか研究されておらず、どちらもまだ「イン・ヴィヴォ（*in vivo*）」（生きている生物の体内）での臨床試験は行われていないことが判明した。ワクチンは開発までにまだ何年もかかり、光力学療法と一酸化窒素療法は皮膚の上で局所的にしか使えないという。最後にたった一つ残されたのが、ファージ療法だった。さて、これは興味深い。ファージ療法というのは、人間ではなく細菌を攻撃するウイルスの仲間、バクテリオファージを使って細菌感染を治療する方法だった。

私はソファーに座り、膝の上に寝そべる子猫のボニータをぼんやりと撫でた。目を閉じて、はるか昔の八〇年代中盤に、大学の微生物学の授業で教わった内容を思い出す。

細菌は地球上で最小の生物だと考えられている。体長は平均しておよそ一マイクロメートル、紙の厚みの百分の一ほどしかない単細胞生物だ。信じられないほど適応力があり、海底の岩の中から火山の噴気孔まで、ありとあらゆるところにいる。種によって、自力で生きていくものもいれば、他の生物の体内で育つものもいる（私たちの体内にいるものもそうだ）。宿主を攻撃することもあれば、平和に共存することもある。環境中の栄養素を代謝することで「食事」をし、二つに分裂することで繁殖する。色気はないが、効率的な殖え方だ。

一方、ファージはウイルスだ。ご存じの通り、ウイルスの仲間はひとくくりに悪く誤解され、過小評価され、しばしば中傷の的になる。科学の世界においてさえもそうだ。誰もが目にするニュースの見出しがどれも殺人ウイルスの話題ばかりになれば、悪評は容易に立つ。例を挙げれば、ＨＩＶ、エボラ、天然痘、インフルエンザ……厄介な普通の風邪のウイルスもそうだ。[44]しかし、私たちの体内には推計三八〇兆個ものウイルスがいて、個々人のウイルス叢（ヴァイローム）を形成している。その中には、平和維持部隊に属するものが何十億個もいる。それがファージだ。彼らは細菌を食べる仕事に黙々と当たり、様々な階層の体内微生物間の力関係を良いバランスに保っている。また、ウイルスはとても小さく、細菌の百分の一ほどの大きさしかないため、科学者たちは光学顕微鏡〔ここではいわゆる普通の顕微鏡〕ではウイルスを見ることができない。人間の目に見えないものを想像することは難しく、理解するのはさらにいっそう難しい。ただ、かつての実験科学者たちは、細菌のコロニーを繁殖させていたペトリ皿が時々だめになってしまうことがあるのを目撃していた。突然、コロニーの中に透明の点や筋が現れる。何かが細菌を殺してしまっているのだ。

私自身も、ウイルス学の授業でそれを見たことがある。目の前のものの正体は、一九八〇年代に入ってようやくわかったばかりだった。とはいえ、光学顕微鏡ではファージの姿を見ることはできなかったが。私たちは実習課題として、ペトリ皿に敷いたアガーの上に培養した細菌を塗り広げた。アガーというのは例の寒天ゼリーを鶏の煮汁と合わせたものだ。凝固したアガーを食べた細菌が増殖し、数日後には目に見える水玉模様のコロニーを作るまでになったら、ペトリ皿の上に数滴、下水から採取した試料を垂らす。ペトリ皿に注意深く印をつけ、人肌の温度で培養する。一、二日もすると、ペトリ皿の中には見た目スイスチーズのようなものが現れる。アガーに空いた穴はプラーク（溶菌斑）といって、ファージが一生懸命に細菌を破壊したことを示す証拠だ。実習で私たちを指導していたムニール・アブーハイダル教授は、ファージが細菌を攻撃してできたプラークの中にピペットの先を差し込んでこう説明した。……さて、こうすると、ファージのプラークを引っこ抜いて、温かい出汁の入ったフラスコに移すことができる。そこには、ファージの標的になる細菌をさらに何十億個も入れてある。ここでファージは分裂して、数時間のうちに何十億個にも増えるだろう。ある研究者は、ファージのことを「自然界の忍者」と呼んでいる。

「ファージ」という言葉は、食べること、貪り食うことを表す古代ギリシャ語「ファゲイン」からきている。「バクテリオファージ」は、細菌（バクテリア）を食べるウイルスという意味だ。ただ、厳密にいえば、ファージは一般的な意味で本当に細菌を「食べて」いるわけではない。自分のＤＮＡを細菌に注入し、相手をファージ製造工場に変える。その過程で、彼らは細菌を内側から破壊し、「溶菌」（破裂）させて、数百個にも及ぶ新たなファージ（ヴィリオンと呼ばれる）を放出させる。有性生殖によって増えるわけでもなければ、細菌や酵母、その他の生物のような独創的な形で繁殖するわけでもない。だが、ファージは確かに増殖し、驚くほどの効率で細菌を圧倒する。より正確には、細菌を死に追いやるのだ。

　ファージには様々な種類があるが、これまでおそらく一番よく調べられ、記録にまとめられている（科学の言葉でいうと「キャラクタライゼーション」が最もよく行われている）ファージは、Ｔ４コリファージだ。大腸菌（*E. coli*）を攻撃するので、コリファージという。ひょろりと長い足のついた、エイリアンの宇宙船のような形をしていて、キャメロンがレゴブロックでよく作っていた、スター・ウォーズの銀河帝国のウォーカー〔歩行兵器〕と似ていないこともない。多くのウイルスと同様、ほとんどのファージの「頭部」は、カプシドと呼ばれるタンパク質の殻でできている。カプシドは通常、ジオデシック・ドーム[45]に似た二十面体構造をしており、ウォルト・ディズニー・ワールドにあるエプコット・センターの建物と似ている。この頭部を支えるのが、ファージ特有の構造である尾とひょろ長い脚だ。それぞれ、形状と大きさに多様性がある。

多くのファージには、空洞の尾部がある。長短様々のこのしっぽを使って、彼らは宿主となる細菌の細胞壁に取り付き、注射器のように遺伝物質〔DNAまたはRNA〕を送り込む。厳密には、頭、脚、尾というこれらの用語は、簡単でなじみがあるがゆえに使われている、人間風の説明の言葉だ。だが、ファージの存在の本質は、生き物を連想させる体の各部とはまるで別の場所に宿っている。この外部構造は、ファージにとっては単なる移動の道具に過ぎない。カプシドの中に乗り込んだひも状の遺伝物質こそが本質であり、体はそれを運ぶ、ナノメートルサイズの使い捨ての宇宙船なのだ。

しかしながら、ファージの遺伝構造によっては、細菌の細胞に侵入し、静かに相乗りするという選択肢をとるものもいる。溶菌ファージと呼ばれるファージの一部は、簡単にいうと、自分たちの遺伝物質を宿主の細菌のものと統合し、しかるべき時が来るまではうたた寝をする。数時間のこともあれば、果てしなく長い期間にわたる場合もある。そして、遺伝情報に埋め込まれた引き金によって叩き起こされると、彼らは忍びの暗殺者モードに切り替わる。細菌感染をさっさと一掃したい場合には、静かなところから一瞬で猛威を振るう、この溶菌型のファージが欲しいところだ。

ファージが人間の細菌感染の治療に使えるなどとは、考えたこともなかった。だが、素晴らしい考えだ。私は貪るように文献を読み進めた。ファージ療法のできる医師はどこで見つけられるだろうか？　だが、その望みは数分のうちに打ち砕かれた。そんな医師はどこにもいないのだ。米国環境保護庁（ＥＰＡ）は二〇〇二年、トマトの腐敗を防ぐ殺虫剤としてのファージ処理を認可していた。二〇〇六年には、米国食品医薬品局（ＦＤＡ）が食品業界でのファージ混合液の使用を認可していた。これは、消費者に販売する前の食肉からリステリア菌を殺菌するためのものだ。ところが、当局はファージを人間の細菌感染の治療法としては認可していなかった。ヨーロッパで行われた、熱傷の治療にファージを使う臨床研究の論文が一つ見つかったが、米国国立衛生研究所（ＮＩＨ）の治験情報ウェブサイトでは、アメリカのどこを探してみても実施中の治験はまったく表示されなかった。私がインターネット上で調べたところでは、トムのアシネトバクターに適用できるファージ療法のプロトコル〔治療や治験の手順を定めた計画書〕は一つも見つからなかった。

　この状況は二つの側面から見て謎めいていた。一つめの謎は、私が見つけたファージ療法の論文に、一九三〇年代、四〇年代にまでさかのぼるものがあったことだ。サルモネラ菌への感染を治療するためにファージ療法を使ったという症例報告もいくつかあり、その論文は世界で最も権威のある医学誌の一つ、『米国医師会雑誌（ＪＡＭＡ）』で発表されていた。二つめの謎は、ジョージア、ロシア、ポーランドなど、旧ソビエト連邦に属していたいくつかの国では、ファージ療法がよく使われていたことだ。これは、グーグル検索ですぐにわかった。二〇一四年三月の「バズフィード」〔オンラインメディア〕の記事には、スーパーバグに感染した患者たちが東欧に渡り、必死の試みをする様子が描写されていた。かの地では、ジョージアのトビリシにあるエリアヴァ・ファージ療法センターが数十年にわたって存続していた。

　一九四〇年代にペニシリンが市場に登場して以来、ファージ療法は多くの国々で人気を失ってしまっていた。無理もない。一九五九年に抗生物質耐性菌の出現が重大な問題として表面化するまで、抗生物質はまさに奇跡の薬だったのだから。人命を脅かす致死性の抗生物質耐性菌によるパンデミックが予期され、来るべき大流行への警報が世界中で鳴らされたが、目に見える効果はなかった。時代遅れの考え、無知、そしてあからさまな偏見が、科学界、医学界の足を引っ張ったのだ。分子生物学や遺伝子工学の実験に取り組む基礎科学者たちにより、広範囲にわたってファージの研究が行われていた。しかし、それに比べて、医療における潜在的な可能性に着目してファージの研究をしようと主張する科学者は少なかった。そのほとんどは、大学や一部の小規模バイオテクノロジー企業で人知れず苦労を重ねていた。

　ファージ療法支持者の中には、これが抗生物質耐性菌の「新しい」治療法になる可能性があると熱心に考える人々もいたが、行政面の障壁や、有効性を実証するデータの不足に阻まれ、西側諸国での臨床利用を進める試みは一世紀以上にわたって止まっていた。こうした過去のごたごたが、その後の一切の見通しをも不透明なものにしてしまった。トビリシとヴロツワフ〔ポーランドの都市〕にあるファージ療法の診療所では治療を宣伝しており、インターネット上では成功談もいくつか伝えられていた。だが、ヒトを対象に厳密な研究を行い、英語の学術誌に論文を発表した例は少なかった。

　アシネトバクター・バウマニに感染した人間を治療するためのファージ療法を記した論文を、私はただの一報も見つけられなかった。研究はペトリ皿の中では行われていた。マウス〔実験用のハツカネズミ〕でも行われていた。ラット〔実験用のドブネズミ。マウスより大型〕でも少々。見込みはありそうだったが、自分の夫をモルモットにすることを本当に正当化できるものだろうか？　もしうまくいかなかったら、トムの体にウイルスの大群を注射するという自分の決断を、彼の娘たちにどう説明したものか。

　ウイルスを使って細菌を追い詰める。私はこの話から、おばあさんが蝿を捕まえるためにクモを飲み込むというわらべ歌を思い出した。

おばあさんが蝿を飲み込んだ
どうして蝿なんて飲んだのかそれは私にはわからない
たぶんその人は死んじゃうな

蝿を飲み込んだおばあさん蝿を捕まえるためにクモを飲んだ
どうして蝿なんて飲んだのかそれは私にはわからない
たぶんその人は死んじゃうな

夜一一時を過ぎ、私は力尽きかけていた。だが、そこでフェイスブックのメッセンジャーの着信音が聞こえた。サンフランシスコにいる研究仲間で、私たち夫婦のことをよく知っているマリア・エクストランドからメッセージが来ている。彼女の友人がかつてトビリシに渡り、エリアヴァ・ファージ療法センターでMRSA感染症を治療してもらったのだという。治療はうまくいったそうだ。この話も宇宙的規模の巡り合わせだろうか？　何かの知らせとでも言えるかもしれないし、実際に何かの予兆なのかもしれない。でも、私に必要なのはもっと確かなものだった。私には前へ進む道が必要だ。たとえ、その道を自力で開拓しなければならないにしても。私はすぐさまチップにメールを送り、アシネトバクター・バウマニを標的とするファージの研究論文を添付した。私が見つけたその論文の著者は、ファージ療法センターにいたマイア・メラビシュヴィリ博士というファージ研究者で、現在はブリュッセルに仕事の拠点を置いている。メールを読んで、チップが眉をぴくりと動かす様子がありありと想像できた。

《チップへ。トムを助ける手段が尽きそうなのは知っています。そんなわけで、抗生物質に代わる方法を探っていました。ファージ療法についてどう思いますか？　ちょっとインチキじみた感じがするのはわかっていますが、試してみる価値はあるかもしれません》

トムの命を救うために実験的な治療を受けさせようとするには、神のみわざ、かなりの幸運、そして、ありったけの分をも超えたエネルギーが必要になりそうだ。だが、ファージ療法のことを考えるだけでもアドレナリンが湧き出てきた。何年も前に受けたウイルス学の授業は大好きだったし、今直面しているのは学術的な課題以外の何物でもない。細々と人知れず紡がれてきた科学研究を前に進め、トムを回復させる方法を見つけるために、私は自分自身の過去、自分が受けてきたトレーニングに立ち返らなければならない。そのことに深い意味を感じずにはいられなかった。もしかすると、答えはずっとそこにあったのに、私であれ、他の誰かであれ、目を留める人が今まで現れないままだったのかもしれない。私は心の奥底で高まりつつある、内なる興奮を感じた。ルクソールにいた時以来の付き合いになってきていた恐怖の塊とは違う感覚だった。これは本物だろうか？

私は寝る前にもう一度メールを確認した。すると、チップも夜中まで仕事をしていたようで、送ったメールにもう返事が来ていた。

《信じられないほど興味深い案だ。考えてみる価値があるかもしれない……少々時代の先を行っているかもしれないがね。アシネトバクターに活性を示すファージをいくつか見つけることができたら、私からＦＤＡに電話をして、コンパッショネート・ユース（人道的使用）[46]のためのｅＩＮＤ〔緊急での臨床試験用新薬〕の承認を出せないか聞こう》

チップの前向きな反応に、私は間違いなく興奮していいはずだった。だが当初、目に入ったのはこの言葉だけだった。「人道的使用」。たっぷり一分間はこの言葉を見つめていた。なるほど、わかった。チップでさえも、いまやトムが死に向かいつつあることを認めているのだ。

チップは妻のコニーとともに、できる限り客観的なレンズを通してトムの容態を吟味していた。私はそれをただ聞くことしかできなかった。チップは心から親身になってくれる人だったが、その一方、医師でいる上では切り分けが必要なのだと、かつて私に語ってくれた。患者の担当医としての仕事を果たせなくなるほど、感情的に巻き込まれてしまってはいけない。そうなったら、その場には医師がいないも同然であり、事態がさらに悪くなる。医師は、科学的、医学的に妥当かつ現実的な判断を下せる状態でいなければならないのだ。皆の懸命な努力と願いにも関わらず、トムが良くなっていると納得できるようなことはありえないというのが事実だった。意思疎通もおぼつかない。腎臓はかろうじて持ちこたえているに過ぎない。命をつなぎとめられるだけの脈を維持するには昇圧剤が必要で、十分な酸素を得るには人工呼吸器が必要だった。しかも、トムを殺そうとしているのはスーパーバグだけではなかった。膵炎を始め、隠れた問題や副作用による障害も彼の体を少しずつ蝕んでいた。彼の器官系は機能不全を起こしつつあった。

　今の一番の希望は、FDAがこう判断してくれることだった。いずれにしても彼は死んでいくのだから、実験的な治療法にも、危険を冒す価値はあるだろう、と。

　トムと私の間には、ずっと言い続けてきたおなじみのジョークがあった。どこかへ旅行に出るたびに、トムが現地の寄生虫や変な感染症を「集めてくる」というものだ。彼はいつも病気や何やらを抱えて家に帰ってくる。キャメロンがポケモンカードを集めるように。私たちがMRSAにかかった出来事の後に、トムはこんなきつい冗談さえ言っていた。……自分の目標は、恐ろしい六つのESKAPE《エスケイプ》病原体をすべて集めることだ。あの時は笑える話に思えた。「みんな捕まえなきゃ！」。さあ、アシネトバクターに続いてトムが捕まえる一枚は、新たなカードのデッキ〔セット〕から繰り出される、まったく新しいキャラクターかもしれない。防御のパワーを持つ、もしかしたら彼の秘密の切り札になるかもしれない一枚だ。

　翌朝、病院に着いた私は、光と可能性のエネルギーを浴びているのを感じながら、吹き抜けの広間を大股で通り抜けた。ICUのある階へと昇っていくエレベーターの移動は、やる気を奪い恐怖へと沈んでいく普段のものとは違っていた。一一番病室に着いた時には、辛くはあれど重要な会話をする準備が整っていた。トムと私は再び、「生か死か」の話をしなければならない。最初にこんな話をしたのは、フランクフルトのICUでのことだ。もう二か月以上前のことになる。この「臨死」体験は二か月も続いていたのだ。あの日、私が口にした何らかの言葉が、トムの闘争反応を引き起こした。今日は気管挿管下人工呼吸のせいで会話は一方通行になるにしても、私たちは最善を尽くさなければならない。

　私はトムに顔を近づけ、彼の手を自分の手で包んだ。つけていなければならない手袋が嫌だった。私が手に触れたのに合わせて、トムの唇が動いたのが見えた気がした。良いしるしだ。私の言っていることが聞こえるだけの意識があるかもしれない。

私は彼に本当のことを伝えた。医師たちは戦う手段を使い切ってしまった。抗生物質はもうまったく残っていない。手術を受けるのにも適さない。もし生きたいなら、再び戦わなければならない。これは時間稼ぎの戦いになるかもしれない。その間に、見つけられるかどうかもわからない、代わりの治療法を私が探す。また、これは引き続き進行している容態悪化との戦いでもある。臓器の機能停止の引き金が引かれようとしている。何に対しても保証はない。確実なのは、私たちが二人とも挑戦をやめてしまったら、必ず死が訪れるということだけだ。

「フランクフルトのICUであの話をしたのを覚えている？　あそこであなたにこう言ったの。生きたいなら、戦わなきゃいけないって」。こう話し始めた私の声は、喉に引っかかり、震え出した。つばを飲み込み、もう一度やってみる。「ハニー。あなたがすごく頑張って戦ってきたのはわかってる。すごく疲れているよね。ここの先生たちは、できることを全部やってくれている。でも、これ以上何もできないんだって」。

トムもそれを知っていることはわかっていた。私はしんとした間の中で、ひと粒の涙がトムの目の端に溢れ、まつげの隙間からこぼれ出るのを見た。彼は瞬きをしたが、その目は閉じたままだった。涙がもう一筋、頬を伝う。私は手を離して、彼の顔を布で拭いた。この時、自分がもう片方の手をきつく握り締めていたことに、私は後になって気づいた。手のひらに食い込んだ指の爪が、赤い三日月型の跡を四つ残していたのを見た時のことだった。

「トム、私はあなたと年を重ねていきたい。でも、私がそうしてほしいからというだけの理由で、あなたに生きていてほしくはない。そんなのは身勝手すぎる。これはあなたの人生で、私のものじゃないから」。私は深く息を吸った。「つまりね、もしあなたがもう戦いたくないなら、それでもいい」。

客観的にいうなら、明確な反応はなかった。ただ、私が客観的でいるのはますます難しくなってきていた。トムには私が見えていなかった。だが、私の声が震えているのを、きっと彼は聞いていたはずだ。私は再び、そっとトムの手を取った。

「でも、もしあなたが戦いたいなら、私も戦う。あなたは一人じゃない、これは二人で一緒に乗り越えることだから。私はどんな手だって試してみる。実は、多剤耐性菌に対する実験的な治療法についての論文をいくつか読んでいたの。それで考えたんだけど……。」

　私はトムにファージのことを話した。彼らが何千年にもわたってどう進化し、最強の捕食者になったのか。狙う宿主は、細菌だ。もちろん、もしトムの意識がはっきりしていたら、たくさんの質問をせわしなく浴びせかけてきたことだろう。そこで、私は全体像をはっきり説明した。治療については一か八か。これまでの研究はきちんとした科学に基づいているが、アシネトバクター・バウマニの完全な薬剤耐性株に感染し、全身に菌が定着してしまった人間での試験は行われていない。実験的な治療で、つまりはトムへの使用許可をとるのに時間がかかる。効くかどうかの保証はなく、もし効いたとしても、彼がすでに受けている障害から回復できるかはわからない。

「方法がまだよくわからないけれど、私たちの力で、実験的なファージ療法を受けられるようにできるかもしれない。」

　私は彼の手をそっと握った。「もし試してみたいと思ったら、私の手を握ってくれる？」

　トムは体をこわばらせたようだったが、反応はなかった。だが、それから……手を握り返してきた。力強く。退却することなかれ、だ。


　その晩の私は、最悪の可能性を直視しつつも、泣きながら寝入るようなことはしなかった。私は沼に腰まで浸かりながら歩く夢を見た。泥をすくって砂金を探すように、ファージを探している。水は濁り、腐っていて、エイリアンのようなファージの姿を浮かび上がらせながら渦を巻く。顕微鏡サイズの多面体ドーム型の頭に、ロケットのような尾、そこからたなびく長い糸状の繊維。自分の手元に目を落とすと、砂金採り用の揺り盆[47]ではなく、ルクソールの診療所にあった、あの割れた差し込み便器を持っている。パニックになって目覚め、汗ばんだ手で顔をこする。ただの夢だとわかってほっとする。トムの病気について、現実そっくりの悪夢を見たのは初めてだ。しかし、その夢から覚めたことで、私はこれまでよりも愉快で、絶望感の和らいだ気分になっていた。ベッドから勢いよく跳ね起きたので、ニュートンと子猫たちを驚かせてしまった。私が寝ている間、猫たちは私の膝の周りに寄り添っていたのだ。

さあ、今の私がすべきなのは、何らかのファージを見つけることだけだ。一体、どれほど大変なのだろうか？

トムの回想――⑤

劇の幕が開く。私は観客席にいて、役者たちをただ眺めている。部屋はくすんだ白で、味気ない人工照明の下、冷たく冴えない印象を高めている。部屋の左右の壁は、両側ともほぼ総ガラス張りになっている。片側では、カーテンのように垂れ下がる水苔の向こうから、人々が私の部屋を覗き込んでいる。この部屋は飼育ケースなのだ。中央には、泥炭の沼地に囲まれたベッドがある。かろうじて見える水は黒く、塩気がある。誰かが室内に足を踏み入れるたびに、ふわりと舞い上がる腐敗臭が空気を満たす。避けられない死の匂いだ。天井の白熱灯がちらつき、私のすぐ隣でブーンと音を立てる。死肉を待ちわびているアオバエのように。

ベッドの脇では、テレビ画面が数字やのたうつ線をちらちらと映している。目覚ましが鳴り響く。自分の体の感覚がない。恐ろしい事態のはずなのだが、もはや気にならない。私はベッドの上に浮かび上がり、点滴スタンドのてっぺんをちらりと見る。袋が五つぶら下がり、そのうちの一つは、暗赤色の血で半分満たされている。

劇にはステフも出演している。舞台裏の隅でうとうとと居眠りをしていたが、目覚ましの音で飛び起き、上手《かみて》に現れる。ベッドに駆け寄ると、手袋をはめた指で呼び出しボタンを押す。その途端、二人の役者が下手《しもて》から現れる。はためく長衣を着た男性と女性だ。彼らもベッドに近づく。

まさにその時、私は自分のベッドの真ん中に寝そべる蛇を目にし、衝撃を受けた。とぐろを巻いて、動かない。どうして気づかなかったのだろう。私は混乱する。恐れが広がる中、私はこの蛇が生きている限り、自分も生きていられるのだと気づく。だが、蛇は今虫の息だ。その目は切れ込みのように細い。その瞼の表面には、網目状の緑の血管が浮かび上がって見える。まるでクモが編み上げたような網目だ。その肌の色は大部分が黄色味がかっている。繰り返し容赦なく突かれてきた腹は、灰色、黒、そして赤のあざでまだら模様になっている。うろこに覆われた皮膚はあまりに薄く、透けている。その皮膚越しに見て取れるのは、残されている命のかすかな灯火が、尾のところにある燃えさしばかりだということだ。その輝きは蛇の心臓の鼓動に合わせて、力なく弱まっては持ち直す。ステフが蛇の唇に優しく口づけをする。血と唾液がこびりつき、青みがかった唇に。

蛇が自分の唇を舐める。それは私の唇でもあった。私はこの蛇だ。私は、死にかけている。

蛇は悪魔に飲み込まれようとしている。まるで冥界の沼地から現れた火山島のように、悪魔はその姿を現した。ライオンのような頭とワニのようなあごを持ち、魂を食らう。悪魔があごをぱっくり開けると、その臭いに吐きそうになる。悪魔の歯が私の皮膚を引き裂くのを感じる。皮膚は長い紙テープのようにひらひらと剝がれ、沼の中へと落ちていき、腐植土に吸い込まれて膠状の泥に変わる。ひと思いにではなく、じわじわと迫る奴の歯に食われていく中、肺はアコーディオンのように空気を吸い込む。私は黒々とした胆汁を飲み込む。胃酸の波がむき出しの心臓に打ち寄せる。灰白色の心臓は拍動もおぼつかない。この悪魔は、地下世界に消えたエジプトの太陽神、ラーを食べたあいつだろうか？　もしそうなら、私はもう二度と太陽を拝めない。私は絶望感に打ちひしがれる。これほど孤独を感じたことはない。

あの男女がベッドの上の蛇を取り囲んでいる。男性が気管支鏡を差し込む。その銀色の節々がするりと蛇の喉に入り、数秒もしないうちに、てらてらした粘液栓を引っ張り出す。酸素が戻り、視界の靄がつかの間取り払われ、私は自分の体に戻ってきた。

三人の医師が私の飼育ケースに近づいてくる。白衣がはためいている。私が彼らをしきりと指差すと、ステフは笑う。私が回診に加わるように促しているのがわかるのだ。そこで私の症例を標本みたいに論じる。いかにも、私はそんな存在だ。

目の前で幕が下りると、私はファージのことを考えた。

……よし、あのチビたちを連れてきてくれ。

15　完璧な捕食者

二〇一六年二月二一日

　ファージ探しとは、そもそもどういうことだろう？昨日は、ファージ療法を試す案にチップが賛成してくれたことが励みとなり、すっかり何でも実現するような気持ちになっていた。今朝もそうだ。だが、コーヒーを二杯飲み干した後も、夢で見たあの半狂乱のファージ狩りの印象はまだ振り払えていなかった。すでに、ＰｕｂＭｅｄの研究論文には山ほど目を通していた。そして、この地球上には推計で常に一〇の三一乗個ほどのファージが存在することを知った。一兆かける一兆かける一〇〇〇万。それぞれの細菌種を狙って攻撃するファージが何種類存在するのか、誰もはっきりとは知らないという。数十種類かもしれないし、数百、数千かもしれない。トムの細菌を殺せるかもしれないファージを、どうやったら探し当てられるというのだろう？　しかも、手遅れになる前に。トムのアシネトバクターに効果を示しうるファージを同定するのに比べれば、「干し草の山に埋もれた針を探す」[48]という比喩でさえも容易なことのように思える。私は突如、自ら背負った課題の実現不可能性に打ちのめされてしまった。母にはよく「自分で噛めないほどの量をかじりとっている〔自分の手に負えないことに手を出している〕」と言われたものだ。母はいつも私にとって一番厳しい批評家だった。私は迷いを何とか払いのけようとした。トムは私を信頼してくれている。あの子たちもそうだ。もしトムが話せたら何と言うか想像してみた。哲学的な気分の時ならこうだ。「敵の敵は味方だ」。ユーモアのセンスが無事ならこうだ。「やあ、私のコレクションに加える殺し屋菌がまた増えたじゃないか」。トムはいつもリスクをとる。それなら、退却することはありえない。どこへ引っ込むかではなく、どこへ進んでいくかが問題なのだ。

この研究をしているのは誰なのだろう？　私はそもそもどこから手をつけたらいいのだろう？　まったくの振り出しから始めるこの感覚は、長らく味わったことのないものだった。

ファージ療法は西洋医学のレパートリーから外れた存在だったため、それを今使えるかどうか、使えるならどのようにすべきなのか、答えを導き出すには新しい発想が必要だった。しかも、手順がかっちりと決まっている医科学の世界では、その答えを出す過程に数十年単位の時間がかかることもある。とてもそんな時間はなかった。手早く進めなければ、待っている間にトムは死んでしまうだろう。

感染性疾患を専門とする疫学者として、私は普段から時間、空間、集団をまたいでデータや発見の流れをたどり、新鮮な見識を得ようとする。ファージの発見と、一〇〇年前に初めて行われたファージ療法の試みについての資料を読むと、ファージ療法が「時代の先を行っている」というチップのつぶやきはこの上なく皮肉なものに感じられた。インターネットと大学図書館のオンラインシステムへのアクセスを味方に、私は過去に発表された論文をさかのぼって読んでいた。そこには、T型フォード〔一九〇八年から二七年にかけて販売された〕が道を我が物顔で走っていた時代に科学者たちが出会った基礎科学の発見が詳細に記されていた。それらの研究論文の著者たちが私の新たな師匠になった。私の博士論文の指導教員、ランディ・コーツ先生よりもはるか前に亡くなった人々だ。

ファージに関する論文は、臨床医学から基礎科学、そして、四億五〇〇〇万年前に最初の陸棲生物が出現して以来ファージたちがたどってきたと思われる進化の道筋の研究に至るまで、多岐にわたっていた。

多くの学者たちは現在、バクテリオファージの「発見」の功績者はフェリックス・デレーユだと考えている。一九一七年に、細菌を殺す作用を持つ「濾過性因子」の存在に気づいた科学者だ。しかしその後、この殺菌因子が細菌を殺すしくみを解明するのは、因子の発見そのものよりもさらに困難なことだとわかる。

〔デレーユの発見に先立つ〕一九一五年、フレデリック・トウォートというイギリスの細菌学者が天然痘のワクチン開発に取り組んでいた。だが、研究室の培養株にはしばしばブドウ球菌が混入していた。さらに詳しく調べてみると、トウォートはブドウ球菌がペトリ皿に形成した薄い膜の中につやつやした小さな斑点があることに気づいた。そこには細菌が増殖していない。この斑点は、私たち学生が一九八六年にウイルス学の授業で見たプラークとまさに同じものだった。トウォートは、ブドウ球菌を殺した何物かが、きめの細かい素焼き陶器でできたパスツール型濾過器[49]を通り抜け、新たな培養細菌に感染できることを示した。微生物学の父として名高いルイ・パスツールにちなんで名付けられたこの濾過器は、細菌のような大きめの微生物は内部に留めて通過させない。ということは、ブドウ球菌を殺した病原体は細菌よりも小さいのだ。トウォートにはその正体がわからなかったが、細菌を殺す「溶菌因子」の発見という彼の知見は、最高峰の医学誌『ランセット』に掲載された。

フェリックス・デレーユはその二年後に同様の実験を行ったのだが、彼はトウォートの発見をさらに一歩前に進めた。デレーユは、この殺菌因子は新たな生物形態の一種であると確信し、その正体はウイルスだと提唱した。デレーユとその妻は、この因子を「バクテリオファージ」と名付けている。トウォートとデレーユのどちらが最初にファージを発見したのか、そして、それはウイルスなのか酵素なのか、当時は激しい議論があった。なぜなら、当時はファージがどんな姿をしているのか知る人はおらず、いつも必ず細菌を破壊するということしかわかっていなかったからだ。

デレーユの伝記を書いたイェール大学の医学史家、ウィリアム・サマーズ博士の文章から、私は多くのことを知った。知れば知るほど、フェリックス・デレーユという人は自分と似ているように感じられた。フェリックスはモントリオール育ちで、私と同様、自分はカナダ人だと自覚していた。[50] 周りの子供たちから除け者にされており、少々変わり者だったという。彼についてグーグル検索をすると、さらに共通点が見つかった。私の母校であるトロント大学から、ファージについてフェリックスが著した専門書の一つが出版されていたのだ。私はボタンをポチッと押して、アマゾン・ドットコムでその英訳版を注文した。その本はすぐに私の寝る前のお供になった。

　正規の科学教育を受けていないフェリックスは「ごろつき学者」とばかにされていたが、最初期の応用微生物学者の一人であり、その「微生物を中心とした世界観」には先見の明があることで知られていた。ルイ・パスツールはアルコール発酵における微生物の役割を解明する先駆者となったが、それを手本に身を立てようと試みたフェリックスは、メープルシロップからウイスキーを作ろうと試みて不首尾に終わってもいた。

　さらに彼は、科学研究のための探検を行う中で、私とトムが研究で訪れたのと同じ地域にも渡っていた。一九〇七年、彼はメキシコ政府に雇われて発酵の研究の続きを行った。一九〇九年までの間に、彼はアガヴェ〔リュウゼツラン科の植物の総称。樹液は甘味料として使われる〕の一種をシュナップス〔無色透明の蒸留酒〕に変えることに成功していた。その味はもしかすると、私とトムが現地を訪れた時に試飲した、熟成ものの「プルケ（アガヴェ酒）」と似ていたかもしれない。

　フェリックスはまた、生まれついての好奇心の塊でもあった。ユカタン半島にイナゴが大量発生した一九一〇年、地元の先住民たちが彼に、そのイナゴが未知の病で死んでいる場所を見せた。フェリックスは、この死んだイナゴたちがおびただしい量の黒い下痢状の糞に囲まれていることに気づいた。これを培養した彼は、イナゴたちは球桿菌への感染に起因する昆虫版の敗血症によって死んだのだと結論づけた。この発見に飛びついた彼は、イナゴの食害を受ける作物の上に培養した球桿菌を振りかけることで、イナゴの大群を一掃することに成功した。ヒトへの悪影響はなかったようだ。南北アメリカ大陸でのイナゴの大発生との戦いにこの手法を使ったことで、彼は「生物学的害虫駆除の父」として有名になった。だが、彼の科学への貢献はこれにとどまらなかった。

フェリックスは、一部のイナゴがこの球桿菌感染症の影響を受けにくいことに目ざとく気づいた。球桿菌を感染症から回復したイナゴの糞と一緒にして寒天培地に塗り広げてみると、いくつかのコロニーの周りに透明な斑点ができていた。何かがこの菌を殺している。だが、それは一体何なのだろうか?

彼がこの謎を解くのは、数年後にパリに移ってからのことである。その経緯は『フォレンジック・ファイルズ』のどの回よりも面白い。第一次世界大戦の真っ只中、フェリックスがパスツール研究所で働いていた時に赤痢の大発生が始まった。その調査を手伝うよう頼まれた彼は、赤痢から生還した患者の糞便検体を培地に植え、一八時間培養してから濾過した。彼は続いてこの濾過液を、赤痢を引き起こすシゲラ属の細菌株を入れた試験管に加えた。試験管の中身は最初、細菌のスープのような状態で濁っていたが、翌日になると、すっかり透明に変わっているではないか! 彼はその溶液を光学顕微鏡で覗き込んだ。細菌がいない。大発見の瞬間が訪れたのはこの時だった。この殺菌因子がパスツール・シャンベラン型濾過器を通過できることを発見したフェリックスは、因子は細菌よりも小さいと結論づけた。そして、その正体は細菌を獲物にするウイルスであると断定したのだ。

フェリックスは、研究室で迎えたその瞬間を一九一七年にこう記している。その姿には敬服せずにいられない。

《……培養装置を開けた時、強烈な感激をもたらすあの稀有な瞬間の一つを私は経験した。研究に従事する者として、己のすべての苦しみが報われた瞬間である。一瞥しただけで、前夜には非常に汚濁していたあの煮汁の培地が、完全に澄んでいることがわかった。あの細菌はすべて消滅したのだ……(中略)……私が広げた寒天培地はというと、菌の増殖は一切起きていなかった。私の感情をかき立てたのは、一瞬にして自分がこう理解したことだった。「私の斑点を生み出したものは、実は目に見えない微生物、濾過性のウイルスなのだ。ただし、それは細菌に寄生するウイルスだ」。また、別の考えも浮かんできた。もしこの説が本当なら、同じことがおそらくあの病人にも起こるのではないか。彼の腸内では、私の試験管の中と同じく、赤痢菌が寄生体の作用の下で消え去るだろう。彼はきっと治癒するはずだ。》

ぽつぽつと斑点のできたペトリ皿を見た時に味わった、「強烈な感激をもたらすあの稀有な瞬間」だって？　感激を冷静に綴るその筆致に、私は思わず大笑いしてしまった。もしトムがここにいたら、フェリックスは君と気が合うな、と言われて、私たち二人は一緒に笑ったことだろう。そう、いつか一緒に笑うんだ、と私は自分に言い聞かせたが、まだそれは先になりそうだった。

トムもまた、フェリックスの中に自分と似た気質を見出すかもしれない。二人とも、自分の体で新たな治療法の案を試すことに乗り気だったから。トムはかつて、漆に対する減感作療法を自分に施そうと試みて、数日間にわたって漆の木を摂取し続けたことがある（そして最悪の症状が出た。皆さんは自己流で試さないように）。フェリックスの方は、病気の子供たちを赤痢の大流行から救おうと決意して試験を推し進めた。当時、ファージ療法はまだヒトの細菌感染の治療には使われていなかったため、まずは自分の体でファージ製剤を試してみたのだ。無茶苦茶な話に聞こえるが、実のところ、一世紀前には自分自身に対する人体実験はかなりよく行われていたのだ。

彼は続いて、この製剤の威力を弱めたものを、ひどい赤痢にかかっていた一二歳の少年に投与した。すると、たった一回の投与で、この少年の症状は消えてしまった。さらに三人の子供に治療が行われ、その子たちも二四時間以内に回復し始めた。

ファージの生態について初歩的な知識しか持たない私は、その日の午前中、数時間かけてＰｕｂＭｅｄを隅々まで調べ、勉強をやり直した。フェリックスがバクテリオファージを見つけてから一世紀が経った今、科学者たちは理解をうんと深めていた。一滴の水に一兆個ものファージが潜んでいることがある。土壌、海洋、そして私たちの体と、ファージの姿はほぼどこにでも見つかる。ファージが細菌をハイジャックし、自己複製のために利用するさまはまるでＳＦそのものだ。『ボディ・スナッチャー／恐怖の街』[51]との違いは、これがフィクションではないという点だけだ。ファージが地球上で最も数が多い有機体だというのも当然だ。彼らは驚くほど効率の高い微小マシンなのだ。くっつき、注入し、複製し、放出する。その過程で、細菌の細胞壁を破壊する。

　宿主となる細菌の中に一旦入り込めば、ファージは見事な技を発揮する。だが、そんな彼らにも〔感染症の治療においては〕いくつかの困難が待ち受ける。一つめは、人体の免疫系と防御反応をすり抜けなければならないこと。二つめは、細菌側の耐性獲得を追い越さなければならないこと。耐性獲得は数分のうちに起こることもある。特定のファージに対する感受性を持つ細菌は死に、同じファージに耐性を持つ変異体の細菌は繁栄して、空いた場所を独占するのだ。細菌たちは、抗生物質に対抗するための適応戦略を発達させてきたのと同様に、数々の作戦を使ってファージの攻撃をかわす。その一つが、「ＣＲＩＳＰＲ《クリスパー》」と呼ばれる細菌独自の免疫システムだ。また、ファージが細菌に入り込む上で必要とする受容体を、細菌の側が塞いだり、無効化したり、「鍵を付け替え」たりすることがある。ぬるぬるした防御膜を硬くするため、分子を変化させることもある。あるいは、細胞内でファージの複製プロセスを妨げる機構を作り出すこともある。新しく作られたファージは、最後に宿主の細胞を破壊するために集合するのだが、細菌がその能力を阻害することもある。

　だが、この戦いは細菌の側だけが主役というわけではない。実際には、ファージの側も反撃するのである。ファージは細菌を餌食にするよう進化した。細菌は遺伝子を切り刻むしくみであるＣＲＩＳＰＲによって、少なくとも一部のファージからは身を守れるのだが、ファージの側は襲撃を続けられるよう、対ＣＲＩＳＰＲ型の防御策を進化させてきた。さらに、世の中には何兆個もの違ったファージがいて、その多くは、同じ細菌を標的にしながら、異なる受容体を足がかりにするよう進化してきている。研究者たちにとっての課題は、標的となる細菌に対抗できるファージを探し、そのファージを安全に使えるように不純物を除去し、人体に送り込むことだ。今回の場合、届ける先はトムの体である。

根拠となる知見には説得力があった。論文の上では、ファージ療法はトムがかかっているような多剤耐性菌感染症を治すのに理想的に見えた。その強みを指折り数えてみる。ファージは細菌の天敵だ。しかも、「良い」菌に危害を加えることなく、有害な菌を標的にするものが多く見つかる。ファージは自然界にたっぷりと存在するため、理論的には、多くの病原菌を標的とするものを見つけるのも比較的簡単なはずだ。宿主となる細菌が減れば、ファージの数も次第に少なくなる。感染症の時など、細菌の数が増えればファージも増殖する。患者の体内で宿主の細菌がまばらになると、行き先を見失ったファージは肝臓や脾臓で濾し取られ、そこで特別な免疫細胞に取り囲まれ、消化され、消える。つまり、仕事が済むと、ファージたちは大部分が消えてしまうのだ。抗生物質はそれよりもかなり長期にわたって作用を発揮し続け、体の組織に損傷を与えたり、細菌叢の自然なバランスを乱したりといった副作用を起こすことが知られている。しかし、ファージたちは実地でも理論上と同じように働くのだろうか？その判断はまだ下されていなかった。

結論が出ていないのは、誰もそれを試そうとしなかったからではない。ファージとペニシリンは同時代に発見された。ファージは一九一七年、ペニシリンは一九二九年だ。一〇〇年前に見つかった効果的な治療法が、どうしてもっと広く使われていないのだろうか？ファージ療法とペニシリン、双方の歴史に共通している要素は、驚くほどの遅れだ。ペニシリンの奇跡は、その発見から製薬会社による商業化までの間、一〇年にわたって不遇を強いられた。単離、精製、大量生産のための規模拡大に時間がかかったためである。第二次世界大戦による死傷者数の増加が、ようやく製品化が実現する上での決定打となった。

しかし、一〇〇年もの遅延というのはどうなのか。フェリックスはインドでコレラと腺ペストの数千件もの症例にファージ療法を施していた。強い自尊心を持ち、目立ちたがる性格の彼は、各国から関心を集めた。

信奉者や弟子はどこまでも増え続け、シンクレア・ルイス〔アメリカの作家〕による一九二五年のピュリッツァー賞受賞作、『アロウスミスの生涯』の着想源にもなった。この一連の騒ぎにより、ひと時の間、ファージ療法の人気は高まっていた。

だが、批判や厄介な問題もあった。フェリックスはファージ製剤を個々の患者の感染症に合わせて調製することにこだわったが、そのやり方は現実的ではないと判断された。そのため、いくつかの企業は、研究所で万人向けのファージ製剤を生産するだけで用を済ませた。イーライリリー社や、アボット社の一部門、また、のちにロレアル社に買収された一企業〔ロベール・エ・キャリエ社〕が、傷や上気道感染症〔風邪など〕の治療用にファージ製剤を売り出した。中には、「スタフィロ・ジェル」〔ブドウ球菌（*Staphylococcus*）にちなんだ名前〕など、流行りに乗った名前がついた製品もあった。そして、すぐに問題が起きた。一部の製品は、ヘルペスなどのウイルス感染症を治せるという、大げさな宣伝文句で販売されていたのだ。バクテリオファージはバクテリア（細菌）を狙うもので、他のウイルスを標的にするわけではないから、おそらく実際にはそんな作用はなかっただろう。また、一九三〇年代末になるまで、ファージの混合液は精製処理を行わずに販売されることが多かった。そのため、一部の製品はむしろ害を引き起こした可能性がある。また、別の製薬会社は、自社のファージを「安定させる」つもりで使った薬剤により、誤ってファージを殺してしまった。結局のところ、販売されていた多くのファージ製剤は使い物にならなかったのだ。

科学界の内部では、ファージ療法は当初から大きな困難に直面していた。フェリックスがファージを特定してからおよそ三〇年の間、科学者たちはその姿を見る技術をまだ手に入れていなかった。数名のノーベル賞受賞者を含め、科学者たちの中にはファージが微小な生物だというフェリックスの主張を嘲笑った人々もいた。彼らはファージが酵素だと信じていた。バクテリオファージがついに可視化できるようになったのは、一九四〇年に最初の電子顕微鏡が開発されてからだった。フェリックスの正しさが証明されたのもそれからだ。今日、新たな治療法は無作為化臨床試験と生命倫理審査を経るが、このような基準と審査手順は当時まだ確立されていなかった。適切な比較対照群と安全チェックのないファージ療法は信頼されなかった。

ペニシリンが市場に登場すると、少なくとも北米では、ファージ療法は棚上げされる立場へと追いやられた。ただ、商業的な関心が薄れた要因には、科学的なもの以上に政治的な理由もあった。ファージ療法を実施しているごく少数の医療センターのうち、一つがトビリシにあるという事実は印象的だった。第一次世界大戦後、フェリックスはパリのパスツール研究所でギオルギ・エリアヴァという若きジョージア人細菌学者に出会った。彼らは意気投合し、二人でいくつかのファージ研究プロジェクトに取り組んだ。エリアヴァは一九二三年にトビリシに戻り、自国のささやかな微生物学研究所の所長としての仕事を再開した。彼の夢は、この研究所をソビエト連邦初の、ファージ療法を売りにした医療センターにすることだった。彼はその夢を一九二六年に成し遂げた。

糸杉の木立に囲まれ、トビリシ市内を流れる川の岸辺に建つこの新しいセンターは素晴らしいものだった。スターリンの恩寵も受けたが、その関係性はこじれていく。一九三四年、エリアヴァはフェリックスを招き、このセンターを世界最高のファージ療法研究所にすべく力を貸してくれるよう依頼した。フェリックスはトビリシに六か月滞在した。彼がこの地に永住する計画を立てると、研究所の土地に「デレーユの庵」という住まいが建立され、彼に捧げられた。

だが、我らがファージ研究の開拓者とスターリンの間に男どうしの友情が生まれていたとすれば、それは長く続かない定めだったようだ。エリアヴァは逮捕され、スターリンに「我々のヒムラー〔ナチの官僚〕」と呼ばれた宿敵、秘密警察の長であるラヴレンチー・ベリヤから「人民の敵」だと宣言されたのだ。ベリヤの手配により、エリアヴァは一九三七年に処刑され、この時代に同様の末路をたどった多くの科学者たちの一人となった。エリアヴァの死に打ちひしがれたフェリックスが、ジョージアに戻る予定を実行に移すことはもうなかった。自身に敬意を表して建設された家に、彼が住むことは決してなかった。実は、この建物をのちのＫＧＢ〔ソ連国家保安委員会〕が一時的に占有している。ベリヤが後年に指揮することになる組織である。

のちにエリアヴァ・ファージ療法センターとして知られることになる研究所は、当初こそこうして苦難を味わったものの、地元で、さらには国際的にも名を馳せるようになった。最盛期となった一九八〇年代には、一〇〇人を超えるファージ研究者をはじめ、およそ八〇〇人が雇われていた。彼らはファージの混合液、スプレー、軟膏、錠剤を製造した。生産量は一日あたり数トンに及ぶこともあり、その約八〇パーセントがソ連軍に送られて、主に赤痢の治療に用いられた。

二〇一六年を迎えた今、主なファージ療法センターはこのエリアヴァ研究所が運営していた。トビリシには二つめの施設ができ、ポーランドのヴロツワフにも一つあった。これらのセンターには何十年ものファージ療法の経験があり、西洋医学に支持されない期間がこれほど長かったにも関わらず、今も西欧や北米からしばしば人々が現地へ飛び、様々な感染症を治してもらっていた。

東欧で、北米のようにファージ療法が抗生物質に取って代わられることがなかったのはなぜだろうか？　第二次世界大戦の初期、ペニシリンの発見は軍事秘密と見做されていたため、東欧各国は当初、その存在さえ知らなかった。そして、存在を知った後でも、ペニシリンを安定的に入手することはできなかった。アメリカと同様、東欧でも、ペニシリンは十分な品質のものを製造するのが非常に難しかったため、生産技術が完成するまでは大変貴重な薬だった。投与を受けた患者の尿からその成分が再回収されたほどだ。ファージにはそのような問題はなく、戦場での負傷の治療には理想的だとわかった。日本軍はファージを使ったというし、ドイツ軍もそうだった。北アフリカでロンメル将軍が率いた部隊の医療キットからファージがいくつか見つかっている。ロシアの人々も第二次世界大戦中のソ連・フィンランド戦争で怪我の治療にファージを使い、最近ではチェチェンでも使った。

こうした戦時の物資補給の問題に加えて、ファージ療法が西欧で採用されなかった理由がもう一つある。ファージ療法を支持すると、アカの左翼シンパというレッテルを貼られたからだ。〔フェリックス・デレーユの伝記の著者〕サマーズ博士は、このレッテルを「ロシアの汚名」と称している。西欧や北米の大部分の研究者、研究基金、商業団体などを退散させてしまうのに十分な恐ろしさだ。米国医師会が一九三〇年代、四〇年代に手厳しい報告書を次々と発表すると、人々は（特にアメリカでは）本格的にファージ療法の時流から離脱し始めた。報告書では、ブドウ球菌感染症の治療を除き、ファージ療法の有効性と信頼性を裏付けるデータは限られているとの結論が出されていた。こうして、ファージ学を発展させるための追加研究への風当たりは厳しくなり、政治的偏見の様相を帯びた。ロシアでファージ療法が支持されていたという地政学的な理由からだけでなく、西側諸国の科学コミュニティの内部にいても偏見は向けられた。孤立主義は、真の科学にとって友にはなりえない。

ファージ療法についての古めの文献にたびたび登場する研究者は限られていた。その一人が、元ＮＩＨの生物学者で、現在は引退しているカール・メリルだ。彼はアメリカでファージ療法を発展させるために五〇年間も努力を重ねてきた。私の今までの人生よりも長い期間だ。だが、その時代の政治はアメリカにおけるファージ研究への関心を閉ざしていた。技術には制約があり、ファージ療法が使われている国々から入手できるデータは不十分だった。カールの戦いは骨の折れるものになった。

私はのちに知ったのだが、こうした障壁に直面したにも関わらず、カールは一九七〇年代にＮＩＨの研究室で行った実験から、ある発見をしていた。それは、実験動物にファージを計画的に投与すると、ファージは肝臓と脾臓で破壊されるというものだった。一九九〇年代中盤、彼は弟子のビスワジット・ビスワスとともに、この肝臓、脾臓による除去作用を逃れることができるファージ株の選抜方法を編み出していった。こうして選抜されたファージは、血流の中に長くとどまることができるため、より効果的な抗菌剤として働くのだ。二〇〇二年までに、彼らはファージ療法を使い、スーパーバグに感染したマウスを治療することに成功した。病原体は、重要な抗生物質の一つであるバンコマイシンが効かない、多剤耐性のエンテロコッカス・

フェシウム[52]だった。こうした動物実験で成果をあげたカールは、ＮＩＨから臨床試験への支援を受けようとしたが、うまくいかなかった。ついには、研究資金配分の動向が彼にとって不利なものとなり、機関の内部政治も彼に背を向けた。引退を迫られた彼は最終的に職を辞した。だが、ファージ療法はさらなる改良を経れば命を救うことができるという科学的信念を、彼が捨てることは決してなかった。

この皮肉な経緯に、私はショックを受けずにはいられなかった。ファージ療法が西側社会で捨て去られたまさにその時代、純粋にファージそのものを研究する生物学は違った方向へと進み出していたからだ。当時の基礎科学に携わった初期のノーベル賞受賞者たちに目を向けると、そのおよそ半数はファージ研究者が占めている。多くの業績は一九四〇年代と五〇年代に成し遂げられたものだが、評価を受けたのはかなり後になってからだ。ファージは、遺伝子のオンとオフがどのように切り替わるのかを証明するための実験材料として使われた。ファージの持つ酵素は、分子生物学、遺伝子工学、腫瘍生物学という分野を切り開いた。より最近では、ジェニファー・ダウドナ博士、エマニュエル・シャルパンティエ博士らによってＣＲＩＳＰＲ《クリスパー》・Ｃａｓ９《キャスナイン》による遺伝子編集システム[53]が特定され、合成生物学に革命を起こしているが、これらの先進的な研究の中でもファージは不可欠の役割を果たした。

フェリックスはとうの昔に亡くなっており、カールも活動の現場から追いやられていた。北米に残っているファージ研究者で、その治療面での可能性を信じている人々は比較的少ないと思われた。もし、アシネトバクター・バウマニに対する活性を示すファージを研究している人が少しでもいるなら、その人々を探さなければならない。現代の私たちは、ファージを見て、研究し、その遺伝子をいじり、捕食の好みを作り変えるための科学技術を手にしている。もしかすると、今こそファージ復活の時なのかもしれない。

＊

数時間後、私は病院へ向かう道中でカーリーとフランシスに順に電話をかけ、自分の頭にあった考えを伝えることにした。細菌感染症を治すために、あなたたちのお父さんに生のウイルスを注射してみたい……そんなことを、再婚相手の娘たちにどう説明すればいいのか。滑稽に聞こえる案ではあったが、ともかく話すのには最善を尽くした。二人とも熱心に聞いてくれ、また、チップが協力的だということには勇気づけられていた。

「要するに、抗生物質のエコな代替品みたいなものってことね?」とカーリーは尋ねてきた。私が連絡した時、彼女は自分の家にいた。サンフランシスコのすぐ北にある、ヴィクトリア様式のファームハウス〔農場の母屋〕だ。サンディエゴから車で一〇時間ほどのこの家に、彼女はダニーと結婚直前に移り住んでいた。ウタスズメのさえずりが背景に響く、そののどかな環境が私の心に浮かんだ。トムであれば、あの鳥の種名はメロスペザ・メロディア(*Melospeza melodia*)だと言い当てることだろう。彼がもしそこにいたなら、そして、もし話すことができたなら、だ。

カーリーの問いに、私はこう答えた。「そんなふうに考えたことはなかったけれど、確かに、そう言ってもいいかもしれない」。州間道五号線〔アメリカ西海岸を南北に結ぶ高速道路。通勤・帰宅の時間帯には大渋滞が起きる〕で数珠つなぎの渋滞にはまりながら、私はスピーカーフォンで話をしていた。「何万年もかけて、ファージは細菌たちと共進化してきた。その中には、スーパーバグになってしまった細菌もいるわけなのだけど」。

「そんな面も含めて、母なる自然を愛せよ、というわけね」と、カーリーは苦笑いをした。「でも、そのファージをどこで探すつもりなの?」

「そう、その点が超難問で、まだ答えは出せていない」。私がそう認めると、カーリーはこう答えた。

「でも、意志あるところに道はある、というじゃない」。

カーリーが案に乗ってくれたことに私はほっとした。一人落とせば、あとは一人だ。フランシスに電話をかけると、彼女は生物学の研究プロジェクトの契約職員としてフィールドワークに出ているところだった。

「『フォレンジック・ファイルズ』の再放送の見すぎじゃない?」。フランシスはそう私をからかった。私は、彼女がこの番組を嫌いなのを知っている。この前フランシスがこちらに来てくれた時、私がぜひにと言って一緒に見たのは、科学者が沼地のプランクトンを使って数十年前の殺人事件を解決する回だった。

「少なくとも、私はサクシニルコリンを使って夫にとどめを刺そうとする黒い未亡人じゃないからね」と言い返す。名前を出したサクシニルコリンは、殺人犯が好んで使う毒としてよく登場する。「それに、あなたのお父さんの病気は別の番組向きでしょう。『私を蝕む寄生虫[54]』の方がぴったり」。

ファージ療法の背景にある概念を説明すると、フランシスは彼女流のこんな言葉で支持を表明してくれた。

「クソすごいものがあるってことね」。

実は、これ以上に核心を突く言葉はなかった。ファージというのは人間や動物の腸内に豊富に存在し、日々、何兆個ものファージが糞便を通じて環境中に排出されているからだ。ということは、トムの治療法を探す上で最初に目を向けるべきは、その有機的物体、つまり、大便が集中している場所なのだ。大便、すなわち「クソ」である。だが、フランシスにこの具体的な説明をするのは後でいい。その時が来れば、そして、来ることがあればの話なのだから。私の目には今、「ナショナル・エンクワイアラー」〔タブロイド紙〕の見出しが浮かんでいた。《浄化した下水で恐怖のスーパーバグから回復した男》。

16　常に忠誠であれ、常に強くあれ

二〇一六年二月二一～二六日

二月二一日の晩、私はＰｕｂＭｅｄと「セブン・デッドリー・ジンズ」[55]のワインボトル半分をお供に、ファージの採取源の手がかりを求めて夜を過ごした。ニュートンと子猫たちは、私が膝にかけていた毛布にくるまってくつろぎ、あごの下やお腹を私に撫でてもらえそうな場所をめぐって小競り合いを繰り広げていた。夜一一時を回るまでの間に、私は発表論文で少しでもアシネトバクター・バウマニに言及したことのあるファージ研究者の一覧を書き出す作業を終えていた。時間が鍵になるとわかっていた私は、アメリカの研究所に在籍している人々にマーカーで印をつけた。サラウンド音響のスピーカーに接続していたアップルＴＶ〔テレビ番組・映画視聴用のスマートフォンアプリ〕はランダム再生モードになっている。耐えがたい静寂を追い払おうと、私はそのスイッチを入れた。室内がトラジカリー・ヒップ[56]の曲、「カーレッジ〔Courage：勇気〕」で満たされる。私の好きな曲の一つだ。私たちはこの歌を通じて流れるテーマを地で行っていた。最悪の状況の中では、持ちこたえるだけで精一杯の時もある。できる限りで最善の決断をし、その結果とともに生きる。出てくる結果がどんなものか、決してわからないままに。

私の思考はあれこれと巡った。トムの声を最後に聞いてからもう一か月以上が過ぎていた。私は深く息を吸って、留守番電話のボタンを押した。彼の深いバリトンの声が聞けるように。《こんにちは。こちらはトムとステフです。ただいま留守にしております……》。「ようし」。私は猫たちに宣言した。「今はくよくよしている場合じゃないぞ」。命をかけてこのスーパーバグと闘っているトムのことを思う。敵は、私がかつて、ひ弱で自分たちの相手ではないと思っていた細菌だ。トムは闘う決断をした。私たちは共に闘う協定を結んだ。「カーレッジ」のサビに合わせて歌いながら、私はこの任務を果たすべく、残っているありったけの力を振り絞った。

検索では、トムのためにアシネトバクター・バウマニ用のファージを探すのに協力してくれる可能性があるかもしれない人々（「かもしれない」というだけだ）は、アメリカ国内にわずかしか見つからなかった。時間切れになるまでに物のやり取りができるかもしれない距離にいる人々だ。私は白紙のメールの下書きを見つめた。その空白がこちらを見つめ返してくる。私は見知らぬ誰かにいきなり身勝手なメールを送らなければならないのだ。研究の第一人者たちに専門分野の質問をすることならよくあった。だが、今回はいくつかの理由から居心地の悪さを感じる。まず、私は微生物学の学士号を持っているとはいえ、ファージ研究は、私が専門家として知られている分野、私自身が一番よく知っている分野からかけ離れている。また、これが仕事上の問い合わせではないことも一因だ。この話は限りなく個人的なものだ。私は見知らぬ人々に、自分の夫の命を救うのに手を貸してくれと頼もうとしている。トムの命が危機に瀕した今、私は、先の見えない状況に置かれた人がいかにもやりそうな、やみくもなことをしようとしていた。ただ、自分の努力にもかかわらずトムが死んでしまったとしても、少なくとも最善を尽くしたという自覚は持てるだろう。

私は五〇分かけてメールのひな型を作り、その内容を、リスト上の研究者それぞれに合わせて少しずつ調整した。最初の相手は、テキサスA&M大学でファージ技術センター長を務めるライランド・ヤング博士だ。最高峰の科学誌のニュース記事に、彼の言葉が引用されていた。それによれば、特定の細菌を標的とするファージを見つけるのは「比較的容易」だという。そんなことがあるのだろうか？

《ヤング先生

『ネイチャー』の解説記事で先生のファージ研究について知った者です。感染症疫学者として、臨床耐性ＥＳＫＡＰＥ病原体治療のための先生のアプローチが非常に魅力的だと感じています。

しかしながら、私には個人的な関心もあります。といいますのも、私の夫が深刻な胆石性膵炎を発症しており、汎耐性アシネトバクター・バウマニへの感染の合併症を起こしているためです。おそらく、この病原体は彼がエジプトで体調を崩した際に感染したものかと思います。急性症状が三か月続いたのち、現在はＵＣＳＤで私の同僚らによって治療を受けています。その中には感染性疾患分野のトップの専門家もおりますが、感染を抑え込むことができない状況のため、夫の容態は悪化しています。そのため、私たちは従来のものからは少々異なるアプローチを検討しているところです。

先生の研究室では主にイン・ヴィトロ〔試験管内〕の研究をなさっていることは承知しておりますが、ファージ療法の観点から、何らかのご提案やご助言をいただけるようなことはありませんでしょうか。このような異例の問い合わせではありますが、ご検討いただけるようでしたら大変ありがたく存じます。》

それぞれのメールを書き換えては「送信」ボタンを押すたびに、自分の絶望感が高まっていくのを感じた。この人が私のメールを読むことなどあるのだろうか？トムと私のところには毎日たくさんの詐欺メールが届く。緊急のメッセージのふりをしたゴミ、あるいは、研究論文を発表しないかと誘いを持ちかけ、天文学的な額の掲載料を要求してくるハゲタカジャーナル[57]の編集者たちだ。私が問い合わせをしている相手も、他の研究者たちも、間違いなくそうしたメールを受け取っている。もし私のメッセージを開いたとして、まったくの他人がこんな異例の問い合わせに応じることなど考えられるだろうか。しかも、その返事をすぐにくれることなんて。

　翌朝、いつも通り一〇〇件以上のメールが私を待ち構えていた。ほとんどは普段から定期的に来ているものだった。残りはゴミだ。私はそれらにさっと目を通し、後で読む仕事関係のものを振り分け、それ以外は削除した。昨晩、メールを書き送ったファージ研究者から、私の状況に遺憾の旨を示すメールもいくつか来ていた。数名は、自分たちのところにアシネトバクター・バウマニ用のファージがないことを丁重に説明していた。また、自分たちのアプローチはまだヒトで試験できる状態ではないという人々もいた。

　こうして最後に開いたメールが、テキサスＡ＆Ｍ大学のライランド・ヤング博士からのものだった。中身を見るためメッセージをクリックしつつ、私はまた拒否されるのだろうと身構えた。他の研究者たちと同様、彼もトムの容態と絶望的な実情について知り、気の毒に思うと書いていた。トムの状況は胸が張り裂けるようなものだと。だが、彼が他の人々と違ったのは、トムを治せるかもしれない適切なファージを突き止めるのに協力しようと申し出てくれたことだ。すぐに電話で話そうと提案してくれ、彼が出られる電話の番号を三つも送ってくれた。彼はそのメールに「ライ〔ライランドの愛称〕より」と署名していた。しびれるような興奮が走った。

　私はライに電話をかけ、二時間近く話した。まるでウサギの穴に落ちた不思議の国のアリスのような気分だった。彼は私にファージ生物学の短期集中講義を始め、三〇年前に私が受けたウイルス学の授業にはなかった部分を補完してくれた。

　私は走り書きのメモをとり、これから自分たちが取り組もうとしていることの概要をまとめた。ＭＲＳＡに効力を示すファージなどとは違い、アシネトバクター・バウマニに効果を発揮するファージには型の特異性がある。どういうことかというと、トムに感染している細菌の属と種に合うファージ、というだけではなく、実際に採取した細菌の株に対抗できる、特別なファージを組み合わせなければならないのだ。別の言い方をすると、「アシネトバクター属・バウマニ種の細菌に合わせたファージが必要です」というだけでは不十分で、トムの中で見事に繁殖しているアシネトバクター・バウマニそのもののサンプルを受け取る必要があるのだという。そうすることで初めて、ライたち研究者が探してきたファージの中から適合するものをふるい分けることができる。トムから単離した培養株のサンプルが手元にあるだろうか？　そうすれば、ライや他の研究者たちが探してくれるファージの中から、それに合うものが見つかるかもしれない。

サンプルはあった。私はＵＣＳＤの微生物分析室にいるシャロン・リードに頼んで、すぐにそれを発送してもらうことにした。

ライは続いて私に、エジプトから土や水の試料を少しでも持ち帰ってきてはいないだろうかと尋ねた。ハイキング用の靴についた土でもいいという。もしトムがこのスーパーバグをエジプトで吸い込んできたのなら、その地域の環境試料がファージ特定の材料になる可能性がある。なぜなら、自然界では、細菌とそれを標的とするファージが共存しているからだ。サッカラとダハシュールを訪れた時、その地面がどれほど乾燥していたかを私は思い出した。ライの要望に沿うような土ぼこりが、少しでも私たちの靴に残っているものだろうかと訝る。靴に土は残っていなかった。この線は役に立たなかった。

最後に、ライはこう説明した。トムからの単離株に効果を示すファージは、一つだけ見つければいいものではなく、理想的には数種類を探す必要がある。「ご存じの通り、細菌は不気味な変異能力を持っていますからね」と彼は言った。「運良く、トムさんの単離株に合うとわかったファージを一つ、見つけたとしても……ただ、これはお伝えしておかなければなりませんが、もし見つけたとすれば、それは非常に幸運なことなのですよ。その一つのファージだけを基にした製剤でトムさんを治療すれば、彼の菌はそのファージに耐性をつけるでしょう。ほとんど即座にです。そして、我々が立ち向かわなければならない事態をはっきりさせておくためにお伝えしますが、うちの研究室では過去七年間でわずか数種類しか、アシネトバクター・バウマニに適合するファージを採集できておりません。ですが、トムさんの細菌のサンプルを受け取り次第、すぐにその培養株に対して手持ちのファージを検査しましょう。一日か二日で、適合するものがあるかどうかわかります。それから、うちの研究室の連中に、こちらにある環境試料を混ぜた培地の上に、トムさんの培養株を塗ってみるように言うつもりです。環境試料。どういうことかおわかりですね？」

私は予習を済ませていた。

「下水、ですね」と私は答えた。

「そう、下水に流れてくる汚物、沼の水、農場……基本的に、ウンコがあるようなところならどこからでも、試験用の環境試料がとれるものです。」

「それで、何種類のファージを見つけなければならないのですか？」。そう尋ねる私は、危険な感覚が高まるのを感じていた。

「実際のところは誰にもわかりません」と彼は答えた。「北米では、ファージ療法は未開拓地ですから。ジョージアとポーランドの連中はセンターを持っているものだから、一番の実地経験がある。しかし、あちらはファージ療法が効くという実証データを、ＦＤＡや、他の規制当局を説得できるのに足りるほどには集めていないのです。しかも、あちらの症例のほとんどは、園芸用品種のようなものです。ブドウ球菌、シュードモナス属、クレブシエラ属。一方、イラキバクターは伝染力も耐性もすっかり強くなってしまっている、スーパーバグの中でさえも別格の存在です。私の推測では、トムさんのような方、つまり、菌が完全に定着してしまった患者さんを治すには、いっそうたくさんのファージがいるでしょう。こちらで三つか四つを培養して、ファージ混合液としてお送りすることを目指しましょう」。

「もしそうなれば、どんなに素晴らしいことでしょう」と、私は震える声で言った。「感激しています。見ず知らずの他人のために、こうして危険を冒そうとしてくださるなんて」。

「私は、あなたのご主人と同い年でしてね」とライは答えた。「偏屈な老いぼれですよ。引退も間近だ。トムさんの話が私の心の琴線に触れたのはそういうわけかもしれません。それに、私はこの研究と、自分がファージ生物学に捧げてきたキャリアから、何か実世界のためになるものが出てくるのを見たいのですよ」。

謙虚なユーモアはさておき、ライの姿勢は現役そのものだった。歳を重ねて「偏屈な老いぼれ」になったというのは、すなわち彼が、ファージ療法が長年の間に発展し、そして停滞してきた経緯を知り尽くしているということだ。

「ファージ療法の再生という考えに熱心に取り組み続けてきた研究者たちが、世界中に一握りだけおります。ですが、多くの場合、彼らはファージ業界の辺縁に追いやられてきました。触れてはならない者のように扱われる研究者もいます」とライは言った。「思い出してもごらんなさい。ファージというのは、ワトソン、クリック、ロザリンド・フランクリンがDNAの二重螺旋の謎を解き明かすよりもうんと前に発見されたものです。当然、初期の研究にはそれなりの欠陥があったわけです。ですが、私は今こそファージ療法が成熟して世に認められる時だと、心から信じているのです。最良の抗生物質でさえ、スーパーバグに対してはどんどん使い物にならなくなっている時代ですから。こうした取り組みは、もしうまくいけば、ファージに信頼性を与えてくれるでしょう。ひょっとすると、ファージ療法研究に資金がもっと分配されるかもしれない」。

これをファージ療法発展の機会と見込んだライは、この探求の旅に、改宗者の情熱をもって臨んでいた。「改宗者」というのは、彼はそのキャリアの初期のほとんどを、自称「反ファージ療法派」の男として過ごしたからだ。ライ曰く、一九七〇代初頭に大学院生だった彼は、当時の分子生物学業界に広く定着していた、ファージ療法を医学史の「奇妙な一章」と見做す偏見に染まっていたという。この章は閉じたままにしておくべきだというのだ。反ファージ療法派はこんな信念を抱いていた。ファージは分子生物学の根幹的な側面を発見する上では非常に大きな力を発揮するツールやモデルであったし、今もそうだ。だが、臨床での応用、つまり患者の治療において実用的に使うとなると……インチキ医療も同然で、しょせんはピペットが運ぶちっぽけな夢だ。

ところが、二〇〇二年の米国微生物学会議の会場で、ライは非常に異なった見方に出会い、心を揺さぶられた。ファージ療法に対する近代的アプローチの未来像を発表したのは、インドからやってきた、国際的にも評判の高いバイオテクノロジー学者であり、起業家でもある人物だった。これに啓発されたライは、ファージ療法を含めたファージ学に対し、より広いアプローチをとることを推奨する支持者となった。ついには、テキサスA&M大学のお偉方の支援を勝ち取り、二〇一〇年にファージ技術センター（CPT）の設立、大学教員の職、そして最高の研究費を提供されたのである。CPTは全米でも先鋭的なファージ研究センターの一つとなった。ライとCPTが行ってきたこの一連の研究こそ、私がオンライン検索をした時に目を引かれたものだった。その研究は、かつてファージ療法を葬り去った、影響力の高い査読付き学術誌の数々に発表されていた。

「今回の件がうまくいけば、業界全体が一変するでしょう」とライは言った。「いずれにせよ、我々は粉骨砕身、自分の仕事に取り組むまでです。もしご許可をいただけるなら、今日のうちに、私が知る限りの、アシネトバクター・バウマニ用のファージを持っているかもしれない連中全員にあなたのメールを転送しましょう。運が良ければ、そこから私の研究室に送れる分を用意してもらって、こちらであなたのご主人の細菌株に対する活性を試験しましょう。単離株を、近い《アスタ・》うちに《プロント》お送りください。それから、私の心の琴線に触れたのと同じように、他の連中の気を引きそうな情報が他にもあれば、私にメールでお知らせください。私はグーグルドライブ〔ファイル保存・共有サービス〕を立ち上げて、ファイルを共有できるようにします」。

電話を切った私はわくわくしていた。心臓が高鳴り、胸から飛び出しそうだった。トムの心電図モニターにつながれたら、警報が鳴り響くほどだろう。私はすぐに、イラキバクターのTシャツと一緒に撮ったトムの写真を、完全に健康体だった二〇一二年の写真と合わせてライに送った。また、トムの学術面での業績リストと履歴書も付け加えた。その厚みは一〇〇ページを超えるものだった。

この朗報を知らせるためにチップに電話すると、彼は大学のオフィスにちょうど到着しようかというところだった。

「信じられないだろうけれど、テキサスA&M大学のライ・ヤング先生が私のメールにもう返事をくれて、自分がファージ探しの指揮をとるって申し出てくれたの。ということで、私はあなたに正式な形でお願いをしなきゃいけないと思うのだけれど……。彼らが少なくとも一つのファージを見つけたら、治療計画の研究代表者になってもらえませんか？」

私が自ら研究代表者になれない理由は二つあった。まず、私は医学博士ではない。臨床治療のプロトコルには医学博士が必要だった。そして、私は患者の妻であり、大きな利益相反があった。[58]

チップがオフィスの椅子に腰を下ろしながら、ひゅう、と息を漏らすのが聞こえた。

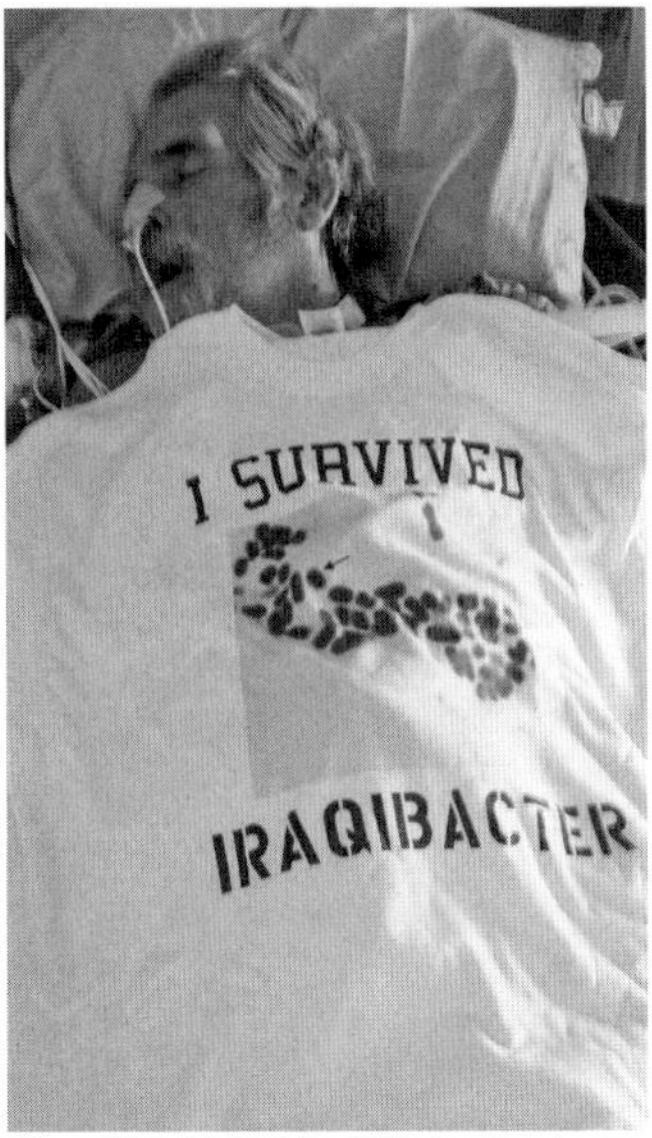

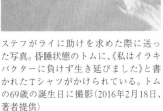

ステフがライに助けを求めた際に送った写真。昏睡状態のトムに、《私はイラキバクターに負けず生き延びました》と書かれたＴシャツがかけられている。トムの69歳の誕生日に撮影（2016年2月18日、著者提供）

「いやあ、なんたる離れ業だ」と彼は言った。「もちろん、私が研究代表者になるのは構わない。ＦＤＡの窓口に連絡して、人道的使用の申請書類の手続きを始めてもらう。もしファージが見つかったらすぐに仕事に取り掛かれるよう、万事準備を整えておかなければ」。

トムから採取した単離株にファージを適合させなければならない、そして、耐性に打ち勝つためには複数のファージを探さなければならないと聞いても、チップは驚かなかった。彼は、研究計画書を審査するＮＩＨの委員会で主任を務めていた。そこでは抗生物質耐性に着目した研究の採否を判断していたため、彼はその先に待ち受けている、ＦＤＡによるｅＩＮＤ（実験的な新治験薬）審査の過程における規制面の課題についてもよく知っていた。ｅＩＮＤというのは最後の手段となる治療薬のことだ。ＦＤＡにまだ承認されていない薬、かつ、誰かが死にかけていて、従来の治療法がすべてうまくいかなかった場合にのみ使われるものを指す。トムはどちらの点も満たしていた。そして、このプロジェクトを率いる上で、チップ以上に適任の臨床医は存在しない。問題は、この承認プロセスが十分な速さで進むかどうかだった。ライたちが何らかのファージを見つけることがあったとして、トムを救うのに間に合うようにそれを送ってもらえるのだろうか？

「ばかな質問かもしれないけれど」と私は言った。「どうしてＦＤＡから新薬の承認をとらなきゃいけないの？　ファージは薬物じゃないでしょう」。

「新しい治療法を承認するのに、ＦＤＡにはこれより他に制度がない」とチップは説明した。「ファージ療法のような新しい治療法の試験を開発者側にためらわせる理由の一つがそれだ。ＦＤＡには新しい規制モデルが必要だよ。だが、それがすぐに実現する可能性は皆無だ。もしも我々がファージ療法でトムを治療できれば、彼らに何らかの変化を起こさせる起爆剤になるだろうがね」。

　翌朝、私の受信箱には普段よりもたくさんのメールが届いていた。時差のせいで、夜のうちに大きな動きが疾風のように巻き起こっていたのだ。インド、スイス、ベルギーのファージ研究者たちが揃って、アシネトバクター・バウマニ用のファージをライの元に送り、試験に回すことに同意してくれていた。ブリュッセルにあるアストリッド女王陸軍病院でベルギーの研究チームを率いるジャン＝ポール・ピルネ博士は、メールの中で、自分たちはアシネトバクター・バウマニ用のファージをいくつか持っていると言っていた。火傷を負った兵士の局所治療に使えるのではないかと考えていたものだという。ピルネ博士は、私が見つけた論文の著者、エリアヴァ・ファージ療法センターのメラビシュヴィリ博士と共同研究をし、同じ論文に名前を連ねていた。信じられないことに、彼はアシネトバクター・バウマニ用のファージを外交封印袋〔税関を通さずに外交書類や公的使用のための物品を送ることができる〕に入れて送ろうと申し出てくれた。

　チップからも新しい報告があった。彼はＦＤＡの連絡担当者、カーラ・フィオーレ博士に電話したという。チップはファージ療法とは何なのか、それがなぜトムの症例での人道的使用に必要なのかを説明する準備を整えていた。しかし、ＦＤＡの生物学的評価・研究センターに勤務する微生物学者のフィオーレ博士は、その一切を熟知しており、アメリカでファージを使っている主要な研究室とはどこもなじみがあった。彼女はさらに、私たちのリストに載っていなかった二つの研究室の連絡先を教えようとまで申し出てくれた。

　チップも私も、こんなに素晴らしいことが起ころうとは思ってもみなかった。

「その二つの研究室は誰が率いているの？」と私はチップに尋ねた。自分では徹底的に調べた自信があったのだ。アシネトバクター・バウマニが関係するところを一つでも見逃していたなんて。

「米国陸軍と海軍と言ったら、君は信じるかい。」

　ひゅう、と私は静かな口笛を吹いた。「冗談でしょう。軍がファージの研究をしているの？　それじゃあ、その研究者たちの詳細が一切わからなかったのも当然。研究は機密扱いだと思う？」

「いや、私はそのことについては知らないが、中東に派遣された隊員たちが揃って多剤耐性菌に感染して帰ってきたことを考えれば、軍がすでに研究を始めていたというのも、至極もっともな話だ」とチップは言った。「今日の午後、両者と電話会議をする」。

　翌日、私の携帯電話がアレサ・フランクリン〔ソウル歌手〕の「リスペクト」を響かせた。最近、私がチップからの電話の着信音に設定していた曲だ。電話をとるとすぐ、彼の怒りが爆発しているのを感じた。いつもかすかに感じられる南部流のゆったりした口調に、少々のすごみが加わっていた。

「陸軍と海軍でファージ計画を率いている幹部たちと話した。どちらも、文民のご厄介になることを用心していたよ」。チップは腹立たしげにため息をついた。

「彼らには、私が臨床プロトコルの監督役になると伝えた。おたくらがしなければならないのは、ファージを送ることだけだとね。あちらさんは頑固だった。私はこう言ってやった。私は米軍よりもベルギー軍の方に感銘を受けましたよ、何しろ向こうは自国のファージを外交封印袋に入れると申し出てくれているのですから……。こう伝えるまで、あちらは意見を変えようとしなかった」。

　これぞチップの真髄だった。私のあだ名はピットブルだったかもしれないが、チップは患者にとって最善の道に誰かが立ちはだかると、骨を守るブルドッグのようになる。彼はこの特性のおかげで何人かの敵も作ったが、患者や専門家仲間などからは深い尊敬を得ることの方が多かった。そして、こういう状況下では、信頼は切り札にもなる。

「結論を言うと……陸軍は論外だ」とチップは言った。「だが、海軍を説得することはできたと思う。少なくとも、彼らの揃えているファージをトムの単離株に試すところまでは。もし抗菌活性を持つファージが出てくれれば橋渡しができると、海軍少佐のティーロン・ハミルトンは言っていた。我々がその段階に来たらだ。上層部まで話を通して、将官たちから承認を得る必要がある」。

ティーロンはそのために多くのものを賭すことになるだろう。だが、もしこれが実現すれば、アシネトバクター・バウマニとその治療法に関して得られたあらゆる知識が、兵士たちが感染に見舞われた際の対策として海軍の医薬品庫に加わるわけだ。生物化学兵器によるテロ攻撃にも価値を発揮しうる。つまり、トムを助けることは海軍と私たち、どちらにとっても利益になるのだ。一九六〇年代のベトナム戦争中、トムが軍務に志願することは誰よりもありえなかった。だが、この戦闘をまさに自らのものとして経験している今、紆余曲折を経てトムが軍に貢献する機会が生まれる可能性もありそうだった。

「まあ、それでも前進と言えるでしょう」と私は答えた。携帯電話を肩のところに挟み、ニュートンを子猫たちのご飯から追い払う。ニュートンは太鼓腹になりつつあった。

「ティーロンは私に好印象を持ってくれたよ。彼が海軍の『エジプト・コレクション』の説明をするのを聞いて、私は、ソムリエが高級ワインの特徴を説明するみたいですね、とおだてたのさ」。チップはこうおどけた。「ティーロンは、今週末は自分の研究室に昼夜交代で勤務を命じると言ってくれた。我々が試料を発送でき次第、トムの単離株を海軍のファージに対して試験するそうだ」。

つまり、わずか数日の間に、私たちには二四時間体制でファージ探しをしてくれる研究室が一つどころか二つもついてくれたのだ。実のところ、これは驚くほどの進捗だった。

「トムに伝えるのが待ちきれない……たとえ私の声が聞こえなくたって。」

この二つの研究室がトムのアシネトバクター・バウマニに適合するファージを見つけ出すかどうかは、まだ知る由もない。だが、その答えをただじっと待っていることはできなかった。とりうる方法は何でも使い、行政上の審査と承認を前に進める必要があった。もしファージが見つかったら、間髪いれずに治療を始められるように。このスーパーバグに対抗する新たな弾丸を戦いの最前線に打ち込めるよう、準備を整えておく必要があった。

私たちは通話を終えた。それぞれの手元には、長大な「やることリスト」がある。微生物分析室からはすでにトムの単離株がライの元へと発送され、続いて、テキサスA&M大学ファージ技術センターのチームは、その培養株のサンプルを海軍に送ろうとしていた。私はUCSDの研究倫理委員会宛ての提案書に取り掛かるつもりだ。また、UCSDとテキサスA&M大学との間で共同研究と研究材料の譲渡を許可する公式な同意書にサインをもらわなければならない。同様のものが海軍との間にも必要だ。

チップの「やることリスト」には、FDAとの追加連絡をとることと、ファージを体内に導入するための正式なガイドラインを確立する臨床プロトコルを仕上げることが含まれていた。ファージを送り込むところまで漕ぎ着けると想定しての話だ。また、チップはUCSDの生物安全委員会の承認も得る必要があった。概して、こうした様々な承認を得るための事務手続きには少なくとも二週間かかり、時には数か月にもなる。ただ、その申請内容は生死に関わる話ではないことが一般的で、トムの事例で行われているものとは違う。

私もチップも、研究者としてこの作法は知っていたし、それぞれの段階や安全保護策もすべて理由があって用意されたものだとわかっていた。FDAはイノベーションの前に立ちはだかる悪者として扱われることがあまりにも多いが、実のところ、そうした安全保護策は私たち全員を守るために重要なのだ。でないと、人を治すよりもむしろ殺してしまうようなものを売りつける、ガマの油売りまがいの奴らにたやすく餌食にされてしまう。さらに悪いことに、今日の世界において、悪徳業者たちは科学や医学の言葉を取り入れ、証拠のない主張やサービスをもっともらしく見せようとしている。

申請後の過程も同じく重要だ。効果のある治療法については引き続き経過を調べる必要がある。うまくいっている場合には無作為化臨床試験を進め、さらに広範囲の患者に効果があるかどうかを判断することができる。また、治療の効果がない場合についても知る必要がある。亡くなった患者の死を無駄にすることがないように、そして、治療の失敗を繰り返すことがないように。プロセスに時間がかかるのはきちんとした理由があってのことだ。しかし、トムにはその時間がないかもしれない。一秒遅れればゲームオーバーになる。そして、その一秒が一体いつなのか、私たちには知るすべがない。

二日後、私の携帯電話が鳴った。市外局番はテキサス州中心部の九七九。現地では金曜日の夜八時過ぎだが、ライが電話をかけてきたのだった。ファージ療法センターでトムを救おうとしている四人に、私を紹介したいのだという。一人ずつ、彼らは自己紹介をした。助教のジェイソン・ギル。彼はファージ技術センターの教員の中でも学際的なファージ研究の経験が最も豊富で、ライとも頻繁に共同研究をしている。博士課程の学生、アドリアナ・ヘルナンデス＝モラレス。そして、研究室の技術職員、ジェイコブ・ランカスターとローレン・レッサー。私が全員に何度も礼を言うと、彼らは仕事に戻っていった。私も自分の仕事に戻った。

その夜、私はＵＣＳＤの医学倫理委員会から承認を得るための提案書の下書きを始めた。

ヒトに対して行われる科学研究は、すべて倫理委員会の審査と承認を受けなければならない。自分のキャリアを通じてこの手の提案書は山のように書いてきたが、この一つは違っていた。今回の被験者はたった一人しかいない。私の夫だ。そして、これは人道的使用の申請だ。すなわち、研究チームは倫理委員会に対し、死にかけている患者にＦＤＡ未承認の治療物質を使う許可を与えるよう求めるのだ。

私は二段落ほどの文章に、三か月以上前の発症日からトムがたどった経過をまとめた。そこには、あの二回の救急搬送と、一か月と少々前に腹部のドレーンが外れ、昏睡状態へとみるみる容態が悪化していったことも含まれていた。時系列を走り書きし、これまでに投与されてきたすべての抗生物質の一覧を作る。チゲサイクリン、メロペネム、バンコマイシン、ダプトマイシン、リファンピン、コリスチン、アジスロマイシン、テイコプラニン、メトロニダゾール、イミペネム。トムはまるで人間薬局方〔医薬品の効能・用法などを一覧にした冊子〕だった。

次は人道的使用を求める根拠だ。私の指はキーボードの上空で固まってしまった。ぴくりとも動かせない。私は一五分間そこに座って、ただコンピューター画面を見つめていた。その画面はスクリーンセーバーに変わり、トムと私がこれまでしてきた旅の写真を次々と映し出した。去年の夏、ルワンダでマウンテンゴリラの足跡を追った二人。マリにあるバンディアガラの断崖でハイキングをする二人。かつらをかぶったパプアニューギニアのフーリ族の男性たちと踊る二人。もう書類は書けなかった。たった一語ですらも。抑えきれない恐怖、予期悲嘆、パニックが自分を飲み込むのを感じた。激しい、震えるような嗚咽の中に、私は崩れ落ちた。

私はチップにメールを送り、書類の下書きを添付した。メールには「あとはお任せします」と書いた。

心が弱りきった私は、ロバートとスカイプをするため休憩をとった。彼と話をした後はいつも元気が戻っているのを感じる。彼はファージが効くと確信していた。

「このパックマンたちは、これからご馳走にありつくぞ！」。ロバートは期待たっぷりに手をこすり合わせながら叫んだ。「その中の一つは、最強の殺し屋《スーパーキラー》だ。他のどれよりもたくさんの細菌を食らい尽くすだろう。私はサイキック・リーディング〔超能力による未来予知や読心術〕を続けて五〇年経つが、これほどぞくぞくする経験はしたことがない」。彼は真剣にそう語った。

「うん、私もちょっと、ぞくっとする」と私が返す。私たち二人は笑った。もしかすると、あの最悪の細菌は、紆余曲折を経てついに最強の敵に出会うのかもしれない。

17　一か八か

二〇一六年二月二七日～三月九日

ファージを探し求める旅に乗り出してから六日目。トムの治療法を見つけるためにファージ研究室で行われた取り組みの過熱ぶりは、ICUでトムを生かし続けるために行われていたそれに匹敵するものだった。そのすべての中心にいたトムは、生命維持装置にすっぽりと包まれたまま、相変わらず無反応だったが。

翌日の回診では、トムを担当するICUの医師団が一一番病室の入口付近に集まった。救命医療の主治医であるフェルナンデス医師、研修医のエリック、看護師長のマリリン、トムの担当看護師のクリス、そして私もいた。挿管され、測定機器につながれたトムが病室に横たわる。生きてはいるが、反応しない。クリスがトムの正面でデータ報告書の概要を読み上げ、続いて、エリックがフェルナンデス医師にトムの最新の培養検査結果と分析値を伝える。皆が話に聞き入っていた。

「クレアチニンは上昇傾向で、一・八から二・二へと上がっています」と、エリックが手元のノートパソコンを指しながら言う。その声の調子が、懸念の高まりを伝えていた。クレアチニン値は腎臓機能のマーカーで、成人男性の正常値の範囲は〇・六から一・二だ。先週の値の推移を見るため、フェルナンデス医師は身を乗り出した。棒グラフの険しい上り坂は好ましいものではなかった。

「腎臓科を呼んだ方がいい」とフェルナンデス医師がエリックに伝えた。それが何を意味するのか、私もわかった。トムの腎臓がだめになり始めたのだ。彼の容態を考えると、透析をしても大した時間は稼げないだろう。そもそも稼げる時間があればの話だが。トムはすでに心肺の生命維持装置につながれている。そこに透析も加われば、全身に影響する臓器不全の最悪の三冠王を達成する合図になるだろう。それは、終わりの始まりだった。

回診の一行は普段、トムの最新情報の確認を終えたらそれ以上は留まろうとせず、次の患者を診察するために一二番病室に移ろうとするのが普通だった。これまでは、私が彼らの引き留め役となり、しばしば質問をしては、トムの病状、治療、手当ての専門的な話をわかりやすい形に整理してもらっていた。だが今日は、フェルナンデス医師とエリックが互いに顔を見合わせ、続いてマリリン、そして最後に私の顔を見て、向こうから質問をしてきた。

「あなたとチップが、ウイルスを使った何らかの実験的治療を計画しているという噂がありますが」。フェルナンデス医師はそう話を切り出した。彼の声音は慎重だったが、興味深そうでもあった。「私たちにも詳しい話を教えていただけませんか？　私たちの中の誰も、経験がまるでない治療法ですし、私たちも話の輪に加わらなくては」。すべての目が一斉に私に向けられた。

私は一瞬、不意を突かれた。私が彼らの能力を疑問視していると思われたのではないかと、当惑した。しかし、彼らの目からは、トムを救おうと必死になり、手段を使い果たしてしまったことへの葛藤が見て取れた。この世界有数の病院で働く医師たちが近代科学について知らないこと、経験を積んでいないことなどあまり存在しない。しかし、今回の盲点はもっともだ。ファージ療法は何十年も前に西洋医学の登録選手から外されてしまっていたのだから。それが変わる時がそろそろ来ているのかもしれない。

私はこう説明した。チップと私はまだ、テキサスA&M大学のファージ療法センターと海軍に数日前に助けを求めたばかりで、彼らが適合するファージを見つけ出せるかどうかや、どれだけの時間がかかる見込みなのかはまだわからない。耳を傾けるフェルナンデス医師とエリックの表情には、強い関心と自然な懐疑心が浮かんでいた。私自身、科学者としてその感覚はわかっていた。

「一か八かの試みなのはわかっています」と私は言った。「リスクが高いこともわかっています。でも、他に使える状態になりそうな手段が私には見当たらないのです」。

フェルナンデス医師がゆっくりと頷いた。「私にも、見当たりません。正直に申し上げて、私たちはトムさんの病状を好転させるための手段を使い果たしてしまっています」。

これは、アメリカンフットボールの「ヘイルメアリーパス〔Hail Mary pass：一発逆転を願って行われる神頼みの遠投パス〕」になるでしょう、とフェルナンデス医師は付け加えた。しかも、周りが見えない状態に追い込まれたクォーターバックが、最終クォーターで残り一分を切った状態で放つパスなのです、と。だが、やってみる価値はあるとフェルナンデス医師は言った。

「もしこれに成功したら、他の多くの患者さんたちのためにもなるかもしれません。あなたとチップを、私は全力で支えます。」

私はフェルナンデス医師に礼を言い、進捗を彼の上司であるアトゥール・マロートラー医師、そして、ソーントン集中治療室の責任者、キム・カー医師に伝えると約束した。

二人だけで部屋に残されると、私はトムの髪を優しく梳かし、腕と足にこってりとしたクリームを擦り込んだ。続いて、軽石を手にとって足の裏の角質を削り、うおのめや剝がれた皮を、一層、また一層とこすり落とす。「あなたにしてみたいと何年も思っていたあのペディキュア、ついに塗るからね」と、トムが話を聞いているかのように伝える。もしかしたら、耳に届いていたかもしれない。

正午になると、私は優秀なクリスの手にトムを委ねる準備を整えた。これから数分後には、私たち夫婦の指導する学生のうち二人がやってきて、トムの面倒を見てくれるのだ。カーリーの夫、ダニーが、この寝ずの看病の当番を募って皆に声をかけ、オンラインのカレンダーを使ってスケジュール調整をしてくれていた。あちこちから溢れんばかりの返事が寄せられ、日中から晩まで、友人、家族、学生など、誰かが必ずやってきて、二時間のシフトで滞在していった。

　昏睡状態のトムは、人々のお見舞いや、私の世話や声かけに、どんな形でか気づいているのか。それを知ることはできない。だが、昏睡状態の患者は耳が聞こえることもあり、愛する人の声の響きは回復の助けになると示唆する研究もわずかにあった。そしてロバートは、訪れた人々の存在や彼らとの触れ合いが、トムにとっては欠かせないつながりなのだと主張していた。さもなければ、自らを取り囲む大量の管、ケーブル、ハイテク医療機器の中で、トムは完全な孤立状態になってしまう。人々とのつながりは、トムをつなぎとめる人間のロープなのだ、と。この話には、ホリスティックヒーラーのマーティンも同意していた。科学的根拠に基づく実測値と結びつけるのがどれだけ難しくても、トムは実際、自分の娘たちがフランクフルトまで飛んできた時に予期せぬ回復を見せた。ほぼすべての臨床的兆候が、彼が死にかけていると示していた時でさえも。そんな瞬間は他にもあった。定量化できる〔数値で測れる〕ものは何もない。しかし本音を言えば、近代科学が汚物の中を掘り進めて実験的治療法の可能性を探るのであれば、そして、もし枕元に寄り添う仲間や一方通行の会話に少しでも可能性が秘められているのであれば、私はＦＤＡの承認などなくてもそれを使いたかった。

　また明日、とお別れのキスをすると、トムはかすかに身動きし、静かな唸り声を漏らした。

　私がトムの病室を出ようとすると、ＩＣＵの清掃員、ロージーが、いつも通り掃除のカートを押しながら入ってきた。彼女はほぼ毎日、こうしてやって来る。足を引きずりながら廊下を歩いてくる姿で、私は彼女の訪れに気づいていた。弱々しい笑顔で、彼女に挨拶する。

「ロージーさん、お任せしますね」と伝えた私は、彼女の仕事ぶりを心ここにあらずの状態で眺めていた。一一番病室の床をきれいに掃き、バイオハザード廃棄物容器の中に、ゴミ箱いっぱいの注射器の蓋、くしゃくしゃのティッシュ、トムの足からとめどなく剝がれ落ちる角質を移す。

　ロージーと私の目が合った。「あなたとご主人のために祈っていますよ。あなたたち二人とも、本当に元気いっぱいなんだから」。彼女は穏やかに言った。その優しさ、そして、トムを「元気いっぱい」だと考えてくれたことだけでも、私は思わず涙をこらえた。

　翌日、回診では栄養失調によるトムの衰弱が喫緊の関心事となった。ソーントン集中治療室に到着して以来、鼻から挿入されていた管は、トムの今の栄養欠乏への対処には力不足だった。トムはどこからどう見ても飢えていた。だが、これより大きい、より良いタイプの栄養補給をするなら、トムの腹部にもう一つ管を入れることになる。またすぐに敗血症を引き起こすリスクのある、潜在的な感染源を増やすことになるのだ。どうすべきか悩んだ末に、私は結局、同意書にサインをして、翌日に画像下治療科で新しいＧＪ〔胃空腸瘻〕チューブをトムの空腸に挿入することを許可した。どれだけ手を握っても、トムから返答を引き出すことはできなくなっていた。

　挿管処置を行ってから二日後、私は病床のトムのそばに座っていた。彼は静かに横たわり、相変わらず反応はなかったのだが、病室に入った私は、彼が手首を拘束されているのを見て狼狽した。完全には意識がなくても、トムは人工呼吸器の管に戦いを挑もうとしてしまうのだ。彼の安全を保つにはこうするしかなかった。私はノートパソコン上でパンドラにアクセスし、トムの気に入っている瞑想音楽である、アメリカ先住民の太鼓の演奏をいくつか選んだ。太鼓を叩くその温かい音色が部屋を満たす。心拍数モニターの発する冷たいシンコペーションの機械音とは対照的な音がありがたかったが、突如、その心拍数モニターのけたたましい警報音が平穏を打ち破った。トムの心拍数は一三〇を突破し、酸素飽和度は九〇を切った。私は呼び出しボタンを叩いた。シフトに入ったばかりのクリスが廊下を駆けてきた。トムの呼吸は速く、そして浅くなっていた。顔は赤くなり、かき始めた汗に濡れて光っている。クリスと私は顔を見合わせ、兆候を読み取り、同時に同じ結論に至った。また敗血性ショックが起きたのだ。

ここのところずっと、トムの腹部の感染源からきちんと液を汲み出すのは一苦労だった。この日の午後、血液検査、分析室での培養検査、CTが新たに実施された。数日後、カンジダ・グラブラータという、トムの仮性嚢胞内に当初から検出されていた真菌が、血管の中にも現れ始めたことが明らかになる。どういうわけか仮性嚢胞の壁を破り、拡散していたのだ。私たちが何十億ものウイルスを使ってトムの命を救おうとしている間に、いまや彼は細菌と真菌に包囲されていた。感染症を専門とする疫学者の私には、人生がますます残酷なジョークのように見えていた。

＊

病院の日当たりの良い玄関ホールとヤシの木の立ち並ぶ遊歩道は、時に、急ぎ足の私の目には入らないこともあった。暗黒面へと近づいているトムの元に急いで駆けつける、もう何度目かもわからない朝の移動の途中では、この空間には熱気がありすぎるように感じられることがあった。あまりに眩しく、あまりに楽天的だ。かつてはとても温かく出迎えてくれるように見えた、しゃれたダブルのスーツを着たドアマンの姿から、私は葬儀の棺担ぎを連想するようになっていた。私が病院に入る時に、他の家族がそこから出てきて、風船を手に、退院したばかりの愛する人を祝っていることもある。私もその退院を喜ぼうとするが、果たしてトムがここを出られるようなことがあるのだろうかと考えると難しかった。これまで時間にあらゆる注意が払われ、心拍数、シフト交代、スケジュール調整、お通じと、ICUのスタッフがあらゆる形で時間を細切れにし、切り刻み、測定してきた。それにも関わらず、実感としては時間が止まっているようだった。エジプトでトムの具合が悪くなってから三か月、フランクフルトからソーントン病院に飛行機で輸送されてからでいうと二か月が経っている。その時間は永遠のように感じられた。そこで急に降って湧いたファージ混合液の気配により、ついに何かが起こるという感覚が高まっていた。しかし、ファージが届いてトムに治療が行われるまでは、何も起こりようがない。誰かがスイッチを切り替えてくれるのを待つ今、これまでは私たちの周りで形なく滲み出ていた時間が、電気のように刺激的で、はち切れんばかりの緊張感をたたえていた。私たちがファージ療法の計画を企ててから二週間が経っていた。私の気分によって、ここまでの日々は発進までのカウントダウンにも、終末時計の最後の暗黒の数分間にも思えた。

翌日、私がＩＣＵに到着すると、トムは一一号室に横たわっていた。あまりに動かないので、まだ息をしているか確かめなければならないほどだった。……よし、大丈夫。心拍数モニターは一一三という値を示していた。頻脈気味だが、安定している。血圧は、上が九〇、下が六五。とても良いわけではないが、数時間前にかけた、朝五時のナースステーションへの恒例の電話確認の時から変わらずに済んでいる。

「シフトに入ってから、トムはずっと起きていましたか?」と、昨日に引き続きトムの担当に当たっていたクリスに尋ねた。クリスの温かさと存在感はいつも、私たちの不毛な局面を人間味あるものに変えてくれた。

ＩＣＵでは自然と、多くのことが根本の部分――つまり、「生かしておく」こと――に焦点を当てて行われる。だが、クリスは常にそこからさらに一歩進んで、トムをただ生かしておくだけでなく、トムが心地よく過ごせるよう、細やかな調節をしてくれていた。トムが良くなるよう、ささいなことにまで積極的に気を配っていたのだ。クリスはまた、いつも時間を割いて私にＩＣＵ用語を説明してくれた。見下されているような感じのしない説明だった。クリスは慣れた手つきでトムの歯を磨き終え、彼の姿勢を横向きに変えようとしていたところだった。トムにはこの体位変換が二時間おきに必要だった。「圧力による外傷」、つまり床ずれができないようにするためだ。

「昨日の午前中にいらした時以来、変化はないと聞いています」と、クリスは誠意ある声で言った。今も反応はないということだ。

一二月にＩＣＵに入院した時、トムがこんなことを打ち明けた。夜、眠りにつくのが嫌だ。眠りについて、そのまま目覚めることがないのではないかと恐れているから。ＩＣＵで亡くなった人たちの多くは、夜に亡くなっているようだった。深夜の勤務シフトのことを「墓場のシフト《グレイヴヤード》」というが、文字通り、人々はそのシフトの時間に亡くなるのだ。コード・ブルー〔容態急変〕の放送や、痩せて骨ばった人々を乗せて運び込まれ、死臭を隠しながら運び出されるストレッチャー、患者に臨終の秘跡を与えにくる聖職者が残していく、空中に漂う乳香の匂い、そういったものを、トムは努めて気にしないようにしていた。だが、目を向けずにいることは難しかった。「死にかけと死にたて、私たちはそういう存在だよ」とトムは明言した。両者の間の細い境界線は、この日までの間に恐ろしさを増していた。

私はトムのベッドの横の椅子に沈み込んだ。疲れ切っていた。「変化はない」ことで私たちはどっちつかずの状態に陥っていたが、クリスが穏やかにトムの世話をし、トムが静かに生き、休んでいるこの光景が、私をふとパニックから抜け出させてくれた。この日の午後、最新のCTの結果を取り繕うすべはなかった。トムの膵臓の後ろで新たに体液が溜まり始めていた。新しい栄養チューブが漏れたところにも、もう一つ液溜まりがあった。追加で二本のドレーンが挿入され、合計で五本になった。トムは針山のようになっていた。体重は一〇〇ポンド〔約四五キログラム〕落ち、肌は青白くロウのような、死体のような様相を帯びていた。かつてはうっとうしくて仕方なかったモニター群の唸りは、彼が少なくともまだ生きていることを確かめさせてくれる、唯一の安心の音に変わっていた。今、すべての希望はファージに託されていた。

18　砂金採り

二〇一六年三月一日～一一日

細菌の見つかるところにならどこでも、その細菌を獲物にするファージが見つかる。もし、腸内細菌を好むファージを見つけたければ、手始めにウンチの山を調べるといい。アシネトバクター・バウマニを好むファージの場合は、下を見る。ある海軍所属の科学者が要約した言葉を借りれば、「まさか行きたいとは思わないような場所のうちのいくつか」を調べるのだ。例えば、下水処理場、淀んだ汚水溜め、あるいは、汚れたおむつなど、糞便で汚染された廃棄物でいっぱいのゴミ捨て場、腐った生ゴミ、事故死した動物、場合によっては、地方の病院や動物農場から出て地表を流れている排水など。厄介なスーパーバグの中には、メリーランド州ベセスダにあるＮＩＨの病院につながる排水管や下水から見つかったものもあるため、周辺の下水処理施設からもサンプルが採集されている。

　ファージを見つけられるところはもう一つある。先述の吐き気を催すような場所とは反対の、汚れ仕事がすでに終わっている場所だ。それは、シミ一つなく清潔で整然とした、ファージの「ライブラリー《図書館》」である。微生物学を専門とする研究室の片隅の、人気《ひとけ》のやや少ない場所にある、人が立って入れるほどの冷蔵庫がそうだ。このライブラリーの収蔵品は、本ではなく、小さな筒状の容器（バイアル）の形をしている。たいていは小指より小さく、参照や取り出しがしやすいよう、ラベルをつけて保管されている。私たちも今、まさにその参照をする必要があった。

ふるいにかけるのがライブラリーにせよ、貯水池にせよ、トムから単離された特定のアシネトバクター・バウマニに活性を示す特別なファージの探索は、骨の折れるものになりそうだった。これほど時間がものをいう状況に置かれていた私たちは、物の輸送が最も容易であろう、アメリカ本土のサンプルに主眼を置いた。そして、幸運を引き当てた。テキサスＡ＆Ｍ大学のファージ技術センターと海軍の生物防衛研究部（ＢＤＲＤ）の研究室で私たちが声をかけたのは、地球上で最も経験豊富で敬意を集めるファージ研究者のうちに数えられる人々だったのだ。

ライがその長いキャリアを捧げてきたのは、ファージが自らの複製を完了させ、新たな子孫たちを放出する準備が整った後、いかに細菌の細胞を「爆発」（溶菌）させるのかを調べる研究だった。細菌の硬い細胞壁は、とてつもない大きさの圧力に耐えることができる。それなのに、ファージはどういうわけか、宿主細菌の爆発を引き起こすことができるだけでなく、その爆発を、放出される子ファージ《ヴィリオン》の数が最適化されるよう、選び抜かれたタイミングで行っているようなのだ。

この海軍の研究室に所属し、その前はＮＩＨにいたのがビスワジット・ビスワス博士だ。カール・メリルのかつての弟子であり、現在はティーロンのファージ研究チームでリーダーを務める彼は、数十年にわたり、治療に最適なファージの効果的な選抜法の開発に取り組んできた。とりわけ、彼は細菌培養株とファージの増殖速度を上げるシステムの開発に貢献してきた。これは、精巧なカメラとコンピューターをつないだ自動培養装置を使い、リアルタイムで観察とデータ分析を行うというものだ。このシステムにより、海軍の研究室では、異なるファージやその組み合わせが標的の細菌を殺す作用を、数日ではなく数時間という単位で判断することができる。近年、海軍で大規模に行われてきた、傷を治療するためのファージ使用についての研究では、アシネトバクター・バウマニも対象になっていた。この研究は、将来的にファージ療法を使って兵士や退役軍人の多剤耐性菌感染症を治療する狙いで行われてきた。だが、これまでのところ、彼らはその研究を動物でしか試したことがなかった。ヒトではゼロだ。トムが最初の被験者になるのだった。

海軍とテキサスA&M大学ファージ技術センターのどちらのチームも、熟練の情熱ある科学者たちが揃っていた。各人が独自の関心、背景、強みを持ち、互いを補い合う。それを知った途端、まるで、どこからともなく夢のようなチームが出現したかのような感覚が湧き起こった。

彼らの使命は明快だったが、単純ではなかった。彼らはトムのアシネトバクター・バウマニの多剤耐性株を標的とするファージ群を見つけ、それを大量に増やし、精製し、調製のためにUCSDの治験薬管理室へと届けなければならない。普通、これを全部やるには数週間がかかるが、彼らは毎日、時には数時間おきにチップと私に進捗報告や相談の連絡をする中で、トムが急速に衰えていることを知っていた。質を、そしてトムを犠牲にすることなく、進捗を早める方法を探さなければならなかった。母なる自然を急かすことはできない。ファージは複製に時間がかかる。細菌の細胞に感染してから二〇分から四〇分ほどだ。ファージを収穫し、増殖プロセスを繰り返し、何度も精製を行うのは時間を食う。日々の作業の中にある隙間を埋めるため、彼らはいっそう熱心に速く仕事を行い、同時に実施する検査の数を倍に増やし、各ステップ間の中断時間をなくすために夜通し働いた。寝る時間なら後からとれます、とティーロンは冗談を言った。しばらくの間、沼から病室へとファージを届けるレースが続く。

メリーランド州の海軍チーム、テキサス州の研究チーム、サンディエゴにいる医療チームと私たち、そしてオンラインでつながっている他の人々の間にはそれぞれ時差と距離があったが、皆、アシネトバクター・バウマニに対抗すべく、同じ時間との戦いに取り組んでいた。いざ戦いが始まり、トムがファージ療法の第一ラウンドを生き延びることができれば、勝とうと負けようと、私たちは皆、一つのチームになる。

チップと私が急ピッチで法令や事務方面の手続きを進めている間、ファージ技術センターと海軍のチームは全速力でファージの探索と調製を始めていた。双方の研究室を合わせると、様々な病原体に活性を示す何百ものファージのコレクションが揃っている。だが、私がライに連絡をとった時、彼らの元にアシネトバクター・バウマニ用のファージはわずかしかなかった。そのほとんどは、過去数年間の様々なファージ探しの残り物だ。

「うちの研究室では冷蔵庫の中身を空にすることはないんです。それが幸いでしたね」と助教のジェイソンが皮肉を言う。残り物が少なかったのは、単に、彼らテキサスのチームがアシネトバクター・バウマニに合わせて集中的にファージを探索したことがなかったからだ。そう、この時までは。

一方、海軍はこれまで、まさにアシネトバクター・バウマニ用のファージ探索を続けていた。水兵をはじめとするたくさんの兵士が、イラキバクターに感染した状態で中東戦争から帰還していたためだ。たいていはトムの感染症ほど致命的なものではなかったが、その存在は海軍での探索に発破をかけた。そして今、私たちがその受益者となったわけだ。海軍には、環境中から採取した数千種類のファージ試料を収めた大規模なライブラリーがある。泥や堆肥の中から集めたものだ。このコレクションの中で、部分的に解析されているのはおよそ三〇〇種類。そのうち一五〇種類が、様々な株のアシネトバクター・バウマニに活性を持っていた。ただ、他の多くのファージに比べてアシネトバクター・バウマニを狙うファージは好みがうるさいため、トムの株に合うものがあるかどうかは予想がつかなかった。

ビスワジットはある意味で、二〇年近くをかけてこの瞬間に備えてきたと言える。彼は一九九四年に、アメリカ国内の先進的なファージ企業と共同研究をしたことがあった。ビスワジットが動物で行った研究は有望だったが、カールと同じように、彼も当時の医学界でファージ療法への支持を得ることは一切できなかった。ファージ療法が命を救う治療法になりうるという確信を持ち続けてはいたものの、ビスワジットは結局、その研究を取りやめた。海軍の生物防衛研究部で彼が行ったファージ研究には、生物テロに使われる懸念のあった炭疽菌を殺すファージを扱うものもあった。トムの症例に使うファージ混合液を開発せよとの指令がかかった時、ビスワジットの長い空白期間は終わった。ついに出番がやってきたのだ。

テキサスと海軍の研究室は、組織や設備、仕事を果たす手順も違っていたが、一旦ファージを手にすると、その選抜過程での基本的なステップは同じものになった。ファージのふるい分けを行い、溶菌活性を持つ殺し屋ファージを次のステップに持ち込むようにする。細菌の中に遺伝物質を埋め込むとすぐに眠りに戻ってしまうような温厚なファージではだめだ。というのも、そんなファージは事態を悪化させる可能性があるからだ。温厚なファージは、別の細菌から拾ってきた毒素の遺伝子〔細菌が新たな毒性を得る〕、さらには、抗生物質耐性遺伝子〔抗生物質が効かなくなる〕を宿主細菌に伝播してしまうことがよくあるのだ。

標的とする細菌への活性を持つファージを単離したら、それをうんと大量に増殖させ、治療に使うのに十分な量を得なければならない。ファージは細菌に感染して相手を殺すことでしか増殖できないため、培地の中にはファージと細菌を一緒に混ぜ込む必要がある。

両者の間の基本的なやり取りに関しては、研究者たちがペトリ皿の山と奮闘して微生物を培養していたフェリックスの時代から何も変わっていない。ただし、現代の研究室では洗練されたテクノロジーを取り入れ、より大規模な研究が行われている。今では、ペトリ皿はマイクロタイタープレートという、スマートフォンほどの大きさの器具に取って代わられている。一枚のプレートにつき九六個のくぼみがあり、その中で細菌の培養を行い、ファージを単離し、標的となる細菌への活性を持つファージをさらなる培養に回す。透明の蓋をかぶせて研究室の実験台の上に置かれた、小さな培地の並ぶプレートに目を走らせると、初夏のアメリカ中西部の農場を上空から眺めた様子にどこか似ている気がする。丹精込めて栽培されている穀物が行儀よく点々と並んで列をなし、それが一列、また一列と連なって、大地を覆っているかのようだ。

ファージが増殖を終えると、彼らがバクテリアを殲滅させた跡がつやつやしたプラークとして見えるようになる。そうなれば、研究者たちはガラスのピペットでファージを収穫する。培養し、くぼみの並んだプレート上の菌叢（「菌」の「くさむら」だ）からの収穫作業を何回も繰り返した末に、フラスコいっぱいのファージが手に入る。一ミリリットルの液につき、実に一〇〇億個もの密度だ。ところが、この液にはファージ増殖の副産物も含まれている。それは、大量の死んだ細菌、細胞のかけら、その他、環境中から持ち込まれた雑多な浮遊物だ。こうした細胞片の一種に、エンドトキシン（内毒素）がある。細菌の細胞壁を構成する有害なパーツだ。患者の敗血症性ショックを引き起こすリスクを最小限に抑えるためには、このエンドトキシンをファージと分離しておく必要がある。ファージの精製では、他にも危険を引き起こす可能性のある残留物が取り除かれる。カールは後に、一九三〇年代に行われた初期のファージ療法実験の中では、ファージの混合液で病気が治った人よりも、命を落とした人の方が多かったと思しき事例がいくつかあったと教えてくれた。当時はファージを精製する必要があることも、どのように精製すればいいかも、知る人がいなかったからだ。そして今日、精製はファージ療法における最難関のプロセスだった。

　多くの場合、研究者たちは未精製のファージ製剤を大型の遠心管に入れ、洗濯機の脱水槽のような強力な回転装置にかける。この力により、ファージの粒子とその他の破片が管の底へと沈んでいくが、破片は〔比重が小さいため〕ファージよりも上層に残る。ライは自分が使っている一九七〇年代ものの遠心分離機のことを、まるで古いメイタグ〔家電ブランド〕製の洗濯機にキャデラックの改造エンジンを組み込んだものか何かのように愛おしそうに語った。遠心分離機がフルスピードで回り始めたら、その遠心力を閉じ込めている蓋を開けようなどとしてはいけない[59]。回転が終わったら、濃縮されたファージを滅菌済みの液体に溶かす。ファージ本体を壊してしまうことがないよう、作業は慎重に行わなければならない。次のステップは、これらを有機アルコールと混ぜ合わせ、エンドトキシンを除去する作業だ。こうして最終的にできあがったファージ製剤も、エンドトキシン濃度を下げるため、必要に応じて再検査、再調製を行うことがある。

　ファージの精製には二、三の違ったやり方があり、テキサスと海軍の研究室はそれぞれ独自の処理法を使っていたが、どちらの研究室も、最終的にはＦＤＡが人体に使用する製品に対して定めるエンドトキシンの安全基準要件を満たす必要があった。人間を安全に治療するためにはファージ製剤をどれほど高純度にしなければならないのか、誰にも実際のところはわからない。私たちはピカピカに磨き抜かれた獰猛なファージたちに、アシネトバクター・バウマニをやっつける準備を早く整えてほしかった。できれば、違った受容体を標的にし、アシネトバクター・バウマニからの防御にも打ち勝つように進化してきたファージどうしの組み合わせを手に入れたい。トムのアシネトバクター・バウマニに活性を持つファージが多く見つかれば見つかるほど、そして、それらが持っている対細菌用の武器が多様であればあるほど良い。そうなれば、敵の細菌はあちこちの前線で絶え間ない戦闘にかかりきりになり、病気を引き起こす武器の持ち玉は、各所に少しずつしか行き渡らなくなるだろう。守りが薄くなったところの脇をついて、ファージが攻め込むチャンスも増えるはずだ。

　チップと私はその後の数日間、二つの研究室がファージの探索、収穫、精製処理を始める間に、それぞれこなさなければならない事務手続きを抱えていた。一連の関門を通過するには、手続きのための書類、許可の取得、臨床計画、委員会による審査と承認、ファージを提供した人々がもしトムが死亡した場合に法律上過失を負わないことを保証する法的文書が求められる。必要な承認を得るため、私たちは大学でのあらゆるつながりを駆使し、どんな小さな親切も役立てさせてもらった。手続きは通常、数週間、あるいは数か月かかるものだが、私たちは二日間のうちに承認を得ることに成功した。これは、運水搬柴[60]の事務手続きを内部で行う、無数の隠れた英雄たちのおかげだった。

　ファージ探しが始まって三週間目に入った三月上旬の真夜中、ファージ技術センターの助教、ジェイソンが、チップと私にメールをくれた。そこには、テキサスＡ＆Ｍ大学からの良い知らせと悪い知らせの両方が書かれていた。彼らはベルギーから送られてきた少量のファージのサンプルを検査したが、運悪く、トムのアシネトバクター・バウマニには活性がなかったという。一方、良い知らせは、彼らのチームがトムの単離株に活性を示すファージを四つ見つけたというものだった。そのうち一つは、ファージ療法のスタートアップ企業、「アンプリファイ・バイオサイエンシズ（AmpliPhi Biosciences）」から届いたものだという。この企業は何と他でもないサンディエゴにあり、ファージを基にした臨床用治療薬の開発を専門としている。私の検索でアンプリファイ社が浮かび上がってこなかったのは、私がアシネトバクター用のファージを扱っている研究室に焦点を当てて調べていたからだった。アンプリファイが着目していたのは違った用途のファージだったが、たまたま、オーストラリアの患者に由来するアシネトバクター用ファージを持っており、それをテキサスA&M大学のファージ技術センターに渡していたのだ。トムの治療用混合液にこのファージを使う許可を得るため、ライがアンプリファイのCEO（最高経営責任者）に連絡をとると、相手はすぐに了承し、緊急性を考慮して、通常の書類手続きをすべて免除してくれた。

残り三つのファージは新規《デ・ノヴォ》に見つかったものだった。下水、土壌、水溜り、そして、テキサス州カレッジ・ステーションにある彼らの研究室の近くの豚小屋や牛小屋で採取した糞から集められた、環境試料に由来するファージだ。これら三つの新規ファージ、そしてアンプリファイ社からのファージを合わせたものが、テキサスの混合液《カクテル》のために選ばれた第一陣となった。翌朝のライの返事は、自分の研究室がわずか数日で新規のアシネトバクター・バウマニ用ファージを三つも見つけたのだという興奮に、メール越しでもわかるほど満ち溢れていた。あとはそれらを精製し、調合しさえすれば、テキサス・ティー〔カクテル〕のできあがりだ。

*

三月一一日、ファージ探しの開始からまだ丸三週間にはなっていなかったその日、私たちは海軍の研究室のビスワジットからメールを受け取った。正式なゴーサインが出るまでの間に、彼らの研究室ではコレクションの中にあるアシネトバクター・バウマニ用ファージの予備実験を進め、トムから単離した細菌株への反応を調べていた。この株には、今では「ＴＰ1[61]」という正式名称がついている。研究室では即座に、トムからの単離株を殺す、攻撃力の高い一〇種類のファージを同定した。それから一八時間のうちに、ビスワジットは特に殺菌力のある四種類のファージを入念に選び、彼らの最初のカクテル作りへと移ることにした。

ティーロンはお役所的なややこしい論争を抱えていたが、ここで味方を見つけた。生物防衛研究部の部長、アルフレッド・マテスン氏だ。マテスン氏は元海軍大佐で、医学博士でもあり、高潔さと果敢さで名高い人物だった。彼はアメリカの政治家数名が標的となった二〇〇一年の炭疽菌事件への対応に深く関わっており、ほぼ丸一年、研究から離れて試料分析に当たっていた。ティーロンがトムの症例について連絡をとった時のマテスン氏の反応は、彼の人柄そのものの率直なものだったという。

「何」、マテスン氏は感情を交えず淡々と言った。「患者は六週間も昏睡状態が続いているだと？　それなら、これから臓器不全に陥って、遠からず死ぬだろう」。

そして、マテスン氏は話の続きを二つの質問に落とし込んだ。

「その感染症の原因菌は手に入れているのか。」

「イエス、サー」。ティーロンは答えた。

「その細菌を殺すファージは我々の手元にあるのか。」

「イエス、サー。」

「よし、我々に失うものはない。ファージを送れ。」

マテスン氏はこの一言で発進ボタンを押した。海軍は私たちのＳＯＳに応じてくれたのだ。

自動システム「バイオログ」が一五分おきに培養、観察、写真撮影、グラフ作成を行い、ファージと細菌の間の相互作用を分析する中、海軍の研究室はこの上なく目的に適ったファージを収穫し、培養した。小さなプラークからわずかなファージを収穫するところから始めた彼らは、それをフラスコいっぱいのアシネトバクター・バウマニに感染させ、三・六リットルの原液を作った。これを遠心分離機に一六時間かけることで、およそ一〇ミリリットル、小さじ二杯分の活性ファージ製剤ができた。この濃縮液はライセート〔ここでは、細菌を含まないファージ培養液のこと〕と呼ばれる。これで準備完了だ。

私がファージを扱ったことがあるのは、学部生時代の一科目の実習だけだ。あまり記憶に残る実習ではなかったが、ファージの実験で使った培養細菌の強烈な臭いだけは忘れられない。ペトリ皿を電子レンジに似た形の培養器に入れ、人肌の温度で寝かせる。培養器の扉を開けると、生暖かい空気がモワッと流れ出し、履いたまま放置した靴下、脇の下、腐敗物を混ぜたような臭いで窒息しそうになる。海軍の研究室がどれほど臭くなったか、のちにビスワジットから冗談交じりに聞かされた時には、思わず笑ってしまった。私は細菌汁を中にたたえて腐敗臭を放つペトリ皿のお守《も》りをした、あの実習中のいくつもの長い夜を覚えていた。だが、頑固一徹のファージ学者にとっては、その悪臭こそが可能性を知らせる臭いなのだ。ビスワジットはファージにのめり込み、ファージとともに生きてきた男だった。彼の地元の下水処理場はそう遠くないところにあるそうだ。時々、夏の灼熱の暑さがちょうどいい具合になると、彼はそのかすかな臭いを嗅ぎとり、こう考えるのだという。「ああ、今日はファージ探しにうってつけの日だ！」

＊

トムの妻として求められる公式の書類手続きをこなしていく中、小さな物事の数々が私に絶えず、科学者であり配偶者でもある自分の奇妙な二重生活を意識させた。事務的な承認手続きを早めるため、専門家としての自分の能力を総動員して情報や返事をもらうことに、もはや私は何のためらいも抱かなくなっていた。一方で、トムの治療や医療的介入を承認する書類の一つ一つは、彼の配偶者としてサインをすることを私に求めてくる。「患者の妻」という文字を見るだけで胃が締めつけられた。毎日、毎分が綱渡りのような心境だった。片方の足を、もう片方の足の前に何とか置くことができる……下を見さえしなければ。次にしなければならないことのみに集中し、そこから目を決してそらさないというやり方がうまくいくようだった。「科学者の私」は客観性と冷静さのようなものを保つことができ、「妻の私」は、トムが死んでしまうというぞっとするような結論に至らずに踏みとどまることができる。

　私はわずか数週間前に見た夢を覚えていた。紛れもない悪夢だった。腐臭を放ち、渦を巻く沼地の中を歩む私は、揺り盆《パン》で砂金を探そうとする昔のカリフォルニアの金採掘者のように、ファージを追い求めていた。ルクソールのひび割れた差し込み便器《ベッドパン》が、嫌な予兆として目に映っていた。今、その夢は自ら脚本を書き換え、現実の世界で私の目の前に広がる光景を、私がこれまで想像もしなかった形で変容させている。私は一人ではなかった。この素晴らしい人々、見知らぬ人々による有志軍が、これまで私には見えていなかった、世界の遠く離れた各地から助けを申し出てくれた。彼らはまさに黄金の心を持っている。その人々が昼夜を通して働き、やはり黄金の価値を持つファージを探し出そうとしてくれている。

　私は研究室というものがどう動いているのか知っている。スタッフや資源の制約も、作業の正確さも、人々のスケジュール調整や研究自体に費やされる計画立案の規模の幅広さも。今回の件は、協力を頼まれた人々にとっても悪夢だったはずだ。どこからともなく研究プロジェクトが投げ込まれ、それには絶望的な締め切りがついており、すべてを引っ掻き回した上にさらなる負担を強いてくる。しかも、そこに人命がかかっているというのだ。私は我が事として考えられるが、それは自分の夫のことだからだ。彼らにとってトムは他人だ。その上、これは大きな賭けで、勝ち目は万に一つもない。専門家としての目から見ても、一個人としての目から見ても、心痛を生む予感しかない話だ。それでもなお、彼らは協力してくれたのである。

　この研究プロジェクトが自分にとってどれほど意味を持つものになっていったか、人々が折に触れてその一端を明かしてくれた。彼らはそれぞれ、熱心な姿勢の持ち主だった。いつの日かこの研究が命を救うものになってほしい、と皆が願うような物事に何年も取り組む、そんな人々に求められる姿勢だ。だが、まさに今誰かの命を救おうとする努力に初動部隊の一員として直接関わる機会は、研究室にいる中ではそうそう巡ってこない。

　テキサスA&M大学の博士課程の学生だったアドリアナは、のちにこんなことを話してくれた。彼女は、見つけたファージどうしの違いを探し出すという、とりわけじれったい作業を延々と繰り返した後に、突如、大当たりを引き当てた。彼女の発見のおかげで、テキサスの研究室ではトムのアシネトバクター・バウマニに対抗する武器庫に四つめのファージを追加することができた。彼女は天にも昇る心地だったという。

「私はそのファージを『マゴ』と名付けたんです」とアドリアナは言った。「私の母語、スペイン語で『魔術師』のことです」。

素晴らしい。私たちにはありったけの魔術が必要なのだ。

同じ日に、アドリアナと技術職員のジェイコブは、テキサスから私の携帯電話に小包の写真を送ってくれた。この小包を当日中にＵＣＳＤまで配送してもらうため、彼らは運送会社に特別に集荷を依頼し、その時を待っていたのだ。彼らが徹夜での作業を何日も続けてきたのを私は知っていた。メリーランド州とテキサス州からやってくるファージたちを仲間に、私たち流のカリフォルニア・ゴールドラッシュが始まる。それ行け、西へ！

各研究室が全速力で仕事を進める間、病院でのトムの徹夜の付き添いは続いていた。ジェイコブとアドリアナからの写真をありありと思い浮かべながら、私はトムの額に濡れ布巾を乗せ、彼の何度目かの微熱の辛さを和らげようとした。彼は何日も目を覚ましていなかった。

「頑張って、ハニー」。私は顔を近づけて言った。「ファージがこっちに向かってるよ！」。人工呼吸器と昇圧剤は、いまや最大値にセットされていた。私はありったけの力でトムの手を握った。トムは握り返してこなかった。

19　旅は続く

二〇一六年三月一二日〜一五日

「私、パパの魂は旅に出てると思う」。そうしんみりと言いながら、フランシスはカップにお茶を注いだ。何やら難しい名前をした中国の黒い薬草から、彼女が自分で調合した漢方茶だ。焦がしたリコリス（甘草）のようなピリッとした香りがキッチンを満たし、フランシスの後にふわりとついてくる。彼女は湯気を立てるマグカップを二つ、ソファーまで運んできた。一つを手に取り、私に差し出す。「はい、お茶でも飲んで。これ、体にいいから」。

「ありがとう、フラン」。私はL字型のソファーの上のお気に入りの場所から彼女に微笑む。「味はこの臭いよりマシだといいけれど」。私はそう言ってウィンクをし、鼻をつまむ。フランシスは本草学の講座を受けたことがあり、伝統医学の教育課程に入学することを考えていた。彼女は自分が使っている薬草のことはよく知っていた。ほんの一口啜ってみると、糖蜜のような味がする。悪くない。

「パパのこと、私もそう思うの」と言ったのはカーリー。寝室から起き出して、妹と私の間にすとんと腰を下ろした。長いポニーテールをほどくと、彼女は頭を振って髪を揺すった。

カーリーとフランシスは数日前にこちらに戻ってお

り、私たちは三人でトムの付き添いをしていた。固唾を呑んでファージの到着を待ちながら。この午前中、朝の回診を包む空気は期待から陰鬱へと逆戻りしていた。トムのカルテを吟味したフェルナンデス医師は、私の目をまっすぐに見つめ、今日の午後、私たち三人で揃って家族面談に参加できるかと聞いてきた。私たちはトムを友人のチャックとジュディとともに病室に残し、数時間だけ家に戻ってきたのだった。

私たちはそれぞれ、トムの病気に違った形で向き合っていた。

カーリーは毎朝、来客用の寝室に退却し、イヤフォンを耳に突っ込んで、祈禱師の叩く太鼓の録音に耳を傾けながら、一つの問いを頭の中心に置き続けた。私はどうすればパパを救えるだろう？　カーリーは自身の歩む道のりを、光に満ちた世界への旅なのだと語っていた。彼女はその旅路で、助言者たちの評議会の中の一人に会うのだという。最近の旅では、悲しみを振り払う巨大な遠心分離機のようなものの中に入り、自分自身の感情による重荷を負わずに父親を助けられるよう、準備を整えたのだそうだ。続いて太鼓の通奏低音は、彼女を父親がベッドに横たわる場所へと連れていく。彼女は父親を助け、一緒に太平洋を見下ろすベンチへと歩いていく。そこで二人は腰掛け、語らうのだ。

「パパは支度をしているのかもね。お別れを言いながらさ」。フランシスは私のカップにおかわりを注ぎながら、いまやそんなことまでほのめかしていた。カーリーと同様、フランシスも物思いにふけった直後だった。平静を装ってはいるものの、内心ではむしろ動揺しているという事実を、落ち着いた声で隠している。私はというと、ここ数時間、病院の薬剤部に届けられるファージの配達追跡番号を再確認し、チップと協議しながら、室内を行ったり来たりしていた。膝に子猫でも置いていなければじっと座っていられない。ありがたいことに、パラディータがそれに応じてくれ、喉を鳴らしながら前足で私のベロアのバスローブを踏み踏みしていた。その爪は小さな手術用メスのようだった。

ソファーの上で、カーリーとフランシスは私の両脇に座っていた。私たちは、我が家の天井から床までにわたる掃き出し窓から、うっとりするような海の様子を眺めていた。トムと私は、海に日が沈む様子を裏庭から何時間も眺めたものだ。トムはいつも「グリーンフラッシュ（緑閃光）」〔日没直後に辺りの空が緑色に変わる〕を見られないものかと目を光らせていた。これは珍しいながらも実在する自然現象で、日没時に日光が屈折して生じるものだった。漢方茶をほとんど飲み終えた私は、マグカップを傾けて、底に張りついた薬草のかけらをつまみあげた。

一時間もしないうちに、チップが電話で悪い知らせをよこした。ファージを注入する前に、ファージ製剤のエンドトキシン濃度をさらに下げ、可能な限り低いレベルにまで落とさなければならないという。FDAは他の薬剤やワクチンについてはこの点についてのガイドラインを定めていたが、ファージ製剤については指針値がなかった。

「FDAはこの分野についてはかなりの経験がある。我々はどの濃度を目指すべきなのか、あちらの考えを聞いたところだ」とチップは言った。

トムの感染症治療に使われることになったファージは、テキサスA&M大学と海軍の両方で、トム自身から採取したアシネトバクター・バウマニの培養株を使って培養されたものだ。研究室内でファージが増殖し、細菌が破壊されると、そこから重要な構成成分の一つが放出される。エンドトキシンだ。ヒトの免疫系は、それを目印に細菌の侵入を感知する。各種のエンドトキシンは免疫反応の重要な引き金であり、深刻な感染症における発熱や低血圧の主な原因の一つでもある。FDAは、私たちがトムに投与しようとしているファージ製剤に多量のエンドトキシンが残留していると、それが敗血症につながる危険があると懸念していた。私はここ数週間に受けたファージ生物学の集中講座で、ファージ療法中に患者が死亡する主な要因は、精製過程で適切に除去されなかったエンドトキシンなのだと学んでいた。しかしながら、ファージ自体も、細菌を殺す際、その細菌由来のエンドトキシンを人体の中に撒き散らすのである。敗血症の原因になりうるという意味ではそもそも同じだ。そのため、チップも私も、ファージ製剤にエンドトキシンが残留している可能性があるからといって、それを理由に投与を遅らせてもいいものだろうかと迷った。チップは最終的に、念のためにエンドトキシン濃度をさらに下げた方がいいだろうと判断した。転ばぬ先の杖だ。あるいは、「死なぬ先の杖」か。

　テキサスＡ＆Ｍ大学のチームは、すでに自分たちのファージ製剤をＵＣＳＤの治験薬管理室に発送していた。そのため、彼らが精製度の分析評価を行えるのは〔まだ手元に残っている〕個々のファージに限られ、混合済みの製剤にはもう手が出せなかった。さらに厄介なことに、テキサスＡ＆Ｍ大学と海軍の研究室ではファージの精製手法が違う。人体に計画的にファージを注入するというアプローチはこれまでとられていなかったため、両者の手法のどちらが――どちらか一つでも有効であればだが――うまくいくのかははっきりしなかった。

　さて、どうする？　こうした新たなハードルが治療開始を遅らせてしまう。その遅れはどれほどになることか。

　がっくりした私が電話を切るが早いか、今度はライが電話をかけてきた。

「ファージ製剤のエンドトキシン濃度について、チップがＦＤＡと議論した内容を聞いた」とライは言った。「ファージ療法をやろうとした時に人々がぶつかるのが、まさにこの類の問題だ。トムさんを救うのに間に合うかはわからない。だが、ともかく解決を試みなくては。幸い、私はそちらの地元のファージ研究者たちを知っている。サンディエゴ州立大学〔カリフォルニア州が運営する州立大学〕にいる連中だ」。

　私たちを、まさに求めている専門能力の持ち主に引き合わせてくれるセレンディピティ[62]。その訪れに、私はまたも仰天した。こうした専門家たちの中には、様々な理由から、私たちの初期の探索では浮かび上がってこなかった人々がいた。そのうち幾人かがまさにここサンディエゴにいたのは、幸運どころでは済まない話だ。彼らが熱心に取り組んできた仕事は、ファージを使った病人の治療とはかけ離れたものだった。……これまでは。

「見事な星の巡り合わせだ。なんて確率だろう」と、ライも心から驚いた様子だった。

　この奇跡は、サンディエゴ州立大学のフォレスト・ローワー博士率いる研究チームによって引き継がれる。

その顔ぶれは、公私ともにフォレストのパートナーであるアンカ・セガール博士、彼らの元で研究を行うポスドクのジェレミー・バー博士、博士課程学生のショーン・ベンラーだ。フォレストの専門はファージの環境生態学。これは、彼がジェレミーとともに自ら開拓した分野だった。彼らの研究では主にDNAの調査、遺伝子工学、CRISPR、その他の基礎科学の研究材料としてファージに着目していたのであって、病気を治療する道具としてではない。フォレストは、不確実な状況下でもファージを「磨いて」精製することに成功した業績で名を知られていた。彼のパートナーで分子生物学者のアンカも、同じくサンディエゴ州立大学の教授として自身の研究室を主宰しており、海棲ファージのことを調べる上で、フォレストと頻繁に共同研究をしていた。ポスドクのジェレミーは偶然にも、私たちが必要としていた特異性の高いエンドトキシン除去技術の達人で、その処理を使った一年がかりのプロジェクトをちょうど仕上げたところだった。つまり、研究室ではこの特殊作業のお膳立てが整っていたのだ。「我々のファージ混合液のエンドトキシン除去分析を引き受けてくれないか、あちらにメッセージを送っておいた」とライは言った。「いい人たちだよ。ただ、彼らには、我々がテキサスで使っているのよりも高品質のエンドトキシン分析キットを手に入れる必要がある。手伝ってもらえることを祈ってくれ。でなければ、大急ぎで分析をやってくれる別の研究室を探すか、我々のところで磨き直しができるように、ファージ製剤を病院から送り返してもらうことになる」。

どんな遅れも、それが許されるかどうかはトムの運にかかってしまう。再精製のステップが加わることは、トムが持ちこたえられないのではないかという私たちの不安を煽るだけだった。

「ライ、また大変な場面で助けに入ってくれて、本当にありがとう」。ふうと大きな息をつきながら、私は伝えた。「私からも、サンディエゴ州立大学にいるあなたの研究仲間の人たちに電話しておきます。協力すると言ってくれるように願うばかり。時間がなくなってきているから」。腕時計を見る。午前一一時。まさに土壇場だった。「今日の午後、病院に行って医師の先生たちと面談をすることになっているの。聞きたくないような話を持ち出されそう」。

　私の予感は当たっていた。私はフォレストに留守電を残し、昼食をとると、カーリーとフランシスとともに病院に向かった。なじみの担当医三人が、小さな会議室で私たちを出迎えた。

「この面談の目的は、次のステップについて話し合うことです」と、進行役のミムズ医師が切り出した。彼がさっと撫でた頭は、若くして早くも薄くなり始めている。「私はここ数週間、パターソン博士の治療に断続的に入らせていただきましたが、これ以上良くなられる様子がありません。率直に申しまして、ここにいる全員が、彼の経過が悪化しているということに同意されるのではないかと思います」。

　そんなのわかってる。私は思った。早く要点を言って。

　ミムズ医師は核心に踏み込んだ。「もちろん、何が起こるかは誰にもわかりません」と言い、話を続ける。「しかし、私の経験では、この種の臨床プロファイルの患者さんは回復されることがありません。腎臓透析の検討を始めるご意向があるかどうか、皆さんにお聞きしておかなければなりません。透析を始めてパターソン博士が回復された場合、この先ずっと透析が必要になるかもしれません。そして、もし回復されたとしても……私はされないと思うのですが、一年以上の集中的なリハビリが必要になるでしょう」。

「でも、まだ腎不全にはなっていませんよね？」と私はせっついた。「クレアチニン値がもっと高くなるまで、透析は始めないものだと思っていたのですが」。

　嫌な感覚が胃に入り込んでくる。あの糖蜜の漢方茶が凝固してしまったみたいに。

「先ごろ、腎臓科の回診がありまして、今の成り行きは好ましくないとのことでした」と、フェルナンデス医師がそっと補足した。「クレアチニン値は今、三・五を超えています。じきに透析が必要になるでしょう」。

　私は椅子にもたれかかり、目を閉じて、そのことを受け入れようとした。肺、心臓、そして今度は腎臓、何もかもがだめになっていく。私にとっての最悪の悪夢は、トムが多臓器不全の間際に陥り、ファージの準備が整わないまま、言うなれば「プラグを抜きたいか」という質問が私たちに投げかけられることだ。

「透析が必要になって、でも、私たちが透析はしないって決めたら、父は死ぬんですか？」。フランシスはそう尋ねると、ごくりと固唾を呑んだ。ミムズ医師は彼女を見つめ、そして頷いた。「はい。すぐにそうなるかと」。

「では」とカーリーが言った。「せめて病院で死ななくていいように、家に連れて帰ることだけでもできないものでしょうか」。

フェルナンデス医師は静かに彼女の方を向くと、穏やかな、経験に満ちた声で答えた。

「人工呼吸器を外して、昇圧剤をやめれば、お父様は数分しか生きられないでしょう。まさにこの二つが、心臓を動かし続けているのです。」

カーリーの心がくじかれた。「それでは、父が私たちに話しかけてくれることはもうないのですか？　今一度だけでも」。

「残念ながら」。三人目の医師が言った。その顔はぼやけて見えなかった。それは自分が泣いているからだと、私は気づいたのだった。

今こそ踏み出す時だ、と私は自分に言い聞かせた。

「私たちはまだ諦めていません」。ありもしない平静な自信を持って、きっぱりと言う。「ファージの準備はもうほとんど整っているんです。先に進むためのＦＤＡからの承認はまだですが、じきに下りると見込んでいます。ですから、彼の腎臓に透析が必要なら、どうかそうしてください」。

あの子たちも頷いて同意を示した。

「承知しました」とミムズ医師が言った。「ファージ案はあなたとチップに任せましょう。しかし、ご夫君の行く先を変えるには、貴重な時間がごくわずかしか残っていないことをお伝えしておかねばなりません」。その言葉を合図に、三人の医師たちは揃って席を立ち、蛍光灯の光を反射する白衣をひるがえして部屋を出た。途端に、その眺めがあまりにも非情に見えた。

会議室を出ると、私はずっとマナーモードにしていた携帯電話に目をやった。地元の市外局番から留守番電話が残されていた。フォレストがサンディエゴ州立大学から電話をかけてきたのだった。彼はライと私が送ったメッセージを受け取り、エンドトキシン除去のための分析を実施できるよう、研究室の準備を万端に整えてくれていた。私はあまりの安堵に危うく膝から崩れ落ちそうになり、病院の手すりにしがみついた。青の滅菌衣を着て通りかかった作業員が、この人は大丈夫かと思わず立ち止まる。私は薄笑いを浮かべ、お構いなく、と手振りで示した。まだ希望はあった。

幾度か電話のやり取りをした私は、チップにこの朗報を伝え、また、テキサスからのファージ混合液がちょうどUCSDの治験薬管理室に到着したところだということを知った。〔ファージをここからサンディエゴ州立大学へと輸送する必要があるが、〕配達業者がすぐに集荷に来てくれるとは限らない。そう考えた私は、同僚のナターシャにファージ入りの箱を受け取ってもらい、それをフォレストの研究室に車で運んでくれるよう頼んだ。先方が分析に向けて試料の調製を始められるようにするためだ。

「忘れないで。ファージは氷つきで梱包されていて、摂氏四度に保たなきゃいけないの」と私はナターシャに伝えた。「そうしないと、ファージが死んでしまうから」。そう言いつつ、私は自分の言葉に思わず訂正を入れそうになった。専門的なことをいえば、ウイルスは生きても死んでもいない存在だからだ。宿主となる細菌の細胞に接触するまで、彼らはどっちつかずの状態で存在する。昏睡状態のように。

*

チップたちは、トムを次々と危機に引きずりこむ膵炎と合併症の数々を治療しようと取り組んでいた。だが、様々な要因により、トムの状況は複雑さを増していた。現実的な障壁が重くのしかかる。その一つが、ここにいる誰一人としてファージ療法を行う訓練を受けていないことだった。確立されたプロトコルもなければ、大まかな下書きさえもなかった。……これまでは。しかし、チップはその作成に取り組んでおり、メリーランド州のベセスダにいるカール・メリル、ベルギーのブリュッセルにいるマイア・メラビシュヴィリらと、電話やメールで何時間もブレインストーミングを重ねていた。彼らもまた、他の人々に詳細を問い合わせ、投与量、頻度、その他、ファージを最善の方法で投与するためのコツについて、様々な経験を元に助言を受けていた。しかし、テキサスのファージ技術センターのジェイソンが後に言い表していたように、その内容は「てんでばらばら」だった。

サンディエゴ州立大学と海軍の研究室がFDAの水準に合わせてファージ混合液の精製に取り組む間、チップは入念にすべてのデータを吟味し、根拠となる知見と取りうる選択肢を、リスクと起こりうる結果との間で秤にかけていた。「占領された」トムの感染は全身に広がっていたが、彼の体の一体どこが細菌にやられているのか、一つ一つ正確に読み取るすべはなかった。ファージは感染源に一番近そうな、腹部のカテーテルに注入すべきなのだろうか？　それとも、静脈注射で投与すべきなのか？　薬剤部ではどのようにファージを調製すべきなのだろうか？　どの濃度を採用すべきで、どれだけの量を、どれほどの頻度で投与すべきなのか？

トムの静脈にファージを送り込むということは、うまくいけば、ファージたちが血流に乗って全身の隅々に運ばれ、人目につかないあらゆる細菌貯蔵庫にもたどり着くかもしれないということだ。ファージは自力で動けないため、人体の中に乗り込んでも、自分たちでは大した移動を始められない。しかし、その極小のサイズのおかげで、人体の隅々まで拡散することはできる。ただ、静脈への点滴は、エンドトキシンへの曝露という点では最大のリスクを伴う手でもある。ファージが細菌を倒し、その残骸を血中に流れるに任せておくと、トムの免疫系が再び敗血症性ショックへと追い込まれる可能性がある。

薬剤の投与量を適切にすることが、患者へのリスクを最小限にしながら細菌への不意打ちを最大限にする上での肝だ。「衝撃と畏怖」〔米軍がイラク戦争でとった軍事戦略〕、そしてその繰り返し。だが、その薬が生きたものだったら、投与量をどう判断するのか？　ファージは化学薬品ではない。敵を見つけて破壊するという、独自の任務を負った有機体だ。彼らはお気に入りの宿主細菌を攻撃するために、その獲物同様、リアルタイムで装備を改造していく。

「ファージは増幅する唯一の医薬品、効いている最中に変異する唯一の医薬品なんだ」。気持ちがほぐれた時に、ライはちょっとした尊敬を込めてそう言っていた。私は、〔エイズ研究者である〕自分のような科学者たちが殺人ウイルスとの激戦に投じてきた長い年月のことを思った。ウイルスとの戦いが長年続いてきたのは、相手が命を奪うのにあまりに長けた敵だったからに他ならない。しかし、今私にできるのは、〔やはりウイルスである〕手元のファージたちがその腕前をアシネトバクター・バウマニを出し抜くために使ってくれるよう、祈ることだけだ。

「アメリカでの対人ファージ療法の歴史は玉石混淆だ」。チップはその週末の回診でこう説明した。その声は、彼が気を使って控えめな物言いをする時の特別なものだった。動物実験はあくまで動物実験であり、患者に対する様々な形式（例えば、局所投与など）のファージ投与は、また別物だという。

トムが最初の治療を生き延びたら、次はどうするのだろう？ 継続治療にはどのファージが必要になるだろうか？ その量は？ そして、期間は？ アシネトバクター・バウマニがやがて耐性を持つようになることは避けられない。だが、細菌の次の手を予測することができない中、耐性に対抗するためには混合液をどう変えるべきなのだろうか。投与時の濃縮度、量、頻度によって、最初の調製液の在庫がどれだけ長く持つかが変わるだろう。未知のことの数が、既知のことを明らかに上回っていた。それでもなお、チップは複雑な物事に対処する得意の力をもってこの難問に根気強く取り組み、リスクを算出した。チップは信頼できる一匹狼、強固な倫理観の羅針盤を持った聡明な人物として名を馳

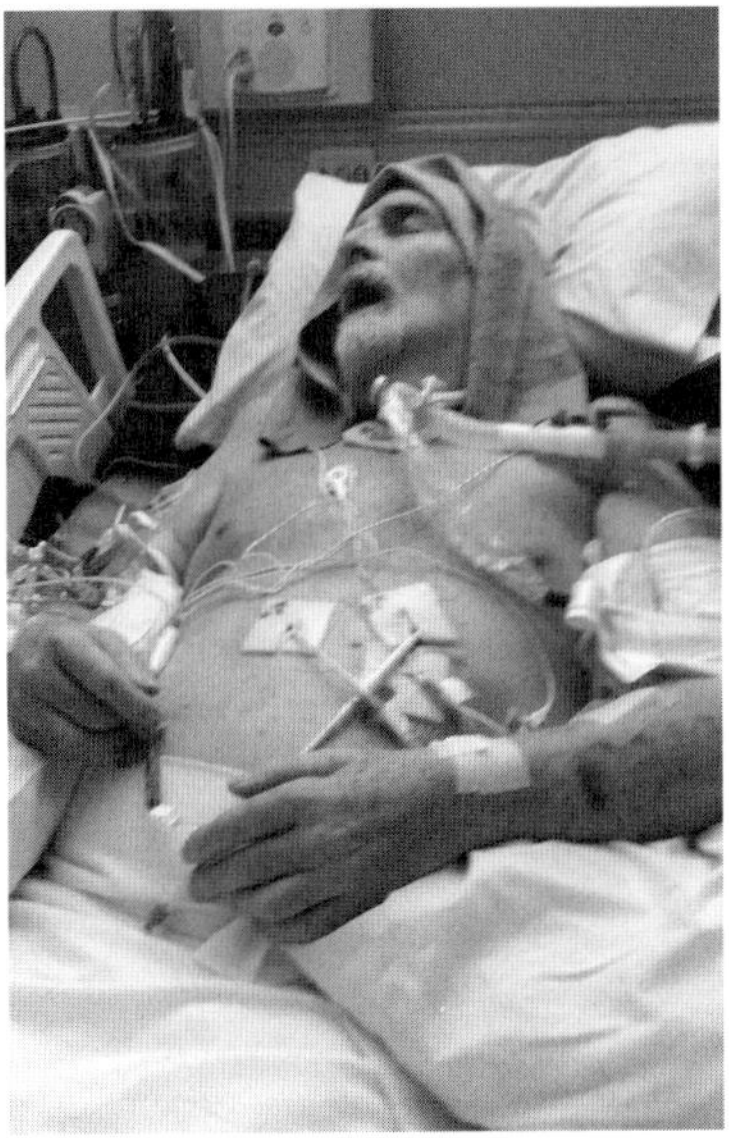

ファージ療法開始前日のトム。深い昏睡状態に陥り、多臓器不全を起こしつつあった。カリフォルニア州ラホヤ市のソーントン病院ＩＣＵにて（2016年3月14日、著者提供）

せていた。彼は他の人なら敬遠するかもしれないリスクをとることもいとわないが、必ず最後には患者にとって最良の結果をもたらし、その手段が正しかったことを証明するのだ。

リスクを読み、データを掘り出し、物事を適切に行う。今この瞬間、トムの命はそのバランスに懸かっていた。

*

夜遅くに人に電話をかけるというのは、フォレストらしくない行動だった。日曜日とあってはなおさらだ。しかし、彼はポスドクのジェレミー・バーに電話をかけ、トムの状況と、テキサスのファージを精製するのに自分たちの助けが至急必要だということを伝えた。それがいかに差し迫った話か、ジェレミーにはわかった。総員集合令だ。フォレストは電話でいくつもの質問をしたが、それらを煎じ詰めるとこうだ。ジェレミー、君は研究室の特殊なファージ調製処理で、テキサスのファージを人間用にＦＤＡの基準まで精製するという、未経験のことをできる確信があるか？　そして、それを二四時間以内に行えるか？

ジェレミーは処理に必要な時間、使用のために精製・調製すべきファージの数、そして、ＦＤＡの基準を満たすために必要な純度のレベルを、脳内で素早く計算した。……ええ、可能です。それを通常の基礎科学の実験としてではなく、瀕死の病人のために行うというのは少々恐ろしい話だったが、必要な時間は変わらないし、仕事のやり方はよくわかっている。これは彼の得意分野だった。数年前に特別研究員に採用され、オーストラリアからアメリカにやってきたジェレミーは、それ以来ずっと、まさにこのファージ精製処理に集中して取り組むことになった。その仕事が大方終わり、彼は数か月後にオーストラリアに戻ることを計画していた。だが、ひと息ついている場合ではなくなった。

サンディエゴ州立大学の研究室は一流だったが、ここはあくまで実験機関だ。研究室で働く人々は、人間の体内に入れるためのものを用意したことなど（専攻でのパーティーのために持ち寄る料理を除けば）一度もなかった。翌朝、研究室の全員が会議のテーブルを囲んで計画を立てた。フォレストの妻のアンカもチームに加わり、各ステップを限りなく短時間で進めるため、二つの研究室が交代制で処理に取り組むことになった。

彼らが過去に開発した精製プロトコルは、最初にファージを濃縮して洗浄し、続いて液に浸し、冷やし、その後、遠心分離機にかけてエンドトキシンを取り除き、最後にもう一度、ファージがまだ活性を保っているかを調べるというものだった。ファージが四種類ある分、所要時間も四倍になる。また、必要な検査キットはドイツから翌日配送での取り寄せとなったが、週末を挟んだためにそれが滞る。しぶといエンドトキシンを減らすため、さらにステップを追加する必要もあった。時間が尽きてしまうこと、そして、トムの運が尽きてしまうことを、全員が心配していた。

各ステップでファージの質の点検が行われた。活性は高い。研究室の人々は無菌検査を行い、細菌やカビといった他の微生物がファージ濃縮液に残存していないことを確認した。そしてとうとう、審判の時が訪れる。最後のエンドトキシン分析だ。それまでのステップで得られたデータを分光光度計に読み込ませ、「読み取り」ボタンを押し、結果が画面に表示されるのを待つ。この機械が、光を使ってエンドトキシン粒子の密度を測定するのだ。最初の数値は良さそうだったが、その良さは、このファージをトムに使うのに十分なものだろうか？　それをもっとはっきりさせるには、生データの追加分析を行い、それをグラフ化するしかない。三〇分後、彼らは答えを得た。

彼らはすでに、テキサスの研究室から送られてきた最初のファージ濃縮液のエンドトキシン濃度を測定していた。その数値は、一ミリリットルあたり六万一九六五ＥＵ（エンドトキシン国際単位）と出ていた。ＦＤＡは、安全のため精製後の濃縮液を一〇〇〇ＥＵ未満にし、かつ、ファージの含有量を高いまま保つことを求めていた。最終的に、精製したファージの結果が出てきた。一ミリリットルあたり六六七ＥＵ。彼らはわずか二四時間以内にエンドトキシンを百分の一近くまで減らしてのけたのだ。チームの皆がハイタッチで喜び合った。

火曜日の朝、フォレストとアンカは気泡シートに包んで箱に入れたファージの小瓶を車で運び、ＵＣＳＤ付属ソーントン病院治験薬管理部のジ・ソン博士に手渡した。こうして、ファージ混合液は旅の最後の一歩を踏み出した。薬剤部へ、そして、終着地であるトムの元へ。

トムの回想――⑥

その砂漠は、赤い砂をたたえた広大な海だった。無脊椎動物の死体の残骸が点々と散らばっている。私の死体も、じきにその仲間になるだろう。私は何千年もかけて形成された絨毯の上を歩いている。化石となった肉、毛皮、糞便の絨毯だ。私の口は乾いた岩の裂け目のようだ。私の血の川は濁り、動脈に沿って脈打ちながら、凝固していく。有機的なものから無機的なものへ、生物から無生物への移行ははかない。私たちはただ炭化物として存在するようになる。その時から、私たちの体の大部分を成す水は蒸発し始める。元素は大地へ、もう痛みも苦しみもない世界へと還る。その世界を、私は渇望する。

脛の感覚はないが、私の足先は見知らぬ目的地に向かってずるずると歩みを続けている。私は曾祖父のことを思う。オクラホマからテキサスまで、自らの「涙の道」を一人で歩いたチェロキー族だったと、親戚たちに聞かされた曾祖父のことを。底知れぬわびしさと絶望感が私の元に押し寄せる。先祖たちの吐息が一陣の風となって吹き寄せたかのように。私の身内は代々、不可触民が連なってきたのだ。

私は過酷な、太陽の見えない灼熱の空に向き合う。夜が訪れることはなく、ゆえに、月光に導いてもらうことはできない。私は砂山を登る。この見晴らし地点から、遠くに青々と茂る灌木のようなものを見る。オアシスか、それとも蜃気楼か？　目を閉じると、想像の中の絵空事がガラスの破片となって結膜に突き刺さる。私の頭は、悪ふざけを仕掛けるぺてん師だ。熱が脳の配線の中で歌う。私は果たして、見えないものに希望を踏みつぶされる危険を冒し、この安息の地とされる場所に到達しようと試みることだけでもしているだろうか？　それとも、経帷子を身にまとうように、節くれだった手で自分の亡霊たちを抱きしめ、敵として味方よりも近くに置いているのか？　私は文明の一部になりたい。人間に。除け者ではなく。

もし私が孤独の化身なら、私はまだ生きているはずだ。そう気づいて衝撃を受けた。自分が望むものを知り、自分に見えないものを確かに信じることが信念だとすれば、私はそれを欠いている。しかし、私は自分のわずかなエネルギーが残したものをかき集め、とぼとぼと歩き出す。私の足は生涯ずっと、どの一瞬をとってもじりじりと焼けついている。じりじりと近づくにつれ、あの木々は本物であって生きているということが目に見えてくる。だが、その木々は見事に茂っているわけではなかった。てっぺんは緑色だが、根本は腐って黒い。光合成がうまくいっていないのだ。小さな水溜りがその周りを囲む。私の体の細胞一つ一つが、栄養を求めて叫ぶ。その墨のように黒い液体にはつややかな金属光沢があり、重油が流出したかのようにどろりと濃く見えた。しかし、私はそれを飲む。飲まねばならない。私は渇きで死にかけている。

私がその水場にたどり着く前に、三人の男が姿を現した。彼らは水溜りの周りに蓮華座を組んで座っている。そのうちの一人は、ステフと私にあの葉を与えた男だ。他の二人は小声の年配者で、その肌は彼らの着ているローブと同じように白い。白化したサンゴのような、メラニン色素のない肌だ。彼らは私を待ちわびていた。突如、アオバエが現れて私の目頭に止まる。このハエもまた、私を待ちわびていたのだ。塩分、あるいは卵を産みつける場所を求めて、そいつは私の口の中に入ってくる。私はそれを飲み込もうとして、むせる。その音が三人の男たちを驚かせる。彼らは異国の言葉で互いに話し始め、そして私にも話しかける。私は即座に、彼らが私の運命を決めていることに気づく。彼らは私に三つの質問をするが、私にはわからない。

初対面の見知らぬ男が英語で私に話しかけるが、その目が私の目と合うことはない。

「お前はあの葉を十分に食べていない」。男はたしなめるように言う。「そして、わしらの質問に答えなかった。お前はあと七年間、ここに留まらねばならぬ」。

私は別の男の言葉を、はるか遠くから、トンネルを通じて聞く。「生き抜き損ねたな……」。虚ろな声が言う。

三人の男は立ち上がり、長く白いローブをひるがえして去る。その途端、池は渦巻くアオバエの大群へと姿を変える。青黒い、ブンブンと羽音を立てるハエたちだ。群れが浮上し、黒い光の輪となって私に向かってくる中で、奴らによってきれいに肉を食べ尽くされた雄羊の骨が露わになった。その角《つの》はひどくねじくれ、あごは死に神のように大きく開かれている。最後の宿主を貪り食った今、アオバエたちの数千個の複眼は私に向けられ、前肢はご馳走の前の祈りのように擦り合わされる。奴らのあごから、腐敗を促進するであろう消化酵素が滲み出る。私は喜んで奴らを仕事に取り掛からせてやりたいが、私の惨めな苦しみを終わりにするすべはない。絶望の中、私は両手いっぱいの砂を握り、それを飲み込んだ。砂粒が咽頭、そして食道を切り裂く。私は下に目をやり、砂が自分の肋骨からこぼれるのを見る。まるで砂時計から落ちているかのように、砂漠の地面へと砂が注がれる。私は崩れ落ちて膝をつき、頭を振り上げてのけぞり、そして呻く。私の魂は砕けてしまった。

第IV部

進化のダンス

恐れるべきものは何もない。あるのは、理解すべきものだけだ。

——マリー・キュリー

20　ブラッドオレンジの木

二〇一六年三月一五日

翌日の三月一五日は、この先、私の記憶に永遠に焼き付いたまま残るだろう。

日の出前の静かな光の中、キッチンの流しでコーヒーカップをすすいでいると、ビュラックムクドリモドキ〔ムクドリモドキ属の小鳥〕のつがいが、八年前にトムが植えたブラッドオレンジの木のてっぺんに止まった。この鳥たちはメキシコで越冬し、春になると繁殖のために南カリフォルニアへと飛んできて、秋の初めに去っていく渡り鳥だった。彼らがうちの裏庭の向こうにあるヤシの木に毎年の住まいを構えるたび、トムと私はその動きをしきりと追った。オスは、見るたびに必ずあっと息を呑んでしまう、鮮やかな黄色と黒の羽毛をしている。メスは時々、私たちが置いているハチドリの餌台で餌をついばんでいた。この日は、私がその春初めて彼らを見た日だった。それはお告げのように感じられた。

私はいつもより早く、七時頃に病院に着き、エレベーターを降りた。そこで目にしたのは、医師たちの集団がトムのベッドを取り囲んでいる様子だった。私は即座にパニックを起こし、最悪の場合を考えた。夜のうちにトムが死んでしまったのではないか？　そこで、私はいくつか見知った顔に気づいた。腎臓科の人々だ。

トムはまだ生きている。しかし、腎臓科の訪問が意味することは一つしかありえない。指示が下ればすぐに透析を始められるよう、準備を整えたのだ。年長の腎臓医は、一年前に議論に参加した研究プロジェクトで知り合った研究仲間、腎臓科長のジョー・イックス医師だった。防護ガウンを着込んで一一号室に入ると、私はトムの脇に立った。

ジョーは私を見て驚いた。「ステファニー！　会えて嬉しいよ」。彼はまず温かく挨拶してくれたが、その顔が現実に気づいて青ざめていくのが見えた。「でも、君がここに来たのは仕事のためだといいのだけれど。個人的な事情からではなくて」。

私は自分の手をトムの手に重ね、充血した目で研究仲間を見上げた。

「どうも、ジョー。こちらは私の夫なの。」

「そうなんじゃないかと恐れていたよ」。彼は静かに言い、同情からその手を私の肩に置いた。「本当に気の毒に思うよ。どれほど大変なことか」。その声の様子から、彼はトムがこれから死ぬと思っているのだとわかった。ほとんどの医師たちもこれまでそう思っていたのだ、と気づく。「私のところの研修医の何人かとは、もう顔を合わせているようだね」とジョーは話を続ける。「腎臓透析をするには、君にこの同意書にサインをしてもらう必要がある。あと数時間、遅くとも明日の朝までには、そのような事態になるだろう。ただ、残念ながら事は切迫している。その時が来た時に、君の居場所がわからないというリスクを冒すことはできない」。

私はジョーに礼を言い、同意書に震える手でサインをした。

「運が良ければ、今日中にファージ療法を始めることになりそう」とジョーに伝える。彼は私たちの計画のことをすでに聞いていて、幸運を祈ってくれた。彼は私に、透析を始める時には個人的に電話をくれると約束してくれた。

医師たちの集団が去ると、私は落ち着きを取り戻したばかりの目でトムを見た。これが、まだ温かいうちの彼の肌に触れられる最後の機会の一つかもしれない。私は自分の指を彼の顔に走らせた。青い防護手袋越しでも、彼の眼窩の周り、そして頬骨の下が、新たに落ち窪んでいるのがわかる。担当看護師がトムの体重をホワイトボードに書きつけた。トムは今、一八七ポンド〔約八五キログラム〕だという。六フィート五インチ〔約一九六センチメートル〕の体格からすると骨ばって見えた。すでに一〇〇ポンド〔約四五キログラム〕以上も体重が落ちていた。

トムが微熱を出していたため、私たちは氷嚢を彼の脇の下に入れ、小さな扇風機も使って体を冷やそうとした。私は何時間も冷たさが続く、スポーツ用の冷却タオルを持ち込んでいた。去年の夏、トムのためにこのタオルを買ったのを覚えていた。ルワンダのヴィルンガ山地でゴリラを見るためにトレッキングをした時のことだ。はるか昔のことのようだ。

あらゆる偶然の出来事が、セレンディピティどころではなく、何か理由があって起きているかのように感じられた。マデリン・ペルー〔ジャズ、ブルース歌手〕が歌うレナード・コーエンの名作、「Dance Me to the End of Love（邦題：哀しみのダンス）」をパンドラが流し始めたのだ。トムと私は、この病気のわずか数か月前にコンサートで彼女を見ていた。私はその歌詞をトムに向けて歌いかけ、目を閉じた。歌詞の皮肉[63]に胸が痛む。自分が調子外れで歌っていることにもお構いなしだった。

うねるチューブ群に阻まれながらも、できる限りの近さまで、私は自分の頭をトムの胸にもたせかけた。その上がり下がりを担っているのは彼自身の肺ではなく、人工呼吸器なのだとわかっていた。一一号室のガラスの引き戸が軋む音を立てる。私が振り向くと、チップがそこにいた。私的な時間に割り込んでしまったことを恥ずかしく感じているようだった。中に入ってくれるよう、私は身振りで示した。

チップはどんと構えた人だが、その彼が何か知らせを持ってきたことは感じ取れた。興奮による胸の高鳴りが見えるかのようだった。「たった今、ジェレミーがエンドトキシン分析を終えたところだ」と彼は口を開いた。「濃度は最終的に、ＦＤＡが安全のために要求するレベルを十分に下回った」。そう言って、紙片を旗のように振る。「ｅＩＮＤの承認も手に入れた。ジェレミーはフォレストとアンカと一緒にこちらに向かっている。ファージ製剤を薬剤部に戻しにくるんだ」。

私は歓声を漏らし、トムを見下ろした。ぴくりともしない。チップはさらに、海軍も自前のエンドトキシン分析を終えて、ファージをこちらに向けて発送する準備をほぼ終えたところだと付け加えた。また、チップ曰く、FDAはこれまでにない手をとったという。過去には、FDAはそれぞれの薬剤（今回の場合ではそれぞれのファージ株に相当する）に対して一つずつeINDの申請をするよう要求していた。しかし、今回は協議の上、複数のファージを組み合わせた混合液を一つの単位として、まとめて一つのeINDの申請を出すことができると決めたのだという。単純なことに聞こえるが、手続きを能率化する上ではとてつもなく大きな一歩だった。

「少なくとも、FDAのお役所仕事が招く小傷が我々の致命傷になることはなさそうだ」とチップは皮肉を言った。「冗談はさておき、彼らは信じられないほど協力的だったよ。そして、トムさんの症例の成果がどうなるのか、非常に興味を持っていた」。

　それを聞いて私は嬉しくなった。チップには、ジョー・イックスがついさっき教えてくれた話を説明した。腎臓透析が差し迫っている。

「ああ、そういうことになるのは私もわかっていた」とチップは答えた。[64]「だが、薬剤部がファージカクテルの滴定と緩衝液の調製を終え次第、我々はすぐにファージ療法を始められる」。彼はそう言って私を安心させた。

　良い知らせだった。ついにだ。混ぜて、かき回して、下階から駆け上がって、とうとうトムの元へ！

「というわけで、もし君が同意するなら、我々はテキサスのファージをトムさんの腹腔内ドレーンに直接注入し、膿瘍に届くようにする計画だ」とチップは説明した。その後、ドレーンを一時的に閉じ、テキサスのファージが自分たちの仕事に取り組めるよう、アシネトバクター・バウマニと一緒に閉じ込める。

「ただ、私が君に話したかったのは、海軍のファージのことだ。もっと効き目のあるファージの方だよ。カールが忠告していただろう。トムさんはもはや全身がアシネトバクターに占領されているから、海軍のファージを静脈内投与すべきだと。」

　チップは私の目を見つめ、その言葉の重みを私が理解しているか推し量ろうとした。私はわかっていた。

「あなたがそう言うんじゃないかと恐れてた」。私は大きなため息とともに答えた。「ライが警告してたものね。トムの細菌は三〇分ごとに増殖するから、その中に耐性をつけたものが少しでも現れれば、それが増殖して多数派になってしまうって。だから、もし私たちが慎重になりすぎて、腹腔にしかファージを注入しなかったら、ドレーンが届かない場所にある細菌の兵器庫を壊し損ねる可能性があるということでしょう」。

「その通り」。チップは、私の飲み込みの良さに感銘を受けていた。あるいは、単に安心しただけかもしれないが。「もちろん、ファージを静脈に注入することによって、我々は敗血症性ショックのリスクを大幅に高めることになる、だが、まずは腹腔内注入から始めて、トムさんがそれに耐えられれば、私は第二段階として静注に移れると信じている。得られる成果はリスクに見合ったものだ」。

二の足を踏む必要はなかった。これはトムを救うための最良の賭けなのだ。そして、もし彼が死んだら？　これは全身性のスーパーバグ感染症に対し、米国で静脈内注入でのファージ療法を行った最初の事例になる。他の人々を助けられる重要な情報を得ることはできるだろうし、トムも自分にとってその治療がどれほど重要だったのか、明らかにした上で亡くなることだろう。もし意志を示せたなら、トムはやろうと言い張ったはずだ。退却することなかれ。

「やろう。私たちは何も、今躊躇するためにここまでやってきたわけじゃないもの。」

チップは頷いた。私を説得するのはさらにうんと大変なことになりそうだと思っていたような様子だった。

この日の雰囲気に乗って、私はチップに小さな贈り物の袋を手渡した。彼は驚いてこちらを見つめ、そして、中からチョコレートの小箱を取り出した。それは、今はケンタッキー州にいるかつての教え子からもらったものを転用したプレゼントだった。

「箱をよく見て」とチップに伝えて、にやりと笑う。

「バーボン玉《ボール》[65]じゃないか！」。そう叫ぶと、彼はくっくっと笑いを漏らした。

「いかにも、我がアラバマの友よ」と私は言う。「肝っ玉の持ち主といえば、もちろんあなたでしょう」。

＊

トムの腎臓が機能を止め始めている中、担当看護師のクリスは一時間ごとにトムの尿量を記録していた。私は、カテーテルからフラスコの形をしたプラスチック製の袋に流れ落ちる尿の一滴一滴を見つめた。基準を下回る時がくれば、腎臓科の人々がハエの群れのようにやって来て透析を始めることだろう。一時間あたり三〇ミリリットルというのが、その大事な数値だった。それ以下になれば、トムの腎臓は一五パーセント未満しか機能していないということになる。

時折、トムはしかめっ面をし、眉間にしわを寄せたり、あるいは、拘束を受けていない時には空中で手を振り回したりした。彼にしか見えない脅威に反応しているのだ。それ以外は微動だにしなかった。昏睡状態である。

薬剤部からファージカクテルが届くのを待つ時間は苦痛だった。目に入る時計はどれも時が凍りついているようだった。ルクソールで搬送機が飛び立つのを待っていた時みたいだ。精製されたファージは何時間も前に治験薬管理部に届いていたし、それがすぐに一回量ごとに分注されてこちらにやって来るものだと思っていた。しかし、そうはなっていなかった。ここにも、まだ障壁が？　私はトムに注意を向けようと試み、続いてこまごました実務的なことに、そしていつも通り、音楽に集中しようとした。

終わりのない音楽のループに合わせて、私は腰を振った。今パンドラが流しているのは、クリーデンス・クリアウォーター・リバイバル〔米国のロックバンド。六〇年代後半から七〇年代初頭に活動〕の「Have You Ever Seen the Rain?〔邦題：雨を見たかい〕」だった。私はカテーテルの管を持ち上げ、新たにできた尿の数滴を袋の中へと導いた。その色は澄んだ金色ではなく、ハロウィーンの残り物のカボチャ飾りのような暗い赤橙色だった。いつかこのことでトムをからかって、尿の化学組成の「読み方」について、彼が思わず引き込まれるような講義をしてやらなければ。量、透明度、色合い、気泡、泡立ち……腎機能や肝臓病、それに炎症、感染症、糖尿病、心疾患、ある種の薬剤の問題などを示すしるしを読み取るのだ。

目下、トムのそうしたしるしが良くないものであるのは確かだ。近頃は暗くなりつつある濁った色彩に、カテーテルの中のハロウィーン色。だが、透析を避け、あのファージたちが物事を好転させてくれるという望みにしがみつくにはぎりぎり足りる。腎不全を避けるのは非常に重要だ。腎臓の調子が悪くなれば、老廃物が血液中に溜まり、体内の電解質のバランスが乱れて、臓器が少しずつ死んでいくからだ。脳もその一つだ。

トムのバイタルをコンピューターに入力しているクリスに、私は静かな声で「この一時間は四〇ミリリットル」と律儀に報告した。血圧は上が九〇で下が五五。しかも、これは三種類の昇圧剤に支えられての値である。心拍数は一三三。今も頻脈気味だ。呼吸数は二九。人工呼吸器を最大の設定にしているにも関わらず。そして、トムの腎臓機能の最良の目安である、クレアチニン値の最新結果は三・九だった。これは、彼の具合がＡＫＩ（急性腎障害）から本格的な腎不全へと悪化していることを示していた。つまり、心臓、肺、腎臓は皆、崩壊の瀬戸際に立っていることになる。九号室の男性はこうして亡くなった。ある時点では重症のインフルエンザだったのに、次の瞬間には心臓が動きを止めてしまったのだ。あっさりと、一瞬で。

私のような疫学者は数をがりがり計算することを生業としている。よって、普段の私は統計に慰めを求める。だが、全米でＩＣＵに入院する患者が年間四〇〇万人いるうち、最大でその五人に一人が亡くなっている。トムがその一員にならないよう、私は祈っていた。彼がソーントン集中治療室に逆戻りしてから二か月近くが経つ。これは、ＩＣＵへの入院期間の平均値である三日間よりもはるかに長い。しかも、これはトムにとって二度目のＩＣＵ入りなのだ。職員はシフト制での交代勤務だったが、トムの娘たちも私も、看護師、医師、理学療法士、移乗介助チーム、清掃スタッフのほとんどの名前を知るようになっていた。彼らも私たちの名前を知っていた。いまや私たちは家族のようなもので、互いに十分になじんで本音を出せるほどになっていた。本音を存分に出し、相手を苛立たせるほどにもなっていた。私は特に、過集中[66]の気質と絶え間なく質問をする癖で相手を刺激しがちだった。時々、誰も答えを持ち合わせない問いへの回答を強いていることに自分で気づくのだが、それでも問いかけを止めることはできなかった。

私は腕時計を見た。昼下がり。誰かに催促しようと立ち上がりかけたところで、チップがトムの病室、一一号室の入口に現れた。トムのファージ療法プロトコルの主任であるチップは、全行程における交渉責任者の役割を担っていた。笑顔を浮かべていないチップを見ることは滅多にない。だが今日は、青白い頬の上には笑みよりもシミの方が目立っていた。彼は不安になっていた。

「チップ、薬剤師たちはいったい全体、何のせいでこんなに時間がかかっているの？」。私は自分の腕をぎゅっとつかみながら不平を言った。

「わかるとも、こう待たされているのは、私にとってもひどく堪えているんだ」とチップは認める。「だが、研究調剤部というのは普段、治験用の薬を調製しているところで、ウイルスには不慣れだ。考えてもごらん。これは彼らが今まで見たこともないような類のものだ。しかも、希釈液を正しく作らなければならないばかりか、ファージ製剤の袋に、それぞれ正しい分量の液を分注しなくてはならない。一回分ごとに十億個のファージだ。そして、その袋に、内容量とeIND番号を記したラベルをつける必要がある。技術補佐員はさらに、ファージが中性のpH環境に入っていけるよう、緩衝液も作らなければならない。それも、二時間おきにトムさんに投与できるだけの量が必要だ。少なくとも当座のうちは」。

了解。この内容は、文献調査とライの電話越しのレクチャーで知って覚えていた。私たちはテキサスのファージ製剤を、トムの腹腔ドレーンを通じて注入しようとしている。そのため、ファージは胆汁、腹水、胃酸による酸性のpHにさらされる可能性がある。その環境を中和するために、水と炭酸水素ナトリウム（重曹）の緩衝液の調製が進められていた。酸があるなら、塩基〔水に溶けるものをアルカリと呼ぶ〕を用意し、混ぜて中和すればいい。高校の化学の内容だ。「ポチャン、シュワシュワ」でおなじみのアルカセルツァー〔錠剤を水に溶かして飲む胃薬〕の、「ポチャン」と「シュワシュワ」なしの形だった。

突如、私は治験のプロトコルの細部に、自分が見逃していた大事な点があることに気づいた。「薬剤部に調製してもらうファージ製剤の濃縮度はどうやって決めたの？」」。脳内の図書館を調べながら、私は素早くチップに尋ねた。この件について助言する論文は一つも読んだ記憶がない。チップはどう返答したものか考えながら、一枚の紙を封筒から取り出し、いじり回した。彼は苦しい立場に置かれていた。私は彼の友人、同僚であるだけでなく、彼の患者の妻でもある。その患者は、ファージ業界全体、海軍の研究室、そしてFDAが見守る、前例のない実験の被験者第ゼロ号なのだ。いやいや、プレッシャーをかける気はないが……。「カールとマイアはとても助けになってくれた」とチップは答えた。「だが、ファージの殺菌能力を最適化しつつ敗血症性ショックの可能性を最小化するための理想的な濃縮度というものは、つまるところ誰も知らない。そして、ファージの静脈内投与ということになると、動物モデルでは行われているが、文献に記録された症例はない。つまり、ヒトでの事例ということだが」。

いつしか手に握っていた紙からチップは視線を上げ、その目が私の目と合った。「我々はトムさんの体重とエンドトキシン濃度、それにファージカクテルの作用を考慮した標準静脈内投与対策を使っている。だから、どれだけのファージを彼のドレーンや血管に注入しているのかは、かなり正確に推定できる。だが、ファージたちがどの程度まで増殖するのかは未知数だ。これは諸刃の剣だ。ファージたちには増殖してもらって、目の前のアシネトバクターを根絶やしにしてほしい。だが、一旦彼の体内に入ったファージたちが実際にはどんなことをするのか、我々には予期できない。これが戦争だという安易な考え方もできる。両陣営が新しい武器を採用するというわけだ。しかし、現実には、これは適者生存の現象だ。ファージの抗菌活性、トムさんの免疫系、そして、生き残った細菌が主導権を握って増殖する速さ、その間に複雑な相互作用がある。それがどんな結末になるか予測できるほど、我々に十分な知識はない。嘘偽りなく正直に言うと、我々は今、五里霧中の状況を、自分たちの勘と経験を頼りに切り抜けようとしているところだ」。

私は頷きながら立っていたが、心の中では呆然としていた。これは典型的なジレンマなのだ。何もしなければトムは死ぬ。だが、何かをすれば、やはりトムは死ぬかもしれない。ああ、もう。
「つまり、当て推量だっていうわけね?」
私はチップの目をまっすぐに見据えて尋ねた。アイザック・ニュートン卿は「大胆な推量なしに成し遂げられた偉大な発見はない」と言ったと伝えられている。私たちは彼の仮説を検証しようとしているのだ。私は、米国で初めてペニシリンを投与されたアン・ミラーを治療した医師たちも、使うべきペニシリンの量など知らなかったことを思い出した。ああ、私は一人じゃない。

チップは大きく息を吸い、手に握っていた紙を私にぐいと差し出した。「ファージ療法への同意書を、君に確認してもらう必要がある。懸念や疑問があれば教えてくれ。そして、もし同意するなら、サインしてくれたまえ」と彼は言った。

多剤耐性アシネトバクター・バウマニ感染の
治療における
バクテリオファージの緊急投与への同意書

私は、私の夫がアシネトバクター・バウマニ(*Acinetobacter baumannii*)の多剤耐性株(単一もしくは複数)により、生命に危険の及ぶ感染症に罹患していること、および、抗生物質および排膿法による感染治療の努力にも関わらず、彼が重体のままであることを理解しています。

バクテリオファージを用いたこの感染症の実験的治療が、私の夫の保有する微生物に対して実施可能かどうか検討することについて、私は関心を示しました。私は、バクテリオファージは「細菌を攻撃するウイルス」との説明が最も適したものであること、それらの有機体を用い、実験条件下においてヒトおよび動物の感染症を治療する経験が若干数なされてきたものの、米国、あるいは西ヨーロッパにおいてはこれらの因子が臨床用には認可されていないことを理解しています。私は、UCSD、テキサスA&M大学、アンプリファイ社、その他の研究室・研究機関が、私の夫の保有する微生物に対する活性を持つファージを同定するため、実験室内に拠点を置いた共同研究を行ってきたことを理解しています。私は、これらの研究の実施、および、私の夫を治療するために使われる可能性のあるファージの調製を可能な限り安全に行う上では多大なる注意が払われてきたものの、それらの活動は非常に短い時間の中で研究用の手法と実験試薬を用いて行われたものであり、その手法と試薬の中には臨床用医薬品の調製に用いることを意図されていないものがあることを理解しています。ゆえに、この活動に参加した各研究室、バイオテクノロジー企業、医師、あるいは科学者は、その手法の利点および安全性を保証することはできません。

細菌感染に対するバクテリオファージ療法の潜在的な利点と副作用は、ヒトの臨床試験では広範囲に調査されていません。これらのバクテリオファージが私の夫の腹部あるいはその他の領域におけるアシネトバクター・バウマニの数量を減らす可能性はあるものの、それが実現する保証はありません。人間の細菌感染の治療にバクテリオファージが用いられた経験は限られているため、この研究で起こりうる一切の副作用は現時点では予測できません。これらの素材を投与することで、彼の体調悪化、あるいは彼の死をも招く可能性があります。私の夫が、バクテリオファージ、あるいは、素材中に含まれる可能性のあるその他の物質(細菌エンドトキシンなどの物質を含む)に対し、有害反応を起こすことがありえます。この副作用には、血圧低下、心拍数の変化、および/あるいは肺、肝臓、腎臓などを含む(しかし、これらに限らない)臓器への障害が含まれる可能性があります。

これらのバクテリオファージが私の夫の感染症を治療する取り組みの中で用いられた場合、私は、私の夫の保有する細菌に対する活性を持つことが実験室内で示されたバクテリオファージのうち、単一もしくは複数のものが、私の夫の腹部内のアシネトバクター・バウマニの組織を排出するために前もって設置されていたカテーテルを通じて投与されることを理解しています。彼の容態および腹腔内へのバクテリオファージ点滴への彼の耐性によって、単一もしくは複数のバクテリオファージが静脈内、腹腔内、あるいは経口投与される可能性があることを私は理解しています。

私は、私の夫の治療・看護・世話に当たっている人々が、バクテリオファージの投与中および投与後に彼の病態を密接に追跡すること、そして、バクテリオファージが私の夫から採集・培養されたアシネトバクター・バウマニ（あるいはその他の細菌）の数量を減少、もしくは性質を変化させたかどうかを判断することを意図した実験室内での調査を実施することを理解しています。これらの調査には、UCSD医療センターの臨床微生物学研究室で実施されるものが含まれますが、UCSDの複数の研究室、テキサスA&M大学、その他の研究機関で実施される専門研究も含まれる可能性があります。

私はこの同意書の写しを一通与えられており、私が抱きうるあらゆる疑問について質問する機会を与えられています。私は、いつでも追加の質問ができること、スクーリー医師またはタプリッツ医師に、UCSD医療センターを通じて、もしくは各医師の携帯電話宛てに、連絡をとれることを伝えられています。私は、バクテリオファージの投与が、米国食品医薬品局（FDA）により承認された単独の患者に対する緊急の臨床試験用新薬（eIND）承認申請［Individual Patient, Emergency 21 CFR 312.310(d)］の下で行われること、そして、FDAの指針に従い、この介入についてUCSD被験者保護プログラムに事後通知が行われることを理解しています。

私は、私の夫の病態が深刻なものであること、これらのバクテリオファージの実験的使用の有無を問わず罹患および死亡の可能性が十分にあることを理解した上で、現在自ら同意を示すのに十分な覚醒・意識状態にない私の夫に代わり、その投与に同意します。私は、この研究調査を続行しない場合の代替策は、私の夫の医療団の臨床判断と勧告に沿った治療を継続することであると理解しています。私は、自身の同意をいつ、いかなる理由であっても撤回できること、バクテリオファージ療法を継続するか、あるいはバクテリオファージ療法を終了するかについての判断が、私の夫に対する彼の医療団の扱いに一切の不利益をもたらさないことを理解しています。

ステファニー・ストラスディー博士（トーマス・パターソン博士の代理人）記入欄

署名：＿＿＿＿＿＿＿＿

日付：＿＿＿＿＿＿＿＿

証人記入欄

署名：＿＿＿＿＿＿＿＿

日付：＿＿＿＿＿＿＿＿

同意書を注意深く読み通す中で、私の胃がひっくり返る。この同意書の旧版を、私は数日前に目にしていた。チップがＦＤＡからファージ療法の承認を受けるのに必要な書類を準備していた時のことだ。そのようなわけで、この内容は驚くものではないはずだった。だが、あの時に下書きを読んでいたのは「科学者の私」だ。今回、私はこの同意書にトムの妻として目を通し、彼の代理人として署名しようとしている。

新たな現実が入り込んできていた。もし、トムが今敗血症性ショックで死んだら、それは私が見つけ出し、始めた治療のせいということになる。チップたちの助けがあったとはいえ。もし私がトムを死なせてしまったら？　彼の娘たちに私を許せるはずなどあるだろうか？　私だって、果たして自分自身を許せるだろうか？　このジレンマに伴う途方もない責任の大きさに息が詰まってくる。現実とは思えない。わずか三か月前、トムと私はピラミッドを探検し、楽しく過ごしていた。今、彼は昏睡状態で、私たちは彼の命をスーパーバグから救うため、その体にウイルスを注入しようとしている。こんなことが私たちの人生に起きているなんて、信じられない。私は絶望的な気分でそう思った。トムはいつも、自分たちにはとてつもない強運があると言っていた。間違いなく、今こそ私たちにはその運が必要だ。世の中の常識を超え、道無き道をかき分けて進むことのできるファージたちも一緒に。

　同意書に署名をしてチップに返すと、私の目は涙、恐れ、希望の入り混じったもので輝いていた。「理由はわからないけれど、というか、どう説明すればいいかもわからないけれど」と私は力を込めて言った。「だけど、私、うまくいくと思う」。私がそう考える具体的な証拠はただの一つもありはしなかった。直感、本能的な感覚、あるいは、ロバートとのセッションを通じて私に乗り移った予知能力、何とでも呼んだらいい。ロバートは、トムの迎えの時は来ていないとまだ言い張っていた。

「私もそう思うよ」とチップは言い、こわばった笑みを見せた。「私も、そう思う」。

　私は、遺伝子転移という現象の発見によりノーベル賞を受賞したバーバラ・マクリントックが、一九八三年の受賞後に言ったことを思い出した。彼女の発見は、〔特定の順序で規則正しく並んでいるはずの〕遺伝子が「ジャンプ」し、細胞の物理的性質の「オン」と「オフ」を切り替えることがあると示すものだった。マクリントックはその研究の大部分を一九四〇年代から五〇年代に行っていたが、数十年にわたって科学界の片隅に追いやられていた。彼女は優秀で、しかも、自分の直感を信頼していた。「自分の進んでいる道が合っているとわかっていれば、この内なる自覚があれば、誰にもあなたを止められない……周りが何と言おうと」。ですよね、マクリントック姉さん。

　いずれにせよ、私たちにはこれ以上議論を続ける余裕はなかった。カーリーは、前日に研修医の一人に脇へ連れ出され、こう言われたそうだ。「例の件の効果がすぐに出なければ、いろいろなプラグを抜き始めることになります」。私たちはずっと希望を持ち続けていたが、真実はというと、私たちが何か抜本的なことをしなければトムは死ぬという状況だ。私たちに失うものは何もない。

　チップは少し席を外して、他の患者の様子を見に行った。私は、トムの腹部の五本のドレーンにそれぞれ取り付けられたストーマの袋をクリスが空ける様子を見ていた。これらの袋は数時間おきにいっぱいになる。溜まっているのは、どろりとして濁った膿だらけの液体で、黄色っぽい色から茶色っぽい色まで幅がある。

膿、腹水、胆汁、その他、神のみぞ知る中身のごたまぜだ。その臭いを形容する医学用語は存在しない。沼地のような臭いだ。私は最新の細菌培養結果から、五つのドレーン孔のうち、少なくとも三つから採取した粘液はアシネトバクターでいっぱいだということを知っていた。あの菌がトムの普段の腸内細菌叢のほとんどを締め出してしまったのだ。

「ねえ、それ、全部は捨てないで」。私はストーマの袋の中身を捨てているクリスに呼びかけた。「ベースライン〔比較の基準〕試料にする分が少し必要だから」。

クリスは眉をひそめ、鼻にしわを寄せてこちらを見た。まるでこう言おうとしているかのように。《本気ですか？　一緒に過ごす最後の数時間になるかもしれないこの時間に集中した方がいいのでは？》しかし、クリスはそんなことを大声で言わないだけの落ち着き、職業意識、礼儀の持ち主だった。あるいは、そもそも彼はそんなふうに考えてはいなかったのかもしれない。これは説教臭くてちっとも礼儀正しくない、私の内なる声が言ったことかもしれなかった。

私は咳払いをして、自分の発言の根拠を説明した。「頭のおかしい話だと思われるのはわかってます。ただ、トムと私は、夫と妻であるだけじゃなくて、二人とも根っこのところでは科学者だから」。私はそこで言葉を切り、深い、震える息を吸い込んだ。私は今、その「妻である自分」から距離を置くような、どこか冷めた自分の態度を正当化してもいるのだと気づきながら。「たとえトムが死ぬとしても、私たちはファージ療法から何かを学ばないと。そして、もしファージ療法が効くなら、最終的には他の人のことも助けられるように、最大限に綿密な記録をとらないと。もし私たちがそれを忘れたら、そしてもしトムに意識があったら、彼の最期の言葉はこうなるでしょうね。『何だって、ベースライン試料を忘れただと？　君はなんて研究者なんだ？』」。私は笑った。その声はちょっとヒステリックな響きをしていた。「だからお願い、とにかく何でも、保存できるものはとっておいて」。

クリスは頷いた。彼はＩＣＵの看護師をしばらく務めていた。こんな頼みは、愛する人と過ごすこんな瞬間に多くの人が持ち出すような話ではないかもしれないが、クリスは今回の症例が医学研究として記録されること、それゆえ、データ収集もそれに沿って行われなければならないことをわかっていた。

　午後の時間がのろのろと過ぎ、ファージがいつ頃届くのかという予測もじりじりと先に延びていく中でふと気づいたのは、何か変化がないかとみんなに絶えず電話をかけ、テキストメッセージを送りつける自分の行為が、実際にはトムにとっても、あるいは他の誰にとっても、助けにはなっていないということだった。私は、細心の注意を払ってトムの容態を見守る人々、ファージカクテルを注入できる状態にするために調剤部で注意深く希釈を行っている人々の負荷を増やしているだけだったのだ。

　しかしながら、彼らと違ってトムは囚われの聴衆〔ある場所に閉じ込められ、聞きたくもない話を聞かされ続ける立場に置かれている人〕だった。そこで私は、ありとあらゆることについて彼にひたすら喋り続けた。ファージのこと、ムクドリモドキのこと、ニュートンのこと、子猫たちのこと……まるで、自分が話しかけることで彼をこの世界に、そして自分のそばにとどめておけるかのように。もしこの昏睡状態の中でも私の声が聞こえていたなら、トムはその話から逃げようと、自分の皮膚を破って外へと飛び出さんばかりだったかもしれない。異常な高揚感に包まれる中、私には外から眺めた自分の姿が見えた。そこにいたのは、絶望した女だった。だが、私には彼女を落ち着かせることはできなかった。

　その時、私は懐かしい姿がこちらに向かってくるのを見た。赤毛のショートヘアのその人物は、車輪付きのスーツケースを引っ張りながら廊下を歩いてくる。私がバンクーバーにいた頃からの友人、ミシェルは飛行機の客室乗務員で、一日に一本しかない直行便の最後の空席を何とか手に入れ、私を救うためにやってきてくれたのだった。一一号室を覗き込む彼女の顔を見た私は、自分がトムと同じくらい、彼女のことも求めていたのだと実感した。

「よっ、親友。」

　ミシェルはそう口を開いて、私の後ろにいるトムを見た。彼女がショックを受けたのが私にはわかった。

「手袋と防護服をつけずに入らないで！」と怒鳴った私は、自分の声のあまりの厳しさに愕然とした。彼女に挨拶さえしていないではないか。

「あらら」とミシェルは言い、両手で私を制した。黄色の防護服を頭からかぶり、青い手袋をぱっぱとはめる。「あんた、休養がいりそうね。長い休みが」。

私の目に、きっと何百万回目かになる涙が溢れた。「本当にごめん」と彼女に言う。自己嫌悪で頭を振ってしまう。私の周りにいる一人一人と同じように、彼女もまた、自分にできる最良のことをしてくれているというのに。私はミシェルに今日の計画について話し、私たちが直面した大幅な遅れについても伝えた。

ミシェルはトムにすっと近づいて、その手をとんとんと撫でた。「どうも、トムさん」と言った。「私、ミシェルですよ。もし私の声が聞こえたらですけど……」。

彼女は私の方に向き直った。「たぶん私、これがトムさんだとも気づかなかったと思う」と彼女は言った。「だって彼、彼……」。ミシェルはみなまで言わなかったが、私たちは二〇年来の付き合いで、お互いが子供を育てる姿を見て、笑い声も涙も分かち合ってきた仲だった。彼、死体みたいじゃない。ミシェルの表情はそう語っていた。彼女は私に背を向けた。

「あんた、最後に食べたのはいつ?」と彼女は尋ねた。考えなければわからなかった。「今朝、車で移動中にバナナを一本」。

私の背後に看護師長のマリリンがやってきた。病室の入口に立ち、ミシェルに自己紹介をする。「私に考えがあるの」。明るい声でマリリンは言った。「ミシェルさんとあなたで外に出て、自分たちのための時間を過ごしたらいかが? 今日の午後は、カーリーさんとフランシスさんが二人とも当番に入っているでしょう。ファージ療法が始まりそうになったら、私たちのうちの誰かがあなたに電話して、戻ってこられるようにするから」。

マリリンは期待を込めた目で私を見た。彼女の髪型と落ち着いた振る舞いは、私とミシェルに、故郷バンクーバーにいる友人、ヘザーのことを思い起こさせた。私はミシェルに目を向け、続いてトムを見て、そして、ゆっくりと頷いた。マリリンの言う通りだ。私はこの瞬間、何一つとして役に立つことをしていない。フランシスはすぐにでもここにやってきて午後の当番に入るだろう。カーリーもだ。トムは一人にはならない。

そして私は、もしこれからの数日間を乗り切るつもりがあるなら、そのために自分なりのマインドフルネスを奮い立たせなければならない。

　私はミシェルとマリリンに、トムと二人きりで過ごす時間を数分間だけくれるように頼んだ。彼にお別れのキスをできるように。これが最後になってしまうのかどうかわからないと思いながらのキスを、私はこれまで何回しただろうか？　あまりに多すぎて数えられなかった。

「私があなたのこと大好きだってわかるよね。いつもあなたと一緒だからね」。私は彼の頬を撫でながら、耳にささやいた。「私たちのファージなお友達が来るまでの間に、私はちょっと休憩してくるね。後でまた会いに来るから」。

　よし。

　あの子たちが口にしていたように、もしトムの魂が旅をしているというなら、帰り道を見つけられるように祈るのみだ。彼は未だにミイラのように動かなかった。点滴のチューブ、ドレーンの管、当て布、センサーが織り込まれた、入院着の経帷子に身を包んで。はっきりした「カー」〔生命力〕は見られない。トムは内なる敵と戦い、相手を打ち負かさなければならない。私はハーリドのことを考え、彼が何と根気強い講師であったかを思った。ルクソールでトムが医学的な危機に陥った時、私たちはその状況を切り抜けるのに、ガイドのハーリドに頼りきりだった。彼はその時、ピラミッド観光をはるかに超えた手引きをして、私たちの命を救ってくれた。彼が私たちに教えてくれた、太陽神ラーについての神話は何だっただろうか？　地下の世界に沈み、悪魔や敵対する神々と戦うというあの話は。混沌の神アペプがラーの一部を飲み込み、毎晩、太陽を沈ませ、夜明けになると吐き出して日の出を作る。今の時点では、今晩の日没が容易にトムの最後の日暮れになりかねなかった。彼は次の夜明けまで持ちこたえなければならないのだ。

21　真実の瞬間

二〇一六年三月一五日～一六日

夜七時頃にその電話がかかってきた時、私は椅子から滑り落ちそうになった。

その時、ミシェルと私は裏庭のテラスで二杯目のシャルドネを口にしていた。夕日が沈むのを見ながら、私たちは避けられない運命から何とか気をそらそうとしていた。夕暮れ時はトムの好きな時間だった。明るいわけでも、暗いわけでもない、トムが今留め置かれているどっちつかずの冥府のような時間だ。私は猫たちに餌をやり、仕事仲間の一人、アルヘンティーナが数日前に置いていってくれたタマル〔トウモロコシの生地を蒸したメキシコ料理〕を温め直した。あの子たちと私は料理当番を交代でしようとしていたが、付き添いの日々は私たちを疲弊させた。トムの調子が悪くなって、予定よりも長く病室に残ることになる時もあった。そこで、友達や教え子たちが料理をしようかと提案してくれた時には、私たちはありがたくその申し出を受けていた。研究室のポスドクの一人がスケジュールを調整してくれ、人々が病院か私たちの家に料理を鍋ごと置いていってくれるようになった。ネパールやインドのカレー、フィリピンの春巻、メキシコのタマル……様々な食べ物と太っ腹の親切に囲まれて、「ほっとする味」とはまさにこのことだと実感した。

この二杯目のワインを、私は自分とミシェルのグラスのどちらにも注いでいた。[67] アルコールだろうと何だろうと、この日の痛みを和らげてくれることはない。だが、少なくともカフェインをとるのは一旦やめておくべき時間だった。携帯電話が鳴り、私はこののどかな静寂を打ち破る吠え声で答えた。ミシェルがびくりとする。電話の主はカーリーだった。

「準備完了」と彼女は興奮した声で言った。「ついにファージの準備ができたの！」

彼女はここ数時間で明らかになったことを手短に教えてくれた。まず、トムはおしっこを出し続けており、腎臓透析はさらに明日の朝まで延期になるということだった。トムがそこまで生きながらえるかは誰にもわからない。

私の休憩中、今度はチップがそわそわして落ち着かなくなる番だったという。午後の時間が過ぎていく中、彼は調剤部に一時間おきに電話をかけた。チップはある時私に、患者さんには夕方に処置を受けてほしくない、なぜなら夕方はスタッフが少ないからだと話してくれたことがあった。その話を聞いていたせいで、私は朝になるまでファージ療法が始まらないのではないかと思い始めていた。だが、カーリーの話の調子からすると、チップは自分自身の考えを覆したようだった。のちに彼は、トムが朝までもたないのではないかとあまりに心配だったことを教えてくれた。まさに一分たりとも無駄にできる時間はなかったのだ。

「それで」とカーリーは言った。「こちらに着くまで私たちに待っていてほしい？」

時刻は夜七時頃。ラッシュアワーが長引く中、裏庭から見える州間道五号線は今なお、〔病院のある〕南の方へ延々と続く赤いテールライトの連なりを浮かべていた。ああ、もう。実現に向けてさんざん苦労してきたこの瞬間を逃すだなんて。自分がそこにいないことに打ちひしがれた私だったが、ファージ療法を遅らせることなどありえない。今は前に進む時だ。カーリーとフランシスは、私が状況を逐一追えるよう、実況のテキストメッセージを送ってくれるという。車の列が南に流れ始めたら、ウーバー〔配車サービス〕を呼んですぐ病院に行こう。

一日を終えてくたびれた空を、さっと一筋の線が横切った。ハヤブサが急降下し、お隣の庭のヤシの木に止まったのだった。裏庭の斜面に目を光らせ、ハトやジリス〔地面に穴を掘って暮らすリス〕を探している。トムがここにいたら、一日の中のこのお気に入りの時間に、ハヤブサのおなじみの姿があるのを喜んだことだろう。私はさらに厳しい現実に気づいて呆然としていた。それは同時に、奇妙な安心感も与えてくれる事実だった。どの獲物にも捕食者がいる。このハヤブサは、時速二〇〇マイル〔約三二二キロメートル〕もの速さで飛べる能力を持つ、完璧な捕食者だ。私たちは今、別の完璧な捕食者が仕事をしてくれるのを待っていた。

それから数時間の間、一一号室はＩＣＵの中で最も慌ただしい病室になった。といっても、今回ばかりは良い意味でだ。どこからともなく一〇人以上の医師たちが現れた。医学の全分野を網羅するかのような顔ぶれだった。感染症、肺、胃腸、腎臓、心臓、画像下治療。非番のＩＣＵスタッフ、回診中の研修医や専攻医の一団も、呼び出しがかかっていない時にはドアの外に集まっていた。承認プロセスを取りまとめたＦＤＡの責任者、カーラ・フィオーレ博士は、メリーランド州で息子のホッケーの試合を応援していた中、この患者の安否を確認するためにチップに電話をかけてくれた。誰もが、この出来事に立ち会う機会を逃すまいとした。歴史が作られようとしている。その結果がどんなものであろうと……そして、結果が現れるのが果たしていつになろうと。

フランシスとカーリーは自分たちの父親に寄り添い、交代でその手を握った。ホリスティックヒーラーのマーティンも先に到着して、二人をそれぞれ抱擁していた。彼は二人がイケイケのティーンエイジャーだった頃から彼女たちを知っていた。トロントにいるロバートも私にテキストメッセージをくれ、トムと霊的な交信をとるために「チューニングを整えて」いると知らせてくれた。世界のあちこちで、数え切れないほどの友人たち、仕事仲間たちが祈り、ろうそくを灯し、エネルギーを送り、フェイスブックをチェックして続報を待っていた。私はのちに、この頃、フェイスブックを見ないようにしていた人たちもいたと知った。トムが死んでしまうことは避けられないように思われる中、それを現実にしてしまう恐ろしい投稿を見たくなかったからだ。

七時過ぎ、ついに治験薬管理部長のソン博士と、彼の部下である研修生のミンがトムの病室の入口に現れた。上にバイオハザードのシールをでかでかと貼りつけた、大きな発泡スチロールの箱を持っている。謙虚な男性であるソン博士は、注目の的になることには慣れていなかった。室内にいた人々の何名かが静かな歓声を上げ、王室の結婚式で結婚指輪を運ぶ子供を迎えるかのような熱狂でソン博士を迎えると、彼は顔を赤らめた。彼はチップの元に歩み寄り、軽く儀式ばったお辞儀をすると、箱を手渡した。

チップはその中身を吟味し、ファージの入った真空密閉パックの外側にそれぞれ正しくラベルがつけられているかを調べた。パックは注意深く摂氏四度に保たれていた。光からファージを保護するため、そのプラスチック素材は焦茶色をしている。ファージは紫外線に弱いからだ。ランディが注射器を一つずつ数える。トムのドレーンのうち、アシネトバクターが検出された三本それぞれにつなぐものと、緩衝液用にも三本だ。

「マーティンに、ファージたちへ恵みを授けてもらわなくちゃ！」と、突然フランシスが声を上げた。カーリーも頷いた。マーティンが前に踏み出し、蓋の開いた箱に近づいて、手袋をはめたその巨大な両手をファージ製剤の茶色のパックにかざした。彼の姿には存在感があった。彼はトムとほぼ同じだけの背丈があるのだ。マーティンは目を閉じ、何やら理解できない祈りの言葉をつぶやいた。医師たちのうち数人は、頭を垂れてぎこちない「アーメン」を唱え、他の人々はぽかんとそれを見つめたり、目をそらしたりした。室内が興奮で満ちているのが感じられる。いまや皆がファージに注目していた。まるで、トムの回復に向けられたエネルギー分子の一つ一つが束ねられ、一本のレーザー光線になったかのようだった。

ランディが緩衝液とファージの注射器を画像下治療医のパイセル医師に渡す。トムのすべてのドレーンと栄養チューブを挿入したのが、このパイセル医師だった。彼は文字通り、トムのことを内も外も〔裏も表も〕知り尽くしていたわけだ。カーリーがスマートフォンをさっと取り出し、ベッドの脇に立つチップとランディ

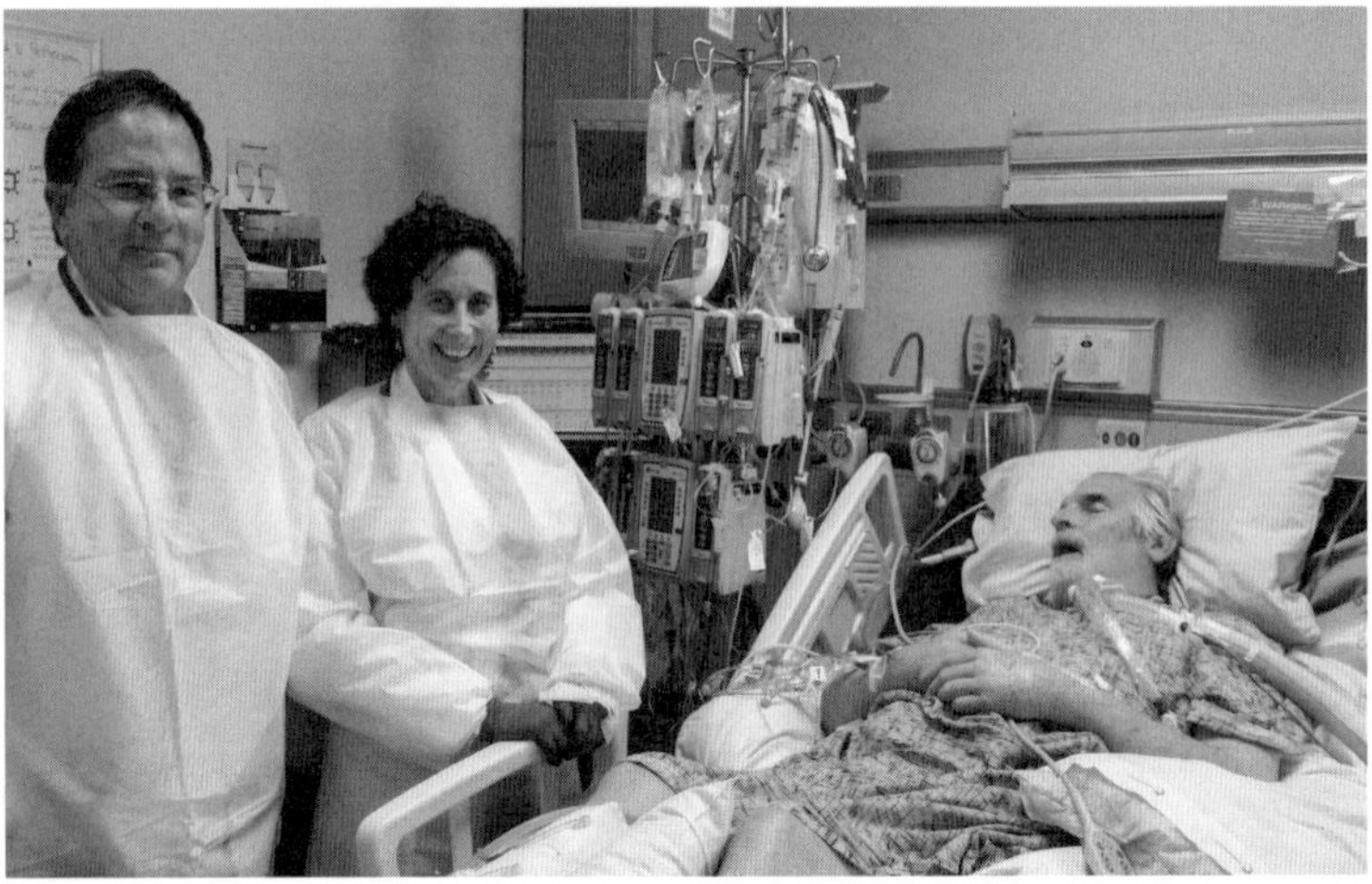

トムへの初めてのファージ投与の準備を行うロバート・「チップ」・スクーリー医師（左）とランディ・タプリッツ医師（中央）。カリフォルニア州ラホヤ市のソーントン病院ICUにて（2016年3月15日、カーリー・パターソン・デメント提供）

の写真を撮ったのはまさにこの時だ。二人は不安の中で笑顔を浮かべてカメラに向かっている。続いて、カーリーはサバイバー〔八〇年代に活躍した米ロックバンド〕の「ザ・モーメント・オブ・トゥルース〔真実の瞬間〕」[68]を部屋いっぱいに響き渡らせた。今はカーリーとフランシスにとって、これまでに経験したであろうどのひと時よりもはるかに恐ろしい瞬間だ。それにも関わらず、二人が父親の一風変わったユーモアのセンスをもって、その時を進んで受け入れたことに私は驚かされた。トムなら大笑いしただろう。だが、彼の魂はどこか空中の奥深くを漂っていた。室内の誰もが息を呑んで見守る中、パイセル医師が緩衝液を、そしてファージを、三つのドレーンそれぞれに注入していった。沈黙を中断するのは、トムのモニター群が発するピッ、ピッ、シューッという静かな音と、人工呼吸器の管の忌々しい水滴の音だけだ。だがついに、フランシスが誰もが気になっていた疑問を口にした。

「これからどうするんですか？」

「待つのです」とチップは答えた。「待つ。そして願う。これからやってくる二四時間が、我々がこれまで過ごしてきた中で最も手持ち無沙汰な（boring）二四時間になることを願うのです」。

その通りになるかどうかは、ひとえに、これからの二四時間がファージとアシネトバクターにとってどれだけ身をえぐる（boring）ものになるかにかかっていた。彼らは、その生存を懸けた闘いの中で、がっぷり四つに組む姿勢を整える。その闘いはトムに対してのものではなく、彼らどうしの間でのものだ。科学文献とハイテクの電子顕微鏡写真は、両者の出会いがまさに「えぐり合い」としか言いようのないものになることを示唆していた。

*

偶然出くわす相手の素性を探り、対戦する宿主細菌を見つけるファージは、獲物を求めて辺りをうろつくことをあまりしない。そのため、もし獲物の密度が比較的低ければ、相手を見つけるまでにしばらく時間がかかる。トムの場合、その重い感染症はファージにとってのスモーガスボード〔スウェーデンのビュッフェ料理〕になっていた。アシネトバクターが山盛りの食べ放題だ。特に、ドレーンが何本か設置されていた、仮性嚢胞とその付近の膿だらけの膿瘍にアシネトバクターが集中していた。そのため、第一弾のファージは直撃を狙ってここに注入することになった。しかし、微生物分析室ではトムの肺、そして時々は血中からもこの細菌が培養されていた。

普通、ファージが攻撃を仕掛ける場合には、標的となる細菌の居場所を突き止めた途端に襲いかかって殺戮を始める。ある最近の研究では、ファージたちが攻撃の際に協力し合うこともわかった。最初のファージが細菌の守りを崩す捨て身の任務に当たり、残りのファージたちが確実に攻め込めるようにするのだ。だが、ファージの標的となる宿主細菌の数が攻撃によって減ってくると、今度は、アシネトバクター・バウマニの様々な変異体のうち、投与されたファージ群からの攻撃に強いものが増殖する。この細菌たちが生き残ったのはもちろん、投与中のファージカクテルに対する耐性を持っていたためだ。そのため、感染が再び激しく広がる危険性が出てくる。アシネトバクター・バウマニのような細菌が最も簡単に耐性を獲得する方法は、ファージに狙われる受容体の遺伝子を削ってしまうことだ。受容体が改変されれば、ファージはもはや宿主に取り付くことができないからだ。

トムに感染したアシネトバクター・バウマニは、この惑星で特に抜け目のないスーパーバグの一つだった。トムから単離した株がそうだったように、幾多の抗生物質耐性遺伝子を獲得している点だけでなく、全般的な頑強性から見てもトップクラスだった。極端な高温、低温、その他の環境の厳しさをものともしない。アシネトバクター・バウマニはそうした状況を生き延びるよう進化してきたのだ。では、消毒用の化学物質など、医療器具や病院内設備の清掃に使われる殺菌処理はどうだろうか？　ところが、そうした手立ての中には、アシネトバクター・バウマニのバイオフィルムに効かないものがある。しかもこの細菌は、つるつるした面にもしがみつくことができる、「小さな指」と呼ばれる構造を進化させてきた。また、トムのアシネトバクターは、彼の細菌叢にいた競合相手の細菌たちをすっかり叩きのめしてしまった。私が数十年前の学生時代に初めて出会った、あのおとなしいアシネトバクター・バウマニとは違う。こいつはもはや、ちっぽけな弱虫ではないのだ。

ただ、それに対抗するファージたちの側は、必ずしも高い能力を揃えていなければならないわけではなかった。ドラフトの一巡目で指名され、感染箇所に直接注入された今回のファージたちは、無防備なアシネトバクター・バウマニに不意打ちをお見舞いすることができる。もしかすると、この一撃で感染の悪化を少し遅らせることができるかもしれない。そこに何度もファージの援軍を送り込むことで相手の力を弱め、トムの免疫系に戦機をもたらすだけの時間稼ぎができればいい。

私たちの目には不可視であるが、願わくは不屈の存在であってほしいこのファージたちは、すでにアシネトバクター・バウマニとの激しい戦闘に入っていた。数分、あるいは数時間単位で状況が変わるこの交戦圏では、この先、現場からの戦況報告、すなわち、前線から私たちが得ることのできるわずかな情報が、血液検査や「排出物」（トムのドレーンから出るどろどろした液）の分析結果、分析室の培養株、トムのバイタルを追い続けている病室いっぱいのモニター群のデジタル表示などによって届けられることになる。ここへきてふと、そうした通信形式がひどく原始的なものに感じられた。チップを筆頭に、私たちの作戦司令室にいる将官たちは、解読した時にはすでに数時間前の話になっている情報をさばきながら、敵の一歩先を進み続ける方法をひねり出さなければならなかった。

ファージが到着して投与が始まった今、つい、潮目は変わりつつある、トムは持ちこたえられるかもしれないとの想像に浸りたくなる。しかし、私が目を閉じ、ロバートが勧めてくれた視覚的なイメージを思い浮かべる練習をしようとすると、幾重ものファージの波がアシネトバクター・バウマニを打ち砕く図ではなく、命を奪う巨大な波が私の大事なサーファーを押しつぶす図が焼き付いて離れないのだった。

＊

トムは、テキサスからのファージカクテルを二時間おきに一回、また一回と夜を徹して投与された。拒絶反応の兆候はなかった。私は家に残っていたものの、ＩＣＵのナースステーションに電話をかけて、夜勤の看護師など、トムの様子を見守っている人々と話し合っており、もはや病院に戻っているのと変わりはなかった。そしてとうとう、私は日の出よりもはるか前に病院へ向かい、トムの側に戻った。

プロトコルに従い、トムのドレーンからは二四時間から四八時間の間隔で検体が採取され、テキサスのファージ技術センターと海軍の研究室に送られることになっていた。毎回、アシネトバクター・バウマニをまずは院内の微生物分析室で単離、培養してから、海軍とテキサスの研究室に回す必要があった。それぞれの研究室では、次々と送られてくるアシネトバクター・バウマニの単離株に対し、投与中のファージ株がまだ活性を示しているかを確認する。

私はトムをまじまじと見つめ、ファージが効いていることを示すしるしが何か少しでもないか探していた。だが、彼の外見には何の変化も見られなかった。検査結果は前日と同じように見えた。例外は、感染症と戦う血中の戦士、白血球の数が増えたことと、ヘモグロビン値が下がったことだけだ。そこで、彼はまた輸血を受けた。チップ曰く、これは予想通りだという。トムの免疫系がファージという侵入者を感知したのだ。私たちは、免疫系からファージに向けられる攻撃が、友軍による軽微な誤射にとどまってほしいと願うばかりだった。

トムのバイタルサインは比較的落ち着いたままだった。ただ、この時点での「比較的」というのは、「良い」状態からは程遠かった。彼は昏睡状態のままだった。あらゆる生命維持措置がなければ、トムは呼吸を続け、自らをこちら側の世界に留めておくことができなかった。

腎臓科医である私の仕事仲間、ジョー・イックス医師が、トムの経過を見るために立ち寄った。トムの毎時間の尿量はいくらか増えて、一時間あたり六〇ミリリットルにまでなっていた。

「君の相方は競走馬みたいにおしっこを出しているね」。そう言ってジョーはにっこりした。腎臓科医からの高い称賛の言葉だ。

「そうそう。それにたぶん、これまでの間に、競走馬一頭分よりもお金がかかったかも」と、私は疲れた笑顔で答えた。これまでのところは順調だ。トムがあと一日は透析をせずに済むと判断したジョーは、明日また改めて診察に来ることになった。

海軍のファージは夕方までに到着する予定になっており、調剤部が静脈内投与のために調製を行う準備を整えていた。チップが警告していたように、静注での投与は敗血症性ショックの可能性があるためはるかに危険だった。それがどれだけ急激に起こりうるものなのかは私もわかっていた。二か月前、仮性嚢胞のドレーンが外れた時に、トムが急速にショック状態に陥った様子をこの目で見ていたからだ。

私たちは今、さらに見通しのきかない領域に踏み込もうとしていた。これから数日の間、トムの命は崖っぷちの状態に置かれるだろう。私たちは皆、遠からぬうちに次のどちらかのことが起こるとわかっていた。

トムが回復する。もしくは、トムが死ぬ。

22　大胆な推量

二〇一六年三月一七日〜一八日

　ファージをトムの血中に注入するという、一か八かの瞬間は、一連の大騒ぎに反して奇妙なほどあっけなかった。私はトムが目を開けたり、上体をしゃっきりと起こしたりするようなことを半ば期待していたのだが、そのようなことは一切なかった。もちろん、そんなことを期待するのは現実的ではない。そんな展開が起きるのはテレビの中だけだ。テキサスのファージカクテルが火曜日の夜に腹部カテーテルに注入されるまで、トムはもう二か月近くも昏睡状態との行き来を続けていた。それから四八時間が経った今、前回よりもずいぶんと控えめなファンファーレとともに、海軍から送られてきた静注用ファージの最初の一回分をランディ・タプリッツ医師が投与した。ランディも私も息を呑み、ファージの希釈液がトムの痩せ衰えた腕に埋め込まれた静脈ラインを通って流れ込むのを見守った。

　私たちは二人とも、これが今までで一番危険な瞬間であることを知っていた。そして私は、誰も見ていない時にフランシスから合図を受け、自分でもばかげていると思いながらもファージたちに念を送った。といっても、点滴袋に手を当てて短い祈りの言葉を口にしただけのことだ。害にはならないだろう。祈っている間、私は細菌に占領された膿瘍へとファージが泳いでいき、包囲されたトムの免疫系が投げつけてくるかもしれないものを次々とかわし、かつてカールの研究でファージを血流から濾し取ることが示された、肝臓と脾臓の濾過システムを巧みに逃れる様子を思い浮かべた。「カクテル」はあれど、そんじょそこらのハッピーアワーとは違う。トムだったらこんな冗談を言っただろう。「私のはステアじゃなく、シェイクにしてくれ！」〔映画「007」シリーズの台詞から〕。私の心の目には、想像上のグラスを掲げて乾杯する自分の姿が映っていた。……ハニー。あなたの健康に乾杯。どうか、どうか、長寿と繁栄を〔テレビドラマ「スタートレック」シリーズの台詞から〕。

投与の手順そのものは驚くほど簡単だった。あまりに単純すぎるので、ランディが調剤部に確認の電話をしたほどだ。彼女は医療チームの他の人々のために、その指示書きを壁にテープで貼りつけた。彼女が静脈ラインにつないだ注射器のプランジャーを押すのを見ながら、私は極小の「生きた注射器」であるファージたちがなだれ込み、その中身をアシネトバクターに注入するさまを思った。トムなら笑ったことだろう。彼は以前にも実験用の注射器を向けられたことがあるのだ。ジョナス・ソーク[69]がポリオワクチンの研究を実施していた当時、まだほんの子供だったトムはサンディエゴに暮らしており、実験段階のワクチンを接種された学童の一人となった。小学校三年生の時、学校の講堂に並んで注射の順番を待っていた話をトムは聞かせてくれた。注射器は巨大で（少なくとも、八歳児の目にはそう見えた）、ピンクの液体をなみなみと満たしていたという。これはソークたちがポリオワクチンを完成させる前の出来事で、研究ではワクチンが確かに効くと実証できたものの、一部の子供たちには好ましくない副作用が出た。トムはまずまず元気に副作用を乗り越え、ワクチンはポリオという病気を、それ以降の世代にとっての脅威としては地球上からほぼ一掃したのだった。

トムはまさに今注射器の針先を向けられ、実験的な治療法に対峙している。そこから得られるものが何であれ、とにかくトムには生き延びてその物語を語ってほしかった。その話が語られるまでには時間がかかるだろう。そして、ファージ療法が効かなければ、あるいは十分に速く効かなければ、語り手はトムではなくなるかもしれない。

ファージたちは環境中にも、私たちの体内（生まれてから死後までずっと）にも、ありとあらゆるところにいる。そして、多様な微生物叢になくてはならない存在だ。それにも関わらず、ファージたちが私たちの体内でどんな役割を果たしているのかは驚くほどわかっていない。ファージはいい奴だ、私たちの内臓を見張る捕食者たちで、アシネトバクターのような悪者の細菌を狙い撃ちするのが日常茶飯事なのだ……そう考えるのは安易だ。それは私たちが目の前のファージたちに割り当てた任務に過ぎない。ファージカクテルを作るための選抜過程がこんなにも入念で大変なものだったのは、それ以外のとてつもない種類のファージたち（私たちは毎日三〇〇億ものファージを体内に取り込んでいると推定されている）の大部分が、アシネトバクターにまるで興味を示さなかったからに他ならない。少なくとも、トムに感染していた特定の株には。

トムを支えるチームにできたのは、有望な特徴を持つファージを組み合わせてカクテルを作ることだけだ。この戦いの最前線にいる誰一人として、選んだファージが生体内《イン・ヴィヴォ》でどう振る舞うのかを知らなかった。あるいは、そもそもこのファージたちが敵に出会うまで生き延びられるのかどうかも。

細菌たちは、より高次の生物たちのような脳は持っていない。しかし、トムのアシネトバクターがこちらの一手一手に対して策略を巡らしているような感覚ははっきりとあった。もしトムがここにいたら（私が言いたいのは、本当にここにいると言える状態だったら、ということだ）、私の擬人化論を嘲笑うだろう。結局のところ、細菌は生存のために必要なことをしているだけなのだ。私たちは細菌を食物連鎖の最低位に位置づけてきたが、その見方がいかに近視眼的だったか、あちらは見せつけているのだ。

今日の技術進歩にも関わらず、ペトリ皿の上に浮かぶ成功のしるしはフェリックス・デレーユの時代から変わっていない。ファージが周辺の細菌を殺しているという証拠、スイスチーズのようなそのプラークを見たい。周りにある透明の領域は後光のように見える。私たちは皆、聖なる輝きを求めて祈っていた。

*

この先に待ち受けている課題は二つの要素に分かれる。まず、トムから単離した細菌株に起こる変化を追跡し、アシネトバクター・バウマニが耐性変異を獲得した兆候を調べること。そして、もし必要なら、ファージによる細菌への選択圧[70]を維持できるよう、戦略的な形でファージカクテルの構成をいじることだ。これは骨の折れる実験になるし、時間もかかる。二つの研究室のスタッフは今も二四時間体制で動いており、普段なら仕事と時間外労働の間に線引きをするところを、あえてそうせずに働き続けていた。

ソーントン集中治療室の人々がファージ療法のプロトコルに慣れてくると、トムのファージカクテルの点滴は看護師たちが担当するようになった。今では一日二回に減った投与スケジュールに従い、ファージ調製液をトムの腹部ドレーンと静注ラインに注入する。ファージとその獲物の間の戦いを直接見届けるすべがない以上、私たちにできることはトムの様子と、定期的に届けられる分析報告書に目を光らせ、何かしら変化の兆しがないかを探すことだけだった。良い方への変化なのか、悪い方への変化なのか。これまでのところ、経過は順調だ。まあ、少なくとも悪いことは起きていない。

ランディはこんなメモを綴っていた。「点滴への即時性副作用、未だなし」。急ぎ、そして待つことの繰り返しが日課になっていた。この一日だけではなく、ずっとだ。トムがこのばい菌と戦い続けてちょうど一〇〇日を超えたところだった。その日数はこれからも増えていく。

23　溶菌

二〇一六年三月一八日

　トムは病床のモニター群が周期的に発する静かな電子音と光に囲まれ、無言でじっと横たわっていた。この世に留まっている一人の人間が、これ以上じっと押し黙り、痩せ衰えることはできないというほどに。やつれて青白いその体は、廃墟と化した戦場、滅亡後の世界のように見えた。しかし実際には、戦闘は始まったばかりだった。腹部のドレーンから注入されているテキサスのファージカクテルは投与開始からまだ四日間、続いて始まった海軍の静注用ファージは二四時間しか経っていない。私たちは今、ファージたちの様子を垣間見せてくれるであろう、最初の分析報告書を待ち望んでいた。

　チップはこの戦いのことを「ダーウィン式のダンス」と呼んでいたが、大地を焦がす陸戦、決死の戦闘を表現するにはいささか叙情的な言い方だ。すべてが微生物の宇宙で行われる戦い。「はるか彼方の銀河系で……」〔「スター・ウォーズ」の冒頭で映し出される言葉〕と言いたいところだが、そうではない。戦闘はまさにここで、トムの体を徹底的に破壊しながら展開されているのだ。トムその人が戦場だった。アシネトバクターとファージたちがこのハルマゲドン〔世界の終末に起こるとされる善悪の決戦〕、すなわち、ステルス戦略と先進的な遺伝子兵器による近距離戦を繰り広げる現場である。微生物である彼らの視点から見れば、この戦いはそもそもトムを巡るものでさえない。これはウイルスと細菌の間の一対一の戦闘であり、両者はそれぞれ、ただ自分自身の生存にのみ焦点を当てているのだ。

*

あの子たちがこちらに戻ってきて以来、私は朝から昼食時までをトムと過ごし、午後はあの子たちが順番の交代シフトで付き添いをしてきた。カーリーの夫、ダニーが一緒の時もある。私たちは皆それぞれの日課があったが、夜になると我が家で再び一堂に会し、ワインを飲みながら話をした。あまりにも疲れて、ゾンビのようにテレビを見つめる以上のことはできない夜も多かった。見るのはたいてい、果てしなく続く『フォレンジック・ファイルズ』だった。しかし今夜は、そのテレビでさえも逃げ道を用意してはくれなかった。自分たち自身の『トワイライト・ゾーン』[71]に閉じ込められてしまったような感覚だった。この新規のファージ療法による治療が効く、という破れかぶれの希望は、治療が失敗するという恐怖とせいぜい張り合うだけのものでしかなかった。

時間と現実から離れてしまったような感覚が容易に生まれる。時々、誰かの一言が私たちを落ち込ませ、不安にさせる。私たちが治療に対して示した懸念の多くは、トムの状況を外から見ている誰にとっても、哀れなほど浅はかなものと映ったはずだ。数週間前、私たちは鎮痛用のオピエート〔ケシ類からとれる麻薬性の化合物類〕の長期使用について懸念を示していた。トムに麻薬中毒になってほしくなかったからだ。このことを担当看護師のメーガンとの話の中で口に出すと、いつも歯に衣着せぬ物言いをする彼女は、頭を振ってこう言ったのだった。

「それは、今この時点では一番優先度の低い問題ですよ」。

それから、この日の午後に私がランディと交わした会話もそうだ。聞く前から答えはわかっているような予感がしたが、ともかく私は質問をしてみた。トムにとって大事なことだったのだ。

「もしトムが亡くなったら、どれか一つでも臓器提供に使える器官はありますか？」

ランディは、一体この人は何を言っているのか、という目つきを向けてよこした。

「いいえ」。彼女は言う。「こういう感染症があってはね。危険すぎます」。

「角膜も？」

「角膜もだめです」と彼女は答えた。

いけ好かないばい菌め。万事がアシネトバクター・バウマニの思うままだった。たとえもしトムが死んでも、あの細菌は彼の最後の望み、臓器提供を通じて何らかの形で自分の死を役立てたいという願いまで奪おうというのだ。ほんの数か月前のトムがどれほど剛健な男だったか、私は思い浮かべる。いまや、トムに属するものすべてが、一つ残らず死にかけている。そして、それらは廃棄されるのだ。

その前の晩、私たちは黄昏時にファイヤーピット〔焚き火やバーベキューのための囲いがついた台〕に小さな火を灯していた。この先、トムの声を聞く機会がないかもしれないことをカーリーとフランシスがまた悔やんだため、私は自分の携帯電話を取り出した。

「留守電をいくつか保存してあったの」と私は打ち明けた。するとあの子たちは揃って、自分たちもそうなのだと言い出した。そこで、私たちは皆で腰を下ろし、一つずつ、自分たちの携帯電話に残った音声メッセージを再生した。

カーリーはあるメッセージを大事にとっていた。それは、父であるトムがしょっちゅう残していたような、奇妙な抑揚をつけてばかばかしいことを話すふざけたメッセージとは違ったものだった。私たちが旅行から戻ってきたことを知らせ、時間のある時に電話をくれるようにと彼女に伝える、ごく普通のメッセージだった。カーリーはこれが「普通のパパ」のメッセージだというところが気に入っていた。私たちはみんな、その声をもう一度聞きたくてたまらなかった。

メッセージに耳を傾けながら、私はたった数か月前のトムの声がいかに元気いっぱいだったかに衝撃を受けた。今では、眉が動く、手を握り締めるといった反応があれば幸運な方だ。トムがごく、ごく、ごく普通のことを口にするのを聞けるなら、私はいますぐ何でも差し出したことだろう。あるいは、今この瞬間、彼の声をまたいつか聞けると信じることができるだけでも。

私はチップに、ファージ療法はうまくいくような気がすると伝えていた。その時は本気でそう思っていたのだ。しかし、暗闇が一日の終わりを告げると、まるで、沈みゆく太陽が私の魂、そしてトムの魂を地下世界へと引きずりこんでしまったかのように感じられた。そこに待ち構えているのは悪魔たちだ。苦痛。焦燥。悲嘆。自責。この医療的介入は私の発案、すなわち私の犯した過ちなのだという認識は、もはや抱えきれないほどの重さになっていた。そして、この先に待ち受けているものへの恐れ。数年前に、元夫のスティーヴが亡くなり、その死に葛藤していた私は、ロバートからある話を聞かされていた。私は、これから直面するあらゆる問題に対処する上で必要な大困難はすべて経験し、必要な技術もすべて身につけているのだという。ロバートはそのことを、スピリチュアルな言い回しでこう私に伝えたのだった。「自分が向き合う新たな困難は、どれもこれまでに乗り越えてきたものの焼き直しに過ぎない。そうとらえることができれば、君はうまくいくだろう。……その過程の中で、君はいっそう悟った存在になれるだろう」と彼は言った。今この瞬間、私は悟りとは程遠い状態にあった。暗闇の中、私は泣き崩れ、この計画に勝算があるなどと少しでも考えた己の愚かさを噛み締めていた。

＊

二四時間後の私は、むしろ勝算を少しでも疑ったことを愚かに感じていた。

カーリーは午後一時にいつもの付き添い当番に出かけていったが、普段より長い間、出かけたままだった。私はボニータと一緒にソファーでうたた寝をしており、フランシスは自分の寝室で瞑想に入っていた。そこに、興奮に沸き立ったカーリーが玄関から飛び込んできた。私は思わず二度見してしまった。誰かがこんなに興奮しているのを見るのは本当に久しぶりだった。トムが、ついに……昏睡状態から目覚めたのだった！　彼はふらふらしており、まだ挿管中なので話すことはできなかったという。だが、頭を枕から起こし、カーリーの手にキスをして、その隣にいるダニーに頷き、そして、息を吐き、うとうとと眠りに落ちた。「ただの眠りだからね」とカーリーは強調した。昏睡状態ではない。わずか数分間ではあったが、トムは目覚めた。戻ってきたのだ。

どこの病院であれ、ＩＣＵで過ごす時間には、あらゆる劇的な展開（医学的なものであれ、それ以外のものであれ）を平坦に均してしまう側面がある。それはおそらく、機器類が発する低い唸りのように、万事をささいなざわめきの範囲に収めておくためなのだろう。ＩＣＵのあの音、温度、会話の語調……すべてがぎりぎりの時まで穏やかに保たれ、いざという瞬間が来ても、スタッフが熟練の手つきでそれをさばき、これ以上ないほど混乱した場面を、どういうわけか収拾がついたように見せることができてしまう。同じことは、もっと嬉しい場面にも当てはまる。……例えば、二か月も昏睡状態にあった患者が目覚めるとか。ＩＣＵの患者が回復を見せる日は気持ちが良い。今日は看護師、担当医、その他のスタッフが静かなハイタッチ、ガッツポーズ、抱擁を交わし、それぞれの安堵と喜びを伝え合った。その間も、トムはおなじみの平穏に包まれた安らぎ、静かなＩＣＵの繭の中ですぐに再びの眠りに落ちることができ、そのことを知っただけの私たちも、その晩、普段よりも心安く眠ることができた。猫たちは互いに寄り添い、私は長い間夢見ていたのよりもさらに甘い夢に身を委ねた。

トムの回想――⑦

死の中にさえも序列[72]がある。アオバエたちはそれを知っている。私と同じように。動物と人間の遺体を食べる死肉食性の昆虫の中でも、真っ先にやって来るのがアオバエだ。卵をたわわに抱えたメスのアオバエは、死の気配に選択的に誘引される。死の直後に産生されるジメチルトリスルフィド〔三硫化ジメチルとも〕などの微量の気体が凝集したものだ。卵から孵化するアオバエの幼虫たちは、ニクバエが舞い降りてくる前に食事の奪い合いを始めるようになる。アリやイエバエはたいてい、その直後の第三波で姿を現す。ウェディングケーキの代わりに花婿が貪り食われる祝宴で、出迎えを受けながら死者に敬意を払う。そこに埋葬虫（シデムシ）たちが付き添うこともある。アオバエの幼虫をおやつにする小さなダニたちを抱えて。アオバエの幼虫は埋葬虫にとって有毒なアンモニアを作り出すため、それをダニが牽制するのだ。典型的な共生の一例、虫心あればダニ心だ。

アオバエたちは、すでに腐敗を始めている死体から体液を啜るのが好きだ。そんなわけで、奴らは私の上空で群れをなし、待ち構えている。羽ばたく翅が、耳をつんざくような交響曲を奏でる。腐敗の音。そわそわと待ちきれない奴らが数匹、順繰りに私の粘膜を吸う。目、鼻、口、肛門。砂漠であまりにも長い時間を過ごした末、衣服はぼろぼろになり、私を守ってくれることはない。私は歩き続ける。ゆくゆくは、奴らがもっと都合のいい犠牲者を求めて、揃って私の元を離れてくれるように。

私は、ハエのことなら多少知っている。一度、別の種のハエにたかられたことがある。一九七二年、大学院の仲間数人と、コロンビアのジャングルで三か月を過ごした後のことだ。私たちが家に持ち帰った土産は絵葉書だけではなかった。一人一人が異国の寄生虫に取り囲まれていた。私は太ももの内側を数か所、蚊に刺されたが、それがわずかな炎症を起こし始めた。数週間後、それぞれがゴルフボール大に化膿し、続いて野球ボール大になった。私は医者に訴え続けた。何だかわからないが、何かが自分を食らっている、と。食われているのが実際にわかった。特に夜はそうだった。その何かが神経に触れて、加虐趣味の傀儡師に操られている操り人形のように、脚が跳ね上がるのだ。そんな時は、膨れ上がる自分の太ももをぴしゃりと叩く。すると、そいつはほんの少しの間、動きを止めておとなしくなる。医者は最初、私がおかしくなっているのだと考えたのだが、私が診察台の上にいる時、二重の棘を三列に生やした、長さ一インチ〔約二・五センチメートル〕の蛹が突然姿を現したのを見るや、呆然とした。こうして、私がヒツジバエの仲間、デルマトビア・ホミニス（*Dermatobia hominis*）〔ヒトヒフバエ〕の群れに苦しめられていたことが判明した。このハエは巧みに蚊を捕まえ、その下腹部に卵を産みつける。蚊が宿主を刺すと、孵化したばかりのヒトヒフバエの幼虫が刺し傷に潜り込み、宿主の肉を食べて育ち、蛹になる。美味なり。

　自然の掟は単純明快だ。食うか食われるか。死すれば朽ちる。私は自覚ある判断を下した。私は、生きたい。

　私は群れ飛ぶハエたちの後を追った。救いへ、あるいは新たな死骸の元へ、どこにでも連れていくがいい。だが、かつて命が栄えた場というのは、少なくとも希望の残骸が残された場所だ。永遠の歩みの中、私はつま先で踏みしめる砂漠の砂が海綿のようになってきたのを感じる。空気が湿ってくる。私の鼻腔が膨らむ。生唾を飲み込む。粘膜がそれを貪るように一滴残さず吸い上げる。前方にあるのは沼だ。木々にぶら下がる水苔が、金属の人工骨と一緒に引っかかっている。私は前にもここに来たことがある。だが、いつだ？　光は前より鈍くなり、過酷な暑さも和らいでいる。沼地の上には、燐光を発する球体が現れ、私を誘う。鬼火か？　その色はすみれ色、緑、青で、オレンジのまだらがある。音楽が聞こえ、その色が見える。共感覚だ。もう何十年も経験していない。もっと近くに寄れ。球体はそう言っているようだ。私はじりじりと近づき、ハエたちの低い唸りはブンブンと騒がしくなる。

声だ。ハエではない。人間だ。

私の目が瞬き、そして開く。いきなり、五感に刺激がぶつかってくる。眩しい光、赤いプラスチックのバイオハザード容器、黄色のガウンと青の手袋、消毒液、心電図モニターの絶え間ない電子音、人工呼吸器の管の水滴音、点滴スタンドのきらめき、天井の蛍光灯のブーンという音とちらつき、肌の上でシーツが立てる軋み、ICUの病室の古臭い茶色のカーテン。一一号室。私は背筋をぐっと伸ばす。手の指の感覚はあるが、足は奇妙なほど麻痺している。

笑い声が聞こえ、続いて、甲高い喜びの声が響く。その出どころであるすらりとした姿は、すぐさまカーリーだとわかる。彼女は私の元に駆け寄り、私はその匂いを深く吸い込む。瞬時に、この子の生まれた日のことが脳裏に浮かぶ。

私は自分の頭を、枕であろうものから起こす。そして、手を伸ばして彼女の手に触れる。自分の口元に引き寄せ、口づけをする。

やっと、生きている実感が持てる。

24 後知恵

二〇一六年三月二〇日〜二一日

　私の母はよく、「あなたを汚い言葉を吐く子に育てたつもりはない」と言っていた。だが、三月二一日の早朝、一一号室のベッドの足元に立った私の口から最初に転がり出たのは、この一言だった。

「くそっ、何なの?!」

　前の晩、カーリーはトムが目を覚まし、彼女と夫のダニーに気づいたことに歓喜していた。どれだけかすかな目覚めであろうとも。私たちはここ数か月で初めて、喜びいっぱいの興奮に包まれて眠りについた。そして今朝、私はトムの様子を確認するため、いつも通り五時にＩＣＵへの電話をかけた。主任看護師のマリーは、この一晩は大したことがなかったという。いい意味でだ。悪夢はほとんど過ぎ去ったと思い込んだ私は、駐車場から文字通りスキップしながらＩＣＵへと向かった。ついに目覚めた状態のトムに会えるのだと期待しながら。

　私が目にした光景は、予期していなかったものだった。トムは意識がなく、その血の気のない顔は、体にかけられた真っ白なシーツと同じ色をしていた。皮膚はべとつき、熱っぽかった。心拍数は一三五。かなりの頻脈だった。そして、血圧はみるみるうちに低下していく。私は素早くガウンを羽織り、トムの元に駆け寄った。

「トム！　ハニー！　聞こえる？　私だよ、ステファよ……私の声が聞こえたら、手を握るか、目を開くかできる？」

反応なし。私の耳に聞こえたのは、突然鳴り出した心電図モニターの警報音だった。心拍数と血圧の数値が点滅している。隣の病室にいた日勤担当の看護師、レイが、すぐに何事かとやってきた。

「いったい全体、どういうこと？」と、私は言葉を浴びせた。まだ七時半にもなっていない。レイの今朝のシフトは始まったばかりだった。ショックを受けていたのは彼もまさに同じだ。彼は短く刈った頭に手をやる。黒褐色の肌からわずかに伸びた髪に、ほんの少しだけ混じり始めた白いものが、おしゃれなグレイヘアの容貌を生んでいる。今日の展開を目にしたことで、レイの白髪はさらに何本か増えようとしていた。毛ほどの落ち着きもない私の苛立ちは役に立たない。しかし、レイの観察眼はレーザー光線のように鋭く、いつも通り、トムにぴたりと焦点を当てていた。急いでガウンと手袋を身にまとうと、トムの昇圧剤の設定を変え、コンピューター画面に映した今朝の検査値を、肩越しに私も見られるようにしてくれた。

私は叫び声をあげた。「白血球が六万九〇〇〇！　打ち間違い？　それとも分析室の手違い？」。成人の白血球数は通常、一マイクロリットルあたり四五〇〇個から一万一〇〇〇個だという知識が、この時までに私の頭に入っていた。トムの白血球数はファージ療法が始まった翌日に微増したが、それはあくまで予想通りだった。今日の値の増加は天文学的だった。レイは画面に並ぶ数値を上から下へと素早くスクロールした。その表情がすべてを物語っていた。

「くそっ、なんてこった」。彼はそうつぶやき、頭を振った。「白血球数がこんなに多いのは見たことがない。しかも、たった一晩で一万四〇〇〇から六万九〇〇〇に上がるなんて。オンコールの集中治療医の先生を呼ばせてもらいますよ」。

私は呆然としていた。心の中では自分を蹴り飛ばしていた。昨日の晩、トムが目覚めたと聞いた時にすぐ病院に戻るべきだった。疲れ切ってはいたが、少なくとも、目覚めたトムに会うことはできただろう。もし、昨晩のつかの間の覚醒がトムにとって人生最後のものだったなら、私はそれを逃したことになる。ああ、もう。トムの回復はずっと波瀾続きだったというのに、私はどうして、彼が危機を脱したと思えるほど呑気だったのだろう。

　私は著名な神経科医、オリヴァー・サックス医師のことを思い出した。彼の回顧録は、映画『レナードの朝』〔ペニー・マーシャル監督、一九九〇年、米〕の原作になっている。若き日のサックス医師は、嗜眠性脳炎と呼ばれる神経症状が流行するさなかに、罹患者たちの治療に当たっていた。二〇世紀の最初の二五年で、五〇万人もの人々がこの症状に見舞われたと推定されている。近年になって、エンテロウイルス（腸管ウイルス）という、通常は腸で見出されるウイルスの関連を推測させる研究がいくつか出ているが、それまでの間、この疾患の原因は医学における大きな謎だった。嗜眠性脳炎にかかった患者たちは、パーキンソン病様の症状と、カタトニア[73]という、昏睡のような状態を呈することが多かった。サックスは、神経伝達物質のL‐ドパを投与することで患者を奇跡的に覚醒させられることを発見した。痛ましいことに、L‐ドパの効果は一時的だった。愛する人々や主治医がなすすべもなく立ち尽くすそばで、患者たちが一人、また一人と、再びカタトニアに戻っていくさまを見つめるのは悲痛なことだった。愛する人がそんなふうに意識の底へと沈んでいくのを見るのはどんな気持ちか、今は私にもわかる。サックスの本では、人々はその時の訪れを感じ取っていた。その最期の別れにはあまりにも胸をえぐられる。私の頭は今、自分には別れの言葉を伝える機会もないのかもしれない、という思いで占められていた。

　脳がトムの大激変の理由を推定しようと演算を試みる中、私は電光石火のごとく病室の周りを動き回った。何かできないものか。急冷タオルを濡らしてトムの額に乗せた。扇風機のスイッチを強にして彼の顔に向けた。だが、アイスパックを両脇の下に一つずつ挟んだところで、ドレーンにつながったストーマ袋のうちの数個が、異常なほどいっぱいになっていることに気づいた。仮性嚢胞の中身を汲み出している袋には、コーヒーの出し殻のように見える粒が混じった、焦茶色の濁った液が流れ込んでいた。私はその袋を持ち上げてレイに見せた。

「仮性嚢胞のドレーンはこれまで、一日に一〇〇ミリリットルの液を排出していた。その色はいつも、黄土色だった」。そう私はつぶやいた。どんな手を尽くしてもうまくいかない時、私は科学者モードに入るのだ。そうすると、物事を制御できているような錯覚が得られる。自分の声が機械的に響いた。テレビ番組「BONES」〔犯罪捜査ドラマ〕のテンペランス・ブレナン博士[74]みたいだった。「もし、普段通りに夜勤シフト中に袋を空にしたのだとしたら、仮性嚢胞からはここ八時間でこの焦茶色のドロドロした液が約五〇〇ミリリットル排出されたことになる。ここから何かわかることがあるはず。それから、この茶色の斑点は一体何ですか?」

「私は医師じゃありませんよ。ただ、こういうコーヒー豆を挽いた粉みたいな粒はたいてい、凝固した血液のしるしです」。ストーマ袋の中身を検分しながら、レイはそう答えた。いくつもの袋を空にし、それぞれの中身の一部を検体として取り分けておく。もちろん、私も医師ではないのだが、オンコールの医師やチップが袋の中身を培養するよう指示を出すのではないかという気がしていた。携帯電話でストーマ袋の写真を撮ってチップに送る。心電図モニターの写真も。表示されている血圧は七五／三四、呼吸数は三五、心拍数は一二一だった。血行動態は最悪だった。私は結論を急がないように努めたが、どうしてもある考えに行きついてしまう。兆候はすべて揃っていた。敗血症性ショックだ。またも。

しかし、膨らんでいくストーマ袋の中のショッキングな沈積物を見ていると、フェリックス・デレーユが一〇〇年前に書き記したある内容が思い起こされた。フェリックスは、ファージに対する細菌の反応は「あまりにも激しいため、多くの細菌学者の目に入ってきたはずである。だが、理解されてはこなかった」と書いている。彼はインドのとある研究室の例を具体的に挙げていた。そこでは、ある科学者が自分の育てていた細菌培養液（カルチャー）が二四時間後に透明になったのを見て、「自殺カルチャー」と呼んだという。もちろん、この見方は細菌の側に立つか、ファージの側に立つかによって変わってくる。ある有機体の自殺は、別の有機体にとっての戦勝パーティーだ。宴の締めくくりは、ファージが細菌の細胞壁を突き破った時に破裂するピニャータ〔中に菓子などを詰めたくす玉状の人形〕と、どっと飛び出してくるヴィリオンたちだ。

チップはいつにない速さで返信をくれた。身支度をしていますぐＩＣＵに向かうという。彼はまだファージが役目を果たしていると考えている。敗血症の原因はファージ療法の失敗ではなく「何か別のことではないかと思う」と書き送ってきた。では、何かとは何か？　それが問題だった。チップは一時間もしないうちに病院に到着し、トムを一瞥し、そして私に目を向けた。彼の額には汗が光っていた。その隠しようのないしるしを除けば、チップは冷静で落ち着いた様子だった。私は後に、この時の彼がデイヴィーにこんな短いメッセージを送っていたことを知った。「私は彼を死なせてしまったかもしれない」。

そう思っていた人間はここにもいた。

チップは彼なりの過集中モードに入った。彼は、オンコールの医師がトムの管をすべて替える指示を出していることを確認した。つまり、抗生物質の投与や血液採取のためにトムの血管に挿入されていた、細いカテーテルを一つ残らず交換するのだ。どの管が新たな感染源になっていてもおかしくない。チップはさらに、トムの血液、尿、唾液などの体液、そしてドレーンの廃液から検体が採取されていることを確認した。何らかの微生物が新たに現れていれば、それを培養できるようにするためだ。そこからトムの容態が急激に悪化した理由の説明がつく可能性がある。チップは研究調剤部に電話し、ファージ調製液の試料を微生物分析室に送るように頼んだ。処理の過程で細菌に汚染されていないことを確認するためだ。排泄物とドレーンの沈積物の検体は、血液が混じっていないか検査されることになった。心臓発作の可能性を除外するため、心臓の酵素の検査用に血液検体も採取された。心臓発作の場合にも、初期症状としてショックが起きるからだ。オンコールの医師はすでに、消化管出血の有無を判断するためにＣＴの指示を出していた。大至急だ。余計な時間はない。細菌培養の結果がすべて上がってくると、チップはトムに投与していた従来型の抗生物質の量も増やした。チップの説明によれば、トムのように重症のＩＣＵ患者たちは、細菌に侵入される隙だらけなのだという。そのため、新たに無関係な感染症にかかるリスクにさらされ続けている。チップ曰く、患者の体調がいきなり悪化した時には、診察と細菌培養を行う間に、これまでとは別の感染が起きていないか調べ、抗生物質を変えるのが賢明な判断だという。

私は一一号室の室内をそわそわと行き来した。この病室が急に刑務所の独房のように重苦しく感じられた。アドレナリンが血管を巡るのを感じたが、その興奮を向ける先がなかった。トムの顔をよく見てみる。デスマスクのようだった。

「チップ、私、本当に不安なの。仮性嚢胞から排出されてる、あのひどいものを見た？　きっと、トムのお腹の中で第三次世界大戦が起きてる。」

「ああ。私も不安だ」。チップは悲しげにそう認めた。「集中治療科はファージが犯人だと睨んでいる。だが、それは彼らにファージを扱った経験がないからだ。私は、微生物界の下手人は他にいるのではないかと思っているよ。我々はじきに真相にたどり着く。ただ、問題の原因が特定できるまで、一日か二日、ファージ療法を保留しても構わないだろうか」。

「まあ、構わないけれど……」。青い手袋をはめた手を握り締めては緩めながら、私は答えた。結局のところ、エンドトキシンの濃度が高すぎたのかもしれない。そうなればすべてが終わりになる可能性がある。でも、もし原因がファージやエンドトキシンではなかったら？　この状況下でファージ療法を止めることは理に適ってはいるが、その行為自体にもリスクがあることを私は知っていた。私が心をかき乱されているのを見ながら、チップは待っていた。

私はとうとうチップに問いかけた。

「ファージたちがもたらしていた選択圧を減らすことで……私たちはトムのアシネトバクターに、耐性をつける機会をさらに与えることにならない？」

チップはすでにその可能性を検討していた。「間違いなく、その可能性はある」。彼は慎重に答えた。「だが、我々には二つのファージカクテル、合計で八種類のファージを武器庫に備えていることの強みがある。我々にどれだけの時間があるか、実際のところは誰にもわからないが、私の考えでは、あのアシネトバクターがわずか数日のうちに投与中のすべてのファージに対する耐性をつけたとは思わない。とはいえ、ファージ療法の再開まで長く待てば待つほど、あの変異細菌が増殖を再開するリスクを高めてしまうのは確かだ。抗生物質の服用を早期中断してしまった時に起きるのと同じ現象だよ」。

チップは話を続けた。「ただし、ファージの場合には事情が違う部分もある。理論的には、もしファージたちが我々の期待通りに行動しているなら、ファージ療法再開までの間に、標的となるアシネトバクターのところにはすでにたどり着いていて、感染箇所で自己複製を続けることになるはずだ。我々が排膿カテーテルと静脈経由で追加投与を続けるかどうかに関わらず」。

一連の検査が完了するのを待つ間、時は刻々と過ぎていた。心臓の酵素は正常で、心臓発作の兆候はなさそうだった。だがCTからは、トムが最近、消化管に出血を起こしていたことがわかった。これで、ドレーンからどろどろと出てくる代物が、挽いたコーヒー豆のような様子をしていることの説明がついた。敗血症性ショックがまた起こったものの、その引き金となった器官を探すには、細菌培養の報告を待たなければならない。それには二四時間から四八時間がかかる。犯人の顔写真はすぐには撮れない。

ミムズ医師がまた回診にやってきた。彼は私に、もしトムが昏睡状態から目覚めたとしても、心構えが必要だと告げた。あまりに長く床に伏せていたので、神経や筋肉に恒久的な障害を起こしている可能性があるという。神経障害か、筋障害か、あるいは両方か。これ以上悪い知らせが続くことなどあるだろうか?

だが、悪い話はさらにあった。トムほどの体格の男性は、体内に二ガロン〔約七・六リットル〕近くの血液を保持しているはずであり、ヘモグロビンの値は通常、一三・〇以上であるべきだとされる。ソーントン集中治療室では、トムのヘモグロビン値が毎日測定され、危険レベルである七・〇より下に落ちないよう維持されていた。過去に数回、このレベルを下回る事態が起きたが、そうした場合には体内の重要な器官に酸素を運べるだけのヘモグロビンがなくなってしまい、輸血が必要になる。トムのヘモグロビン値は今五・五だ。これはつまり、体内の血液の半分近くを失ったのと同じことになる。大部分は腸管出血のせいだが、一方で、トムの骨髄がここ数か月、赤血球〔酸素を運ぶ〕の代わりに白血球〔免疫を担う〕をせっせと作っていたことも一因だ。トムのゾンビのような顔色も、これが理由だった。ミムズ医師は赤十字に三単位[75]〔一三五〇ミリリットル〕の血液の緊急要請を出していたが、それはまだ到着していなかった。発症以来、トムはすでに六〇単位〔二七リットル〕以上の輸血を受けていた。八ガロン以上だ。赤十字ではトムの血液と適合する血液製剤を入手するのがどんどん難しくなっていた。私は心のメモに、もっと定期的に献血に行かなければと書きつけた。トムの命がまだ続いている数多くの理由の一つは、名前も知らない多数の献血者たちのおかげなのだ。

ＩＣＵの雰囲気はより陰鬱になっており、奇跡の患者に向けられた希望は陰り始めていた。誰も私と目を合わせようとせず、そのことが私をますます暗澹たる気持ちにさせた。トムの娘たちに、あなたたちのパパはまた敗血症性ショックを起こしたなどと、どうしたら言えるだろうか。責めを負うべきは私だ。未承認の実験的治療法を受けさせると言い張ったのは私なのだから。その治療剤はトムの中で活発に増殖している。唯一の慰めは、トムがまだ十分な量の尿を排出しており、腎臓科医たちが人工透析を押し付けてきていないことだった。もはや自分がぼろぼろになりつつあるように感じ始めたまさにその時、デイヴィーが一一号室の入口に現れた。

「やあ、陽だまりさん」。デイヴィーは笑顔でそっと言い、温かなハグをしてくれた。

私は声をあげた。

「デイヴィー、あなたの顔を見られてよかった！　トムの状況について、あなたの見解は？　この出血はどれだけひどいの？　予後にはどんな影響がある？」

デイヴィーはＣＴ画像をコンピューター上に引っ張り出し、画面に映った白黒の図を指差した。彼が表示を調節すると、タイムラプス〔微速度〕撮影した溶岩ランプ[76]のように、暗い影の塊が私たちの目の前で様々な大きさに形を変えた。

「チップと僕で、レントゲン技師と一緒にＣＴ画像を調べた。僕が知っていることを教えるよ」。回転式の椅子の背もたれを抱えるように座り、デイヴィーは言った。「さて、僕らが今見ているのは、トムさんの腹部の断面図だ。これが肝臓だけど、見えるかな？　それから、このスポンジみたいな小さな塊も見える？　これが、膵臓の残りだ。彼は膵臓の三分の一を失っている。でも、残った部分は壊死していないみたいだ。死んでいない。これは良いことだよ」。

「了解」。私は頷いた。「私にとっては、この塊たちが冥王星と木星でも構わないんだけど。でも、このモヤモヤしたものは何？」。そう言って、私は膵臓の周りを指した。

「炎症だよ」とデイヴィーは答えた。「たくさんある。トムさんの腹水がすごく多いのはこのせいだ。その腹水で肺に圧力がかかってる。今も彼の呼吸に問題があるのはそのせいだ。肺の周りのこのモヤモヤした領域は胸水だ。ここにも液体がある。でも、僕が本当に君に見せたいのは、彼の胆嚢なんだ」。デイヴィーは画面の上の、アイスホッケー用のパックが溶けたようなものを指した。私の想像とは違う姿だ。

「胆嚢って、もっと球に近い形をしているものじゃないの？」

「うん」。デイヴィーはそう答え、私が続きを言うのを待った。

「じゃあ、どこに行っちゃったの？」。混乱しながら尋ねる。

「ここさ」。そう言って、デイヴィーはトムのストーマ袋の一つを持ち上げた。そこには相変わらず、コーヒー豆の粉のようなものが混じった、粘り気のある茶色の液が流れ込み続けている。「一部は排泄物の中にも出たかもしれないね。古い血が混じっていたようだから」。

うわっ。私は身震いした。もうピーツ・コーヒーの豆で淹れるコーヒーは飲みたくないかもしれない。

「ということは、要するに、アシネトバクターへの感染部位がトムの胆嚢組織を侵食して、そのせいで胆嚢が崩れてトムの体から流れ出しちゃったってわけ？」

「あいにく、もっといい説明の仕方が見つからないね。その通りだよ」。デイヴィーは顔をしかめた。「でも、これで一巻の終わりってわけじゃない。人は胆嚢がなくても生きられるんだ。胆嚢のない人はたくさんいる。

それより、血液培養で何が増えてくるかに目を向けて、それがアシネトバクターじゃないことを願おう」。デイヴィーが口にしなかった話はこうだ。もしまたトムの血液からあのスーパーバグが単離されたら、それはおそらく、ファージ療法が効いていないということだろう。自然界の忍者であるファージたちがヌンチャク[77]を振るうとすれば早期のうちであり、もしこれまでに攻撃を仕掛けていなければ、今後も一切、その見込みはない。

　だが、母なる自然、ダーウィン、あるいはその両方が私たちの味方をしてくれた。翌日までにトムの熱は落ち着き始め、白血球数も大幅に下がった。チップが早朝、様子を見に一一号室に立ち寄った。

「ここで君の姿を見つけられるだろうと思っていたよ」。チップにそう声をかけられた。「どうやら、物事が進むべき方向に再び向かっているようだ。今日の午後までには、細菌培養の結果が届く。だが、下手人はアシネトバクターではないはずだ。私の白衣を賭けよう」。

その日の午後早く、チップが再び現れた。

「さあ、聞かせて」。私はせっついた。礼儀や配慮のかけらを引っ張り出そうとしたが、つい不躾な態度になってしまう。

「微生物分析室は培養を終えた。そして、私が見込んだ通り、ファージは今回の敗血症の発症には関与していなかった」とチップは言った。「血液培養で増えてきたのは、バクテロイデス・テタイオタオミクロン(*Bacteroides thetaiotaomicron*)だ。よくある腸内細菌だが、このように血管に忍び込んだ時には問題を起こす」。

　他に起こりえた事態を考えれば、これは素晴らしい知らせだった。

「誰も名前を発音できないような生物をこれ以上増やすのは、トムに任せておいて」と、私は皮肉交じりに言った。「今回の細菌は、フラタニティ[78]のパーティーにいくつか顔を出してきたみたいな名前じゃないの。さて、それじゃあ、このばい菌に抗生物質への感受性がある〔抗生物質が効く〕か、教えてちょうだい」。

　チップも同じく上機嫌だった。「いいとも。今回の単離株はメロペネムに感受性がある。そして、トムさんはすでにその投与を受けている。というわけで、我々は安心していいだろう」と答える。「今回の敗血症の症状がすでに落ち着き始めているのも、そういうわけかもしれない。それから、モニカという、ヴィクターのラボの研究員が、ファージ療法の開始直前にトムさんのドレーンからとった単離株の一つに対して追加の感受性分析をしてくれた。この株はミノサイクリンに感受性があったそうだ。よって、この抗生物質も今日から投薬計画に加える。私は、近いうちに彼が調子を取り戻すような気がしているよ。君の許可をもらえるなら、ファージ療法を早急に再開したい」

私は同意した。アシネトバクター・バウマニに再び増殖する機会を与えたくはない。

今の状況には、先行きの見えない感覚と、「手早く動いて、あとは待つのみ」といった調子がつきまとう。チップは現状にほっとしているようだったが、私はそうでもなかった。ファージの活性を逐一追跡できる手立てはない。ファージたちは満足な数のアシネトバクター・バウマニをばさばさと倒しているのだろうか？ 人目につかない小さな病巣にもたどり着いているだろうか？ 肝臓に吸い出された後、再利用されているだろうか？ どこか出口のない隙間に閉じ込められてしまって、行き当たりばったりで敵を探す戦略が使えなくなっているのだろうか？ そうしたことも、知りようがない。そして、数日おきに海軍の研究室に送られる検体も、培養と分析に時間がかかる。

チップは、状況が込み入ってきた時に切り替える特別なギアを持っているようだった。第六感のようなもの。データについて回る感情の爆発や不意の驚き、遅延、人的要因などと付き合う上で、彼にはそのギアが必要なのだ。私はその能力に感嘆した。

「私が今ファージ療法を止めることに消極的なのは」とチップが言った。「感染箇所でまだファージを観測していないから、そして、確実なことがわからないからだ。我々がこうなって<u>しかるべき</u>だと思っていることが、トムさんのような患者の体内で実際に<u>起きる</u>かどうか、確証はない」。

チップは表情を少し和らげると、田舎の町医者の先生のようないつもの温かさで、自らの臨床的判断を下した。

「だが、揺れてもいない小舟を沈めてはいけない。一二時間前まで、トムさんはファージ療法を受けて明らかに回復していた。ファージ療法をすっかり止めて、急に流れを変えてしまうのは、私にとっては避けたいところだ。彼の舟は揺れていなかったどころか、浮上していたのだから。」

私はチップの考えに賭けることにした。

チップの話では、今のトムはＩＲ部門でドレーンを大きなものに替えてもらう必要があるという。ドレーンからどろどろと出てくる液の粘度が高すぎるため、詰まれば炎症が悪化する可能性もあった。私はカーリー医師団は管が詰まることを心配しているそうだ。管がーの携帯電話に留守番電話を残した。彼女は今日の午後、フランシスの代わりに父親の付き添いに入る予定だった。ファージ療法の急な再開で彼女を驚かせたくはなかった。数分後、カーリーからテキストメッセージで返事があった。

《何をしようとしてるのか、みんなわかっているならいいんですけど。今回の敗血症性ショックから回復したばかりでしょう》

彼女の言う通りだった。トムはまだ危ないところを脱しておらず、この状況の中でファージ療法を再び前に進めることが私の人生最大の失敗になってしまうのか、正直なところ何とも言えない。私はずっと後になって、この日、仕事仲間の腎臓科医、ジョー・イックスに起きた出来事を聞かされた。ジョーはこの日、自分の科の研修医にトムの様子を聞いたのだという。すると彼女はジョーにこう伝えたのだった。「ええと、チップ先生はあの患者さんが良くなってきていると思っていますけど、そう思っている人は他に誰もいませんよ」。

25 泥なきところに蓮花なし

二〇一六年三月二二日〜三一日

翌朝、私はベッドに寝転がったまま電話の短縮ダイヤルを押した。いつもより一時間早い、午前四時のことだ。真っ暗闇の中だったが、私にはまるで点字のように、電話のボタンの場所が感じ取れた。たまたまだが、ソーントン病院の集中治療室は、ラッキーナンバーの七番に登録されていた。この頃、私は自分の行く道に転がってくる運は何でも拾い上げるようになっていた。

「ソーントン集中治療室です……」。女性の声が電話に出た。マリーではないかと当たりをつける。夜勤シフトの主任看護師だ。

「もしもし、夫のトム・パターソンの様子を伺いたくてお電話しています。夫は途中で目覚めずに夜の睡眠をとれたでしょうか」。私は暗闇の中、引き続きベッドに寝転がっていた。空いた片手で、パラディータのふわふわのお腹を撫でながら。猫たちは全員私のそばにいた。ボニータは私の腰の上にちょこんと乗り、ニュートンは私の両脚の後ろで丸まって、軽くいびきをかいている。少なくとも、私たちのうち誰かは安眠できていた。この四つ足の目覚まし時計たちに囲まれてしまうと、もうこれ以上眠るチャンスはないだろうと、私はわかっていた。

「今もまだ続いていますよ」とマリーが言った。話しながら、彼女がコンピューターのキーボードを叩いているのが聞こえた。

「続いてるって、何がですか?!」。そう叫んで、私はベッドから飛び降りた。ひっくり返されたボニータ、パラディータ、ニュートンが、散り散りに逃げていく。トムのIR処置が一晩じゅう続いたということか? だとしたら、何かとんでもなく悪いことが起きていたのだ。どうして電話をくれなかったのだろう?

「……夜が、です」。マリーは落ち着いた様子で答えた。「夜の睡眠は、今も続いています。まだ午前四時ですよ」。

「あっ……そうですよね」。私はそう答え、自分の声の鋭さを落ち着けようとした。たいていの人がまだ眠っている時間なのだ。「それじゃあ、トムは?」

「トムさんが、何か?」。マリーは無邪気に尋ねた。ふざけているのか? 私には判断がつかない。

「トムはぐっすり眠れているのかって聞いてるんです!!」。私は噛み付いてしまった。まるで、「一塁手は誰だ[79]」のトワイライト・ゾーン版に入り込んでしまったような気分だった。

「……ええ、赤ちゃんみたいにぐっすりと」。マリーは答えた。「さあ、あなたもベッドに戻ってください。これは指示ですからね」。

　数時間後、私は自分の闘犬のような態度を振り払い、病院へと車を走らせた。早朝の電話のせいでまだ神経がピリピリしていた。不合理なほどの過敏さではあったが、私はまだ前日の出来事の影響から抜け出せていなかったのだ。昨日の朝、トムは無事だと思っていたのに、どの報告からもそう判断できたのに、病院に着いたら突然、大騒動が始まっていたのだ。今、朗報を聞きたい気持ちはあったが、良い話を聞いても、それを信用することはなかなかできなかった。ラジオはルイ・アームストロングの「この素晴らしき世界」を流している。私が昔から気に入っている曲の一つだ。音楽に合わせて私も歌い、もし、トムを生かし続けるために毎日これほど頑張ってくれているファージ研究業界の人々、たくさんの医師たち、看護師たちがいなければ、トムはとっくに地下深くに埋葬されていたのだとしみじみ考えた。私がかっとなって噛み付いた時に己の冷静さを保った、マリーのような人々のおかげだ。ああ、この素晴らしき世界。あるいは、素晴らしかった世界。少なくともそうは言えるだろう。もしかすると、また素晴らしさを取り戻すこともあるかもしれない。トムが何とか持ち直してくれさえすれば。

吹き抜けの玄関ホールを突っ切り、そびえ立つ姿が目を引くヤシの並木を通り過ぎ、エレベーターの中で「お願いです、神様、今日という日がもたらすものを乗り切れるだけの強さを私にください」と、短い祈りの言葉を口にするだけのわずかな時間を経て、新たな一日の扉、ICUでの新たな付き添いシフトの扉が開いた。トムがエジプトで体調を崩してから一一五日目だった。ナースステーションの背後にあるホワイトボードに目を走らせ、クリスが今日、専属でトムの看護に割り当てられていることを確認する。テキサスのファージカクテルを使ったファージ療法が始まって以来、彼は一週間ずっとトムの看護を担当してきた。私はガウンを身につけ病室に足を踏み入れる。クリスが私をハグで出迎えてくれた。

「ちょうどトムさんの最新のグラフを確認し終えたところでした。ステフさん、ここ数日、とんでもなく大変だったでしょう」。彼はそう言ってくれた。「でも、もう今日の段階で数値は良くなってきていますよ」。

トムの血圧は安定しているため、昇圧剤を下げることができたそうだ。心拍数も、ここ数日で初めて一〇〇未満に下がったという。「それに」とクリスは付け足した。「トムさん、体を動かしているみたいなんです」。

私は悲鳴をあげそうになったが、かろうじてこらえた。

「本気で言ってるの、クリス⁉ まさか……本当に？ 間違いない、いいの？」。そう口にする。「でたらめじゃないって言って」。

クリスは微笑んだ。「僕はでたらめなんて言いませんよ。見ていてください」。彼はベッドに横たわるトムの体に歩み寄り、前かがみになってその耳に口元を近づけた。「トムさん、クリスです。また来ましたよ。ちょっとだけ、他にも質問をさせてください。左手を使って、僕の手を握れますか？」。数秒が経った。すると、トムの手がほとんど気づかないほどわずかに動き、クリスの手をかすかに握ったではないか。私は息を呑んだ。

私もトムの顔にささやきかけた。「ハニー、ハニー、私だよ。ステフだよ。目を開けられる？　すごく寂しかったよ！」。お願い、神様、彼を目覚めさせて。

永遠のように思える間、私は待った。トムの瞼がぴくぴくと動いたが、黄色くかさついたものが貼りついていて開かない。クリスが温かいおしぼりでトムの目を拭いた。私はトムの頬を、青い手袋をはめた手の指で撫でた。彼の目が開くことを願いながら。すると突然、その目は開いた。最初はやや焦点が合っていないようだったが、彼が私を見て、かすかに微笑むと、私の胸は震えた。トムの唇はねばつき、ひび割れ、歯は汚れで覆われていたが、そんなことはまるで気にならなかった。私の夫が帰ってきたのだ。ささやかなキスを送ろうと前のめりになると、トムの唇もすぼまってキスの形を返し、そして、彼は鼻先を私の首元に寄せたのだった。すすり泣きが聞こえ、それが自分の喉から出てきていることに気づく。涙が私の頬を伝う。トムは室内を見回し、困惑し、そして私に目を向けた。トムは自分がどこにいるのかわかっていない、そして私が泣いているのを見て驚いている。そうわかった。だが、彼は少なくとも、私が誰かはわかっていた。少なくとも私はそう思っていた、と言うべきか。

「おかえり、ベイビー」。涙を拭きながら、私はささやいた。「あなたはね、ソーントン病院の集中治療室にいるんだよ。エジプトで具合が悪くなったのを覚えてる？」

トムはぽかんとした様子で私を見つめ、首を横に振った。

やれやれ。またやり直しだ。何度これを繰り返してきただろうか？　彼は健忘症になるのだろうか？　あるいは、さらに悪ければ、永久に脳損傷を抱えたままになるのだろうか？　それとも、おなじみのＩＣＵせん妄がまた起きただけなのか？　私は不安に包まれながらクリスの方を見た。

クリスは私の考えていることを読み取り、その手を私の肩に乗せた。「心配しないでください」。彼は静かに言った。「昏睡から目覚めた患者さんには、見当識〔時間や場所、状況の認識〕をなくしたり、どうやって入院してきたかの記憶がなかったりするのはよくあることですよ。気長に待つのみ。今は、基本的なことだけを伝えてあげてください」。

それは納得だ。情報の洪水でトムを圧倒するわけにはいかない。空っぽになるまで、深呼吸。

「チップと私で、前に話した実験的治療をあなたに施したの。ファージ療法。一旦まずい状況になったけど、今はうまくいってると思う。しばらくはきわどい状況だったけど、今はもう、乗り越えられそうだからね！　あなたのこと、とっても、とっても大好き。どうか頑張って、持ちこたえてね。あなたは本当によくやってるよ」。

トムはなおも困ったような顔をしていたが、この説明で少し気持ちが落ち着いたようだった。彼は私の手を握ると、唇を動かして何か言葉を発しようとした。だが、まだ人工呼吸器がついていて話せない。ほとんど反射的に、彼の手が首へ向かい、人工呼吸器の管を引き抜こうとした。しかし、同じことをさんざん経験してきたクリスと私は、すでに予期して備えていた。私がトムの片手を、クリスがもう片手をつかみ、トムが人工呼吸器の管を首から引っ張り出す前にそれを防いだ。トムは私たち、とりわけ私を睨んだ。裏切られたという気持ちがその目に溢れていた。

クリスはトムの手を自分の手で包むと、しゃがんでトムと目の高さを合わせた。「ねえ、トムさん。あなたは気管切開を受けたんです。人工呼吸器をつけられるように。息をしやすくするためです。心配しないで、僕に任せてください。ね？　ご自分の手を首から離して、力を抜いてみてください」。

この言葉を聞くと、トムは体をこわばらせるのをやめ、いらいらしながらもその頭を枕に委ねた。唇がまた動き始めた。クリスの言葉を噛み締めながら、トムは突如、自分が話せないのだということを一から思い出し、喉をもごもごと鳴らした。トムが唇の動きで何か自分が言おうとしていることを伝えられないものかと、私は様子を見ていた。もしかしたら何か意味深長なことや重大なことかもしれない。昏睡状態という牢屋に何か月も閉じ込められた後に解放された彼の口から解き放たれる言葉は……

《水《water》》。トムの唇はそう言っていた。深遠ではない。

明白な話だった。

トムが何も飲んではいけないことはほぼ確実だ。そうは思ったが、殺意さえこもった目で睨まれた後では、悪役になるわけにはいかなかった。その役目はクリスに任せよう。私は無邪気なふりをして、クリスにこう聞いた。「トムは水を飲んでもいいの?」

クリスは首を激しく横に振った。「人工呼吸器がついている間はだめです」と答え、あなたも本当はよくわかっているはずでしょう、とでも言いたげな鋭い視線をこちらによこした。「でも、これならいいですよ」。そう言って、クリスは例のペロペロキャンディーのような棒を一つ手に取り、トムに近づいた。小さなスポンジに水を染み込ませて、トムの口を湿らせるのに使っているものだ。トムの顔がさっと青ざめた。彼は顔をそむけてしまった。選択的記憶〔印象的な記憶、自分に都合のいい記憶などが選択的に残ること〕だろう。

病室の入口から声が聞こえた。ICUの責任者、キム・カー医師だ。「それから、氷のかけらもだめですよ」。彼女は人差し指を振りながらそう言った。「でも、こんなことまで話し合えるようになったなんて。そのことだけで、まさに今私の一日が素晴らしいものになりましたよ!」。カー医師は笑顔を浮かべていた。彼女はつい最近、〔UCSDが表彰する〕「今年の医師」に選ばれたところだった。それも納得だ。彼女は一人一人の患者とその家族に、自分はかけがえのない存在として扱われているという実感をもたらしていた。受付デスクの向こう側では、ジョー、メーガン、レイがこの知らせを耳にしていた。彼らは喜びに沸き、私に手を振ったり、親指を立てて「やった!」のサインを見せたりしてから、それぞれの仕事に戻っていった。

マリリンがカー医師に続いて一一号室に入ってきた。「あなたが彼の命を救ったのよ、ね」。彼女は優しくそう言ってくれた。

「私たちみんなで」、声を詰まらせながら私は言葉を返した。「私たちみんなで救ったの。ここの医療チームはすごい。私たち、どれだけお礼を言っても言い足りない」。私は一歩下がって、携帯電話でトムの写真を撮ろうとした。この瞬間をずっと覚えていたかった。

マリリンの後ろにはジョー・イックスがいた。「いやあ、恐れ入ったよ。どなたがお目覚めかと思えば!

なんてこった」。ジョーの口は驚きであんぐりと開き、下あごが床に届かんばかりだった。「こりゃ奇跡だよ。本当に、こんな大転換はこれまで見たことがない。それに、ファージ療法も。いやあ……すごい。おめでとう、ステフ！　この調子なら、トムさんは透析いらずだ。あと数日、うちの腎臓科で経過を見ておくけれど、あくまで念のためだ」。そう言って小さく手を振ると、ジョーは腎臓科の同僚たちの元に戻り、回診の続きを進めた。

一時間もしないうちに、フランシスが到着した。その顔は青白く血の気が失せていた。私ははっと、彼女がずいぶんと痩せてしまっていたことに気づいた。一一号室に歩いてくる途中、フランシスは廊下で立ち止まってしまい、パニックに襲われた目つきで私を見た。一一号室の入口には、私たちの間に起こった医学の奇跡の光を浴びようと、大勢の医師や看護師が集まっていた。その集団を目にした途端、フランシスも以前の私と同じように間違った結論を引き出し、最悪のことを想定したのだ。ＩＣＵでは多くの場合、こうした人の塊はコード・ブルー〔容態急変〕の発生、でなければ、患者が亡くなったことを示していた。

「フラン、あなたのパパが目を覚ましたの！」。私はベッドの周りを誇らしげに歩みながら声をあげ、彼女の正面にたどり着いた。私たちは互いをがっしりと抱きしめた。私の腕に、フランシスの肋骨が触れた。その内側では、彼女の心臓が激しく高鳴っていることだろう。「今は眠っているけど、とうとう良くなったみたい」と彼女に伝える。

「先生たちは、この先も生きられるって言ってる？」。トムの耳に入ることがないよう、フランシスは小声で聞いてきた。

「はっきりとは言われてないけれど、ここのところずっとの状況に比べたら、みんなの周りに希望が満ちているよ」。私は慎重に答えた。

フランシスは静かに腰を下ろし、諸々のことを受け止めた。数分後、彼女は小さなホワイトボードを手にとった。声を出せない患者とやり取りをするために使われるものだ。黒いマーカーペンを使って、彼女は花の絵を描き始めた。私がその肩越しに覗き込むと、彼女は花の上にこんな言葉を書き添えた。

泥なきところに蓮花なし

戸惑う私の表情を見て、フランシスはこう言った。「これは、ベトナム人思想家のティク・ナット・ハンっていう人が言っている、私の好きなたとえ話の一つ」。彼女は少し鼻にしわを寄せながらその名前を口にした。「この人の名前、私は絶対に正しく発音できてないと思うけど。ともかく、彼が言っているのは要するに、泥がないとハスの花が咲かないように、私たちも苦しみを受け入れて初めて悟りに至ることができるっていう話。苦しみを避けようとするんじゃなくてね」。

私は驚きに包まれながら、彼女の顔を見た。トムのように、フランとカーリーも私を絶えず驚かせる。その場の感情の高ぶりについ飲み込まれてしまってもおかしくない時に、いわば地に足のついたエネルギーをたたえているのだ。今回の場合、私たちを飲み込もうとしていたのは少なくとも前向きな感情の高ぶりで、久しく味わっていなかった類の興奮だったにも関わらずだ。

「それじゃあ、私たちみんな、これでもう極楽行きは確実じゃないの！」。私はそう答えた。

それが合図だったかのように、トムが再び目を開けた。彼とフランシスが固い抱擁を交わし、それに続いて、辺り一帯にも次々とハグと涙が溢れた。数分後にチップが現れた。ドッカーズ〔リーバイ・ストラウス社のチノパンツ〕とチェックのシャツの上に白衣を羽織った姿だった。

「駐車場でキムに行き合ったよ」。場の状況を見て取り、チップはにこりと笑みを見せた。

「ハニー、チップはね、あなたの命を救ったファージ療法のプロトコルを指揮してくれたんだよ」。私は誇らしげに伝えた。「どう思う？」

トムは視線を上げ、チップに向けて両手の親指を力強く立てて見せ、満面の笑みを浮かべた。

チップは手を打って喜び、腹の底から朗らかな笑い声をあげた。口を開けて何かを言おうとしたが、眼鏡のレンズがみるみる曇り、それをぬぐうために一度眼鏡を外さなければならなかった。ようやく自分を落ち着けると、チップは私たちに言葉をかけた。

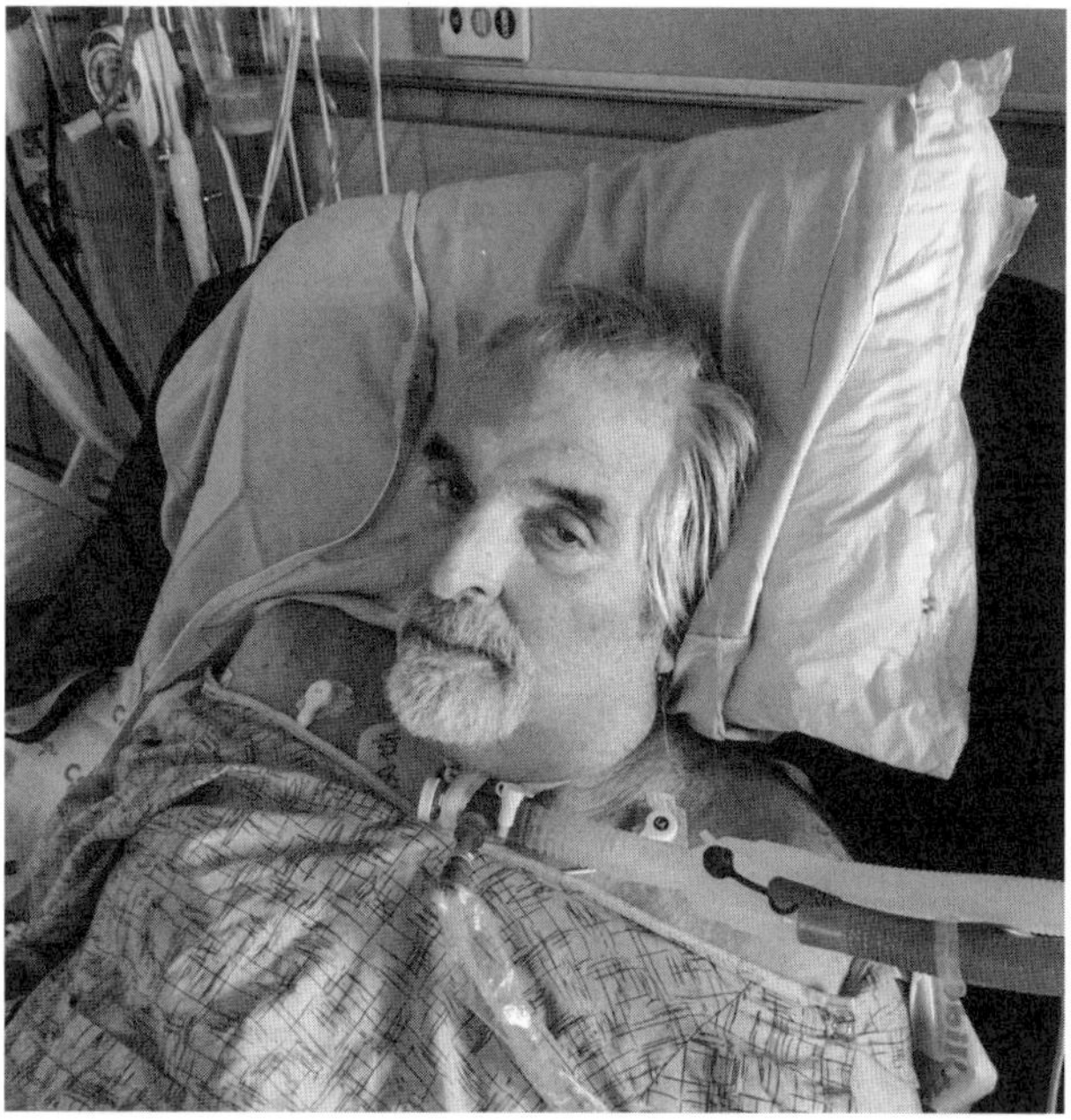

ファージ療法開始から7日、敗血症性ショックを経てトムが昏睡状態から目覚める(2016年3月22日、著者提供)

「こういう瞬間が、どうして自分が医師になったかを思い出させてくれるんだ」。声を震わせながら、彼はそう言った。「こんなに嬉しいことはないね！」

＊

翌週いっぱい、トムの容態は上向き続け、ＩＣＵでの生活はその独特の通常モードに戻っていった。ある朝、私がよく眠れるようにと、カーリーが早朝の付き添い当番を変わってくれた。その日の午前中、私が後から病院に着いてトムの病室に近づくと、そこからがやがやと騒ぎ声が漏れ聞こえ、心臓が止まりそうになった。ようやく私が脈を取り戻したのは、呼吸療法士であるウィルの声の中にある興奮を聞き取った時だった。

「うわあ、すげえ！　すっぽり入ってますよね！　チューブの中にいるのかな？　ああ、見えないなあ！」

トムの病室の中で、こう叫んでいるのがウィルだった。興奮している。いい意味でだ。彼らサーフィン仲間の世界の言葉で、「チューブ」というのは砕け始めた波が作る筒（バレル）のことをいう。チューブに入るのはサーファーの夢だ。

「ほらほら！　あなたたちが騒いでるのがガラスの壁越しに丸聞こえ！　そんなに大声で叫んでるから」。ガウンを羽織って足を踏み入れながら、私は言った。ウィルはもっとよく見ようと背伸びしていた。トムの人工呼吸器のつまみを上の空でいじりながら、視線は天井近くのテレビ画面に釘付けになっている。カーリーもトムもそうだった。

この三人は、サーフィンの大会「リップカールプロ・ベルズビーチ」に見入っていた。トムはベッドの両脇を固く握り締め、オージー〔オーストラリア人〕のマット・「ウィルコ」・ウィルキンソンが優勝を勝ち取ろうとする姿を見守っていた。カーリーも首を伸ばしてそれを見ながら、トムの足にクリームを擦り込む。蛇の抜け殻のような薄い皮が、今も剝がれ落ち続けていた。画面のウィルコはカットバック[80]を仕掛け、カーヴィングターンで巧みに一つ一つの波を削りとっていく。トムが海に戻るまでには長い時間がかかるだろう。だが、カーリーはボディーサーフィンを始めていて、トムを何セット[81]か波のうねりに乗らせてやりたがっていた。この父娘の間の楽しみは、もはや遺伝といってもいいほどだ。南カリフォルニア《ソーカル》では、サーフィンはただのスポーツではなく、生き方そのものなのだ。

「よーーーーし！」。ウィルは運動靴でぴょんぴょんと飛び跳ねた。喜びではち切れんばかりだ。両手を伸ばしてその腕を優雅にひらりと動かし、両足をまるで雄大な波に乗っているかのような格好に並べている。

「見てくださいよ！　グーフィーフットのサーファーが最後に優勝したのはいつだったかな。しかもあいつ、ずっとテールを撫でてますよね！　すげえ、なんてライディングだ！」

　ウィルは右足を左足よりも前に出し、想像上のサーフボードの上で体をぐらつかせながら、「グーフィーフット[82]」を見せつけるサーファーの真似をする。

「ウィル、ちゃんと英語で喋ってくれる？」。私は前のめりになって人工呼吸器の設定を確かめながら、彼をからかう。そこでふと、ここにいる皆の第二言語になっている、医学の国の言葉に切り替える羽目になった。

「ねえ、トムは今、どのくらい長くベント〔人工呼吸器〕から離れてスプリントしてる？」

　カー医師は以前、私たちにこんな説明をしてくれた。肺は筋肉であり、トムは毎日、呼吸の練習運動をしてその筋肉を鍛えなければいけない。この訓練のことを、医師たちは「スプリント〔短距離走〕」と呼ぶ。私たちはさんざん、この戦いは「マラソンであって、短距離走ではない」ものになると言われてきたが、結局のところ、トム（少なくとも、その肺）は短距離走にたどり着いたのだった。

　トムは二本の指を立てて見せた。

「ピース？」。私はにこりとし、トムの頭に残っている髪をくしゃくしゃと撫でた。

　カーリーが話に入ってくる。「いやいや、そうじゃなくて、二時間ってこと。パパ、今朝はずっとスプリントをキメてるの」。

*

《息をしますよ。鼻から吸って。口から吐いて。

吸って、吐いて。吸って、吐いて。楽にしてください ね》

日を重ねるにしたがって、トムが人工呼吸器をつけずに呼吸できる時間はどんどん長くなった。ある朝、回診を終えたフェルナンデス医師が立ち寄った。「トムさん、今日はいい日ですよ」。パチンと医療用手袋をはめながら、彼は言った。「今日は抜管をします」。トムは話を飲み込めていない表情で、フェルナンデス医師を見つめた。

「ハニー、フェルナンデス先生はね、その人工呼吸器の管を、喉の気管切開の穴から外すんだって。ついに！」

「そうなんです。その後は、気管孔に蓋をして、カフ[83]だけを残しておきます」。フェルナンデス医師はそう言って、機器を準備している研修医のクリスティーンの方を向いた。

「カフを中に残しておく……なぜですか？」。私は尋ねた。

「まだ気管孔を完全に塞ぎたくはないのです。後日、また人工呼吸器をつけていただかなければならない場合に備えて、念のために」。クリスティーンが説明した。

トムは目を見開き、頭を激しく振った。ベントをつけるか否か。私はトムが何を考えているかわかった。《とんでもない、嫌なこった！　こんな忌々しい代物、自分で引きちぎってやるぞ！》

フェルナンデス医師は、今の知らせが私たちの望んでいた通りのものではないことを見て取った。「私たちもこれ以上の問題は起きないことを期待しますが、この病気の経過を考えますと、それにその……そうですね、このファージ療法の異例の側面を考慮しますと、非常に慎重になる必要があります。その時が来たら、蓋を取り除きます。すると、気管孔はすぐに塞がるでしょう」。彼はそう言って私たちを安心させた。「耳にピアスの穴を開けておくのとさほど変わりませんよ」。《……まあ、ちょっと違いますよね》。内心でそう答えながら、私は無意識に左の耳たぶに手を伸ばし、心ここにあらずのまま引っ張った。

わずか数分のうちに、トムは厳密に言えばもはや生命維持装置に頼らない体になった。彼は新鮮な空気を吸っていた。ほぼ新鮮、と言うべきか。尿、消毒液、その他いろいろな病院設備の臭いというのは、決してかぐわしいものではない。しかも、トムはこの四か月、まともな入浴を一度もしていなかった。

数日間の休みに入っていたウィルは、人工呼吸器が外れたトムを見て粛然たる思いに打たれたようだった。自分の襟元に手を当て、咳払いをし、襟を正す。まるで、アスコットタイをつけているかのような仕草だった。トムのおしゃれな気管切開チューブのカフのように。

「兄貴、かっこいいっすね！」。ウィルは賛辞を浴びせた。「すぐにチューブの中に戻れますよ！」

サーファー仲間の口から溢れるその言葉は、トムの耳に心地よく響いていたに違いない。ウィルは親指と小指を立てて「ハング・ルース〔気楽にいきましょう〕」のサイン[84]をトムに見せると、一二号室へと消えていった。

トムが抜管できたという朗報を聞いて、チップはお祝いのテキストメッセージをくれた。笑顔の絵文字つきだ。トムの体調とともに、チップのユーモアの感覚も回復しつつあった。もしかすると、孫たちにすごいと思わせることができるようにと、妻のコニーが絵文字の使い方を教えてくれたのかもしれない。命のしるしがあちこちに溢れていた。

病室に届く郵便物には全快祈念のカードが混じり始めた。こうしたお見舞い状も、ようやくトムと一緒に読めるようになった。さらに、ある日の郵便配達では紫色の小さなぬいぐるみが運ばれてきた。その時、トムは昼寝に入ろうかという様子だったが、届いたぬいぐるみに不思議そうな目を向けた。クモによく似たぬいぐるみだった。

「ベイビー」。私は言った。「これ、ファージだよ。ぬいぐるみのファージ。あなた用のファージの一つを寄付してくれた、アンプリファイ社の研究チームから！」

トムは頷き、愉快そうにすると、静かに目を閉じて眠りに落ちた。

これから数日、疲れ切ったトムに休みはなかった。やらねばならない仕事があったのだ。トムは嚥下の仕方、飲み方、話し方を、再び身につける過程にあった。

言語療法士が一日に二回やってきて、トムとともに訓練に取り組んだ。トムは頬の筋肉を動かす練習をしなければならなかった。あまりに長いこと使っていなかったため、萎縮してしまったのだ。水や氷のかけらをもらえるようになるまでには、三段階の「嚥下試験」に合格しなければならなかった。試験はこんな具合で進む。一日目は氷のかけらを一つ出される。二日目は、スプーン一杯分のりんごのすりおろしを出される。最終日の三日目は、クラッカーを一枚出される。これを聞いて吹き出してはいけない。吹き出さずに、飲み込むのだ。トムは嚥下に成功し、Ａ＋〔成績表の「秀」〕の評価をもらった。これで、卒業して流動食へと進める。

　気管切開術を受けた後では、会話もやはり簡単ではない。トムは特別な弁を使った発話の方法を身につける必要があった。この弁は気管切開チューブの外側の開口部に取り付けるもので、外から中へと空気を通すが、逆に外へは出さないしくみになっている。言語療法士はトムにまず母音を練習させ、それから子音を練習させた。数日後には、最初の言葉を話せる準備が整っていた。

「ステフ。」

　これが、彼のささやいた最初の言葉だった。

　私はレッスンの間には隣に座ってトムを励ましていたが、彼が再び私の名前を口にしたのを初めて聞いた時には、赤ん坊のように泣きじゃくってしまった。トムは私の手をポンポンと撫で、私たちは笑った。この数か月間はずっと逆で、私がトムを落ち着かせる立場だった。また笑えるのは本当に嬉しかった。たとえ、トムの笑い声がぜいぜいと喘ぐような音であっても。まとまった一文を絞り出すのはさらに難題だった。人間の声というより、むしろカラスやカエルの鳴き声に近い音に聞こえた。

「それでもいい」。私はトムに伝えた。「私のカエルの王子様、あなたを好きなのは何も変わらない」。

「トントン、失礼します」。抑揚のある聞き慣れた声が聞こえたかと思うと、一一号室の引き戸が開いた。理学療法士のエイミーだ。今日は長い髪をポニーテールにまとめて、黄色の防護ガウンの下には青いスクラブ〔医療用ユニフォーム。Ｖネックの半袖Ｔシャツ型〕を着ている。「今はご都合が悪いですか？」

トムはしかめっ面をした。いつだって理学療法には都合が悪い。「よく学び、よく遊べ」という言葉があるが、トムの理学療法には遊びの要素がまるでなかった。だが、退院を許されるところまで回復するには、これをやるしか方法はないのだと本人もわかっていた。

エイミーはトムのベッドの足の方に立った。「それじゃあ、今日は何をしましょう?」。彼女はこれまでの経験から、ささやかな主導権を持たせることがトムのやる気を促す一番の方法だとわかっていた。

「歩行?」。トムは声を絞り出した。

エイミーはぽかんとした。「歩行? 冗談でおっしゃってます?」

「昨日、廊下……歩いた……端まで」。つかえながら、そして不機嫌そうに、トムはがらがら声で言い返した。

エイミーはうろたえた目つきを私に向けた。私はトムに目を向けた。去年の感謝祭以来、トムが歩いた場所といえばその頭の中だけだ。私が後で聞かされたのは、家族が使っていた山小屋や、砂漠や、沼地への道をたどり、そして、もしかすると、カーリーが頭に描いていた旅路に加わり、一緒に歩みを進めたという話だった。

エイミーはトムのベッドの隅に腰を下ろし、ポニーテールをきゅっと引き締めて彼の目を見た。「トムさん」とそっと言う。「あなたは四か月の間、ずっと歩いていないんですよ」。

トムは動揺して私に目を向けた。私にできるのは頷くことだけだった。エイミーの言う通りなのだ。トムは……思い違いをしている。

彼が何を考えていたのかは神のみぞ知ることだ。ただ、まだまともに考えることはできていない。それだけははっきりしていた。

トムの回想――⑧

映画のようにはいかない。ハリウッド映画では、患者が昏睡状態から目覚めると、ベッドの上で半身を起こし、一〇〇年のうたた寝から覚めたかのように腕をぐっと伸ばして、さて、今日のご飯は何かな、と尋ねる。たいていの人はおそらく知らないことだが、実際は食べたり、飲んだり、話したりする前に、まずはどうやってものを飲み込むか、もう一度教わる羽目になるかもしれない。……昏睡状態に陥ってしまう不運と、そこから目覚められるだけの幸運をいずれも持ち合わせた場合には。脳みそはどこかぼんやりしている。筋肉は物事のやり方を忘れている。自分の手足がどこにあるのか、あるいはそれらをどう動かすのかもわからないかもしれない。そして何より、わずか数分間、目を覚ましているだけでも一仕事だ。

少なくとも、私の場合はそうだった。

起き上がるのは徐々にだ。初めはすべてが霞のようだった。自分がミイラになっていて、一層、また一層と、見えない手によって包帯をほどかれているかのようだ。包帯には外を覗けるわずかな隙間があり、その真正面に誰かが立っていれば、それが自分の世界の一部となる。ほんの少しでも視界から外れれば、彼らは存在しないも同然だ。だが、周囲の物事への認識力が戻ってくると、自分の体が雷に打たれた木のように感じられることがたびたびあった。ステフが自分の体にちょっと触れる、子供の頃の思い出が浮かんでくる、それだけのことが、まるで電気ショックのように感じられるのだ。連なるニューロン〔神経細胞〕に電気が走り、枝から枝へ、葉から葉へと光を灯す。ビリビリと神経に障るが、これは自分が生きていることの証しなのだとわかっていた。回復しつつあることの証しでもあってほしい。見舞客、家族、友人、教え子、医師、看護師、途切れなく人々が訪れ、その多くが涙を流していることから、皆、私が生きていられるとは思っていなかったのだとわかった。

どのくらいダウンしていたのだろう？　私は看護師のクリスが壁のホワイトボードに書く日付を読み取ろうとするが、ぼんやりしすぎていて読めない。まさか、たった数日間のことだったのだろうか？　わからない。壁には何十枚もの見舞いのカードが貼られ、それと一緒に、しょんぼりとしぼんだ誕生日祝いの風船がいくつも並んでいる。はち切れんばかりに膨らんでいたのがずっと前のことなのは明らかだ。誰の誕生日祝いだったのだろう？　私の誕生日は二月、まだまだ先だ。それから、私の首には、クリスが人工呼吸器だという妙な装置がついている。それがひどくかゆい。

ああ。私は自分の手を顔に走らせる。あご鬚は伸びて絡まり、まるで〔おとぎ話の〕ルンペルシュティルツキンだ。私の髪がこんなに長かったのは、六〇年代以来だ。それから、頬と目の横に触れると、前にはなかったくぼみができているのがわかった。それなのに、腕、足、腹は膨れている。首から下は、ピルズバリー社のドゥボーイ〔パン生地（ドゥ）のように白くてぷっくりとした体をした、冷凍パン生地のマスコットキャラクター〕と言っても通用しそうだ。デイヴィーは、私が浮腫を患っていると説明してくれた。血管から組織へと液が漏れているのだそうだ。その余計な水分を取り除こうと、医者たちが私に利尿剤を投与していた。カテーテルが入っているおかげで、数分おきに小用を足す必要はない。自分というものがばらばらになって参ってしまいそうだ。

口の中はサハラ砂漠のようだった。一〇〇年間も砂漠を歩き回っていたからかもしれない。いや、そうだっただろうか？　そんなにも長く砂漠で生きながらえた奴のことなど聞いたことがない。

何が現実で、何が私の想像だったのだろう？

以前、私は壁にヒエログリフがあるのだと思い込んでいたが、それは頭の中だけの妄想だった。だが、あの窓枠に吊るしてあるぬいぐるみのファージは？　狂人とでも思われるだろうが、私にはあれが「アンク」に恐ろしいほどそっくりに見える。「生命」を表すエジプト文字だ。[85]

26 進化のダンスと赤の女王の追跡

二〇一六年四月一日～六日

ナースステーションへの朝五時の電話をかけた私は、この話がエイプリルフールの冗談であってほしいと思った。だが、話は本当だった。

暗闇の中、ベッドに横になっていた私は、携帯電話を懐中電灯代わりに使い、短縮ダイヤルの七番を押した。トムの夜勤担当になっている看護師、ラリーは一一号室にいるという。私は保留中の音楽を聞きながら数分間待たされ、ようやくつながったかと思うと、電話に出たのは主任看護師のマリーだった。

「実は少し前に、あなたにお電話するかどうか話し合っていたんです」とマリーは認めた。「トムさんは大変な夜を過ごされました。深夜一二時頃、飽和度低下《ディサット》になりました。昇圧剤の全面使用を再開しています」。

「えっ⁉」。私は思わず叫んだ。飽和度低下というのは、血中酸素濃度が低すぎる状態だ。……まただ。その兆候は前日の理学療法中に見え始めていた。私はヘアゴムを引っ張り出し、頭を振って目を覚まそうとした。「熱は出ていますか？　今朝の生化学検査の白血球値は出ていますか？　また人工呼吸器に逆戻りですか？」

「答えは、はい、いいえ、いいえ、です」。マリーは手際よく答えた。トムの体温は華氏一〇三・五度〔摂氏三九・七度〕に急上昇していた。生化学検査の結果はまだ揃っていない。ただ、白血球数は夜通し増え続けていたという。状況がわかった。敗血症性ショック。まただ。何度目だろう？　六回目だろうか？　私にはもはやわからなくなっていた。

　ああ、もう！

　カーリーはまだ眠っている。ダニーとフランシスは前の日にベイエリアへ帰っていた。私たちはトムが窮地を脱したと思っていたのだ。少なくとも、子供たちが見かけ上はある程度、自分たち自身の暮らしに戻り始められる程度には。あの子たちはそれぞれ、私たちの元で過ごすために、これまでたくさんのことを投げやってきていた。私は洗濯籠から溢れ出している汚れ物の山に目をやり、何を着るか瞬時に判断を下した。屈んでお気に入りのグレイのパーカーを引っ張り出し、さっと臭いを嗅ぐ。もう一日、いけるだろう。素早くかぶり、ベロアのレギンスを穿いてキッチンにそっと歩いていく。五分間のうちに、私は昨日の残りのコーヒーを電子レンジで温め直して保温マグカップに移し、猫たちに餌をやり、車の鍵をつかんだ。朝食は後回しにできる。それに、私の胃はひっくり返りそうになっていたのだ。

　ソーントン集中治療室に入ると、ナースステーションの背後にあるホワイトボードが目に入り、今日の私たちの担当看護師はジョーだとわかった。彼は一対一の配置でトムにつくことになっていた。看護師一人に患者一人。この対応はＩＣＵの中でも特に具合の悪い患者に対してのものだ。ここ数週間、トムはその対応からは外れていた。一一号室に近づくと、私にとっての最悪の悪夢が始まった。

　病室は空っぽだった。トムがいない。ベッドもない。ロージーが床をモップで拭いている。可能性は二つしかなかった。トムが死んだか、何らかの処置を受けているか。もし後者だとしても、病室ではできないほど深刻な処置だということだ。

「ロージーさん、トムはどこ⁉」。私はパニックになって訪ねた。彼女はこちらを見て頭を振る。

「さあ、私には」。彼女は悲しげに答え、床に目を落とし、モップがけを続けた。

私はナースステーションに駆け戻った。間の悪いことに、そこには珍しく誰もいなかった。掛け時計に目をやる。

シフト交代だ。こんな時に！

私は二、三分ほど廊下をうろついた後、携帯電話を取り出してチップにメッセージを打つことにした。

送信ボタンを押す前に、担当看護師のジョーがICUにやってきて、そこで立ち尽くしている私の姿を目にした。

「ジョー！　トムはどこ？　何が起きたの？　もしかして……。」

ジョーは私の両手を握り、こちらの目を見つめた。「ステフ、落ち着くんだ」。彼は静かに言った。「CTを撮っているんだよ」。

ああ……そういうことか。敗血症になっているなら、その理由を突き止めなければならない。しかも迅速に。しかし、またCTを撮っているということは、おそらくトムに造影剤を投与したのだろう。画像診断医が検査画像を読影しやすくなるよう、明暗を強調するのに使われる薬剤が造影剤だ。腎臓に負担をかけるため、よっぽどのことがない限り、今のトムの腎臓には避けるべきものだ。

携帯電話が震える。チップがテキストメッセージを送ってきたのだった。《ICUにいるかい？　今そちらに向かう》。今回は笑顔の絵文字はなかった。

数分後、チップがICUの両開きの扉を開けて大股で現れた。空っぽになっているトムの病室で、私たちは協議をした。

「先ほど、画像診断科と一緒にCTを見てきた」。チップは淡々とした声で私に告げた。まるで、今日は朝食にスクランブルエッグを食べた、と話すかのような口調だった。「トムさんの胆床ドレーンが動いて肝実質に迷入していた」。

私は目をぱちくりさせた。今言われた言葉のうち、たった二つしかわからない。だが、それで十分だった。ドレーンが、動いた。

「つまり、また別のドレーンが抜けてしまったってこと？」。私は尋ねた。

「ああ」。チップは答えた。「三本目だ」。五本中三本。

「ＩＲで至急、再固定する」。

「もう、どうしちゃったっていうの。今度は何？　一本目のドレーンが抜けた後、トムは昏睡状態になって、私たちは彼を失いかけたっていうのに」。私はそう念を押した。まるで、チップがその体験を忘れてしまうことがあるかのように。

「ああ。だが、それはファージを投与する前のことだ」。そうチップは言った。「トムさんはあの時より強くなっている。ただ、そのことについて、君にしなければならない話がある」。彼の表情が曇った。「ティーロンとビスワジットが、トムさんの最近のアシネトバクター試料を培養したものを調べた。昨晩ティーロンが電話をよこして、あの細菌が今ではテキサスのファージカクテルにすっかり耐性を持っていると知らせてくれた。さらに、海軍のカクテルのファージに対しても、一つを残してすべてに耐性をつけているそうだ。我々は今日の時点でテキサスのカクテルの使用をやめ、既存の海軍のファージを、静脈だけでなく腹部ドレーンにも注入し始める」。

わずか数週間の間に、二種類のカクテルに含まれるファージのほとんど、そして、それぞれのカクテル全体が、トムから単離した細菌株に効かなくなってしまったのだ。いまや輝かしい後光は消えていた。

「そんな」。私はつぶやいた。「どうしてそんなに速く耐性が？」。だが、「科学者の私」はその理由を知っていた。私たちは進化というものを何億年もかかるものだと考えるが、微生物の世界では、一晩で起こることもあるのだ。

「ダーウィン型進化の不断のダンスだ」とチップが言った。「ファージからの淘汰圧によって、細菌の中で起こる突然変異のうち、ファージから逃れるのに役立つ変異が残りやすくなるという選択が起きた。アシネトバクターの倍加時間〔数が二倍に増えるのにかかる時間〕を考えると、奴らの微生物軍には新たな脱出機構をひねり出す時間の余裕がたっぷりあったはずだ。私の勘では、奴らのとった戦略はカプセルの放棄だ。だが、もしそうだとしたら、奴らはそのせいで別の攻撃に弱くなっているかもしれない」。

チップが話していた「カプセル（莢膜《きょうまく》）」とは、一部の細菌が持っている、細胞壁を覆って身を守る鞘《さや》のことだった。アシネトバクター・バウマニもこの「カプセル」を持っている。莢膜は細菌に感染された宿主にとって害になる場合がある。というのも、細菌は莢膜の設計図となる遺伝子を変化させることによって、受容体を変えたり、塞いだり、細胞壁を強化したり、あるいは、他の特性を調整して、自身の能力を向上させたり、抗生物質やファージといった侵入者に対する防御を行ったりと、強みを得ることができるからだ。莢膜はまた、細菌が水分を補給したり、他の微生物と出会った時に新たな耐性遺伝子を手に入れたりするのも助ける。細菌にとって、自らの莢膜を捨てるのは大きな賭けになりうる。

しかし、この話は半分ほどしか私の耳に入ってこなかった。私はこの時、もはや隠しようがないほど怯えていた。たとえトムのアシネトバクター・バウマニが莢膜を捨てたのだとしても、彼らは戦いの第一ラウンドを勝利で終え、一つを除いてすべてのファージへの耐性をつけてしまった。そして、圧力をかけ続けるファージたちがいなくなれば、このアシネトバクターは再び勢力を盛り返すかもしれない。

トムがすでに再び敗血症性ショックに見舞われているところからすると、スーパーバグはすでに勢力を取り戻しているのかもしれない。ここで次のラウンドに挑むのは遅きに過ぎるのではないだろうか。

「何か私たちにできることは?」。私は懇願するように尋ねた。

「すでに手は打ってある」と、チップはいつものきびきびとした口調で答えた。「ティーロンがCOから、新たなファージ狩りへのゴーサインをもらった。今回は環境試料を使うそうだ」。

CO? 何のことだろう? 思い出せなくてぽかんとしていると、ナースステーションにいた私の隣で、看護師のジョーが書類から目を上げ、「指揮官(Commanding Officer)のことだよ」と答えてくれた。

私は頷きながら、ジョーがかつて軍で看護師を務めていたことを思い出した。

「つまり、全速前進、というわけ?」

「ああ。船尾楼に総員集合、尾籠な仕事に着手だ」。これはチップは大げさな南部流の口調で軽口を叩いた。これぞチップ。今回の場合、奇跡的にも海軍のお堅い縦割り組織が私たちの味方をしてくれていた。

ふと、チップが真面目な口調に戻った。「海軍の前回のファージカクテルは、軍のファージライブラリーから集めたものだ。今回は、ビスワジットがすでに地元の下水試料から採集したファージのふるい分け《スクリーニング》を始めている。もし何らかのものが見つかれば、彼がその特性を調べて、ＦＤＡの基準に合わせて精製する時間が必要になる。その後、我々が新しいｅＩＮＤの承認を入手すれば、一件落着だ。新しいファージカクテルが一週間以内に手に入るだろう」。

一週間。それまでにトムは死んでしまっているかもしれない。不満げな態度を見せる恩知らずな奴だと思われたくはなかったが、ここＩＣＵでは、命をかけた戦いがほんの一瞬の隙に敗北へと変わってしまう。一週間は永遠のように感じられる。私の顔には落胆の表情が浮かぶ。その下にある恐怖を覆い隠しながら。

「私の考えが正しければ、その頃合いでも問題なく進むはずだ」。再び私の不安をなだめようと、チップが推論を述べた。「私がつい先ほど言おうとしていたのはこんな話だ。トムさんのドレーンから採取した最近のアシネトバクターは、培養した時の姿が違って見える。ファージから逃れるために莢膜を捨てたのかもしれないと感じたのはそういうわけだ。ビスワジット、それから、彼と共同で研究に当たっている海軍と陸軍の研究者たちが、つい最近、あることを発表している。アシネトバクター・バウマニと、それに特異性を示すファージの間での似たような軍拡競争についての発見だ。アシネトバクター・バウマニの莢膜には、ファージが細胞内に入るために利用する受容体があるそうだ」。チップはそこで言葉を止め、鍵を錠前に差し込んで回すかのように、親指と人差し指をくるりと時計回りにひねった。「彼らの研究では、アシネトバクター・バウマニが変異して莢膜を捨てると、ファージはもはや相手の細胞壁の中に入り込めなくなった。ただ、細菌の側は遺伝的な代償に苦しむことになったそうだ」。

私がまとめの言葉を引き継ぐ。「アシネトバクター・バウマニの変異株は病原性が落ちていた。『赤の女王仮説』に合致する結果だ。……でしょう？」

チップの眉がぐいと上がった。私は得意げな微笑を見せる。私もすでに同じ学会論文集[86]を読んでいたのだ。「まさしく」。チップが言った。赤の女王仮説というのは、『鏡の国のアリス』の物語と、そこに登場する尊大な赤の女王のキャラクター〔チェスのクイーンの駒が元になっている〕にちなんだ学説だ。赤の女王は、「己の全力で走らねばならんのだよ。ひとところに留まり続けるためにはね」とアリスに伝える。進化生物学者たちはこの文芸作品の比喩を使い、あらゆる生物種（捕食者も被食者も）は、〔種が全滅することなく〕ただ存続するというだけのためにも絶えず適応と進化を続けなければならないとのしくみを説明した。進化生物学出身のトムは、この話を喜んで聞くことだろう。自分自身の体が目に見えない戦いの舞台になっているという事実さえなければだが。

　まさにその時、ＩＣＵの両開きの扉がさっと開かれ、移送班がトムのベッドを押しながら一一号室へと戻ってきた。トムの顔は紅潮して熱っぽく、疲れて見えた。私たちの姿が目に入ると、トムは弱々しく笑顔を見せた。ジョーの手によって心電図モニターが再び取り付けられ、昇圧剤の設定が調節される中、チップと私はトムのベッドの両脇に陣取った。

「ああ、ハニー」。私はそうつぶやき、トムの手を握った。「またこんなことを乗り越えなきゃならないなんて、辛いね」。

「私も心苦しいですよ、トムさん」とチップが言う。「ですが、何がまずいのかはわかりました。あなたの胆嚢のドレーンが、肝臓のところまでちょっと散歩に出てしまったんです。ＩＲの方で今日、再固定してくれます。間もなくあちらで面倒を見てもらえますよ」。

　トムはチップを見つめ、下唇を震わせた。

「これ以上耐えられるか、不安だよ」。私の手を固く握り締めながら、トムはささやき声で手短に言った。涙を滲ませそうになっているのがわかった。

「わかりますよ」と静かに応じるチップの声は、共感の意に溢れていた。「この三〇年、私が医師として見てきた中でも、あなたはとりわけ過酷な臨床経過を耐え抜いてきた。あなたをここまで生かし続けてきたのは、あなたの強さと精神力です。ファージたちだけじゃない」。チップはその手を、骨ばったトムの肩にしっかりと乗せた。「あなたはこれを乗り越えますよ」。

　トムはほとんど見えないほどわずかな動きで頷いた。

「ありがとう」。そう弱々しくささやいた。「その言葉が、まさに必要だった」。

　チップと私は目を見合わせた。病原体であるアシネトバクター・バウマニが投与中のファージへの耐性をつけてしまったこと、そして、まさに今トムの体内で変容を遂げつつあること。二人とも、その話をトムに聞かせるのは今ではないとわかっていた。もし、この新しい変異株の病原性が前よりも低いということであれば、海軍の研究室が新たなファージカクテル作りを試みる間、トムの免疫系が反撃に出て、相手を食い止められるかもしれない。私たちにできるのは、そう願うことばかりだった。

　この日の午後、画像下治療科のパイセル医師たちのチームがトムのドレーンを再調節した。この処置の間、私はパイセル医師がドレーンの管を慎重に操り、トムの肝臓から、ほんのわずかばかり残された胆嚢へと動かす様子を思い描いていた。うまくいけば、胆嚢に戻ったドレーンが、胆泥〔胆汁が詰まって泥状になったもの〕の排出を続けてくれるかもしれない。こんな処置のある日には、パイセル医師は自分が医師よりも機械に近いように感じたりはしないだろうかと、私は考えていた。

　トムは見事に耐え抜いたが、その後数日間、発熱は続いた。四八時間後、血液培養の結果が届いた。その中身は案の定、あのおぞましいアシネトバクター・バウマニが、降伏を拒否したというものだった。

27 ラスト・ダンス

二〇一六年四月七日～五月三一日

ビスワジットの新たなファージは、海軍のライブラリーや、どこか異国の港からやってきたものではなかった。その出どころは、メリーランド州ローレル郡の下水処理場の濁った汚水だった。ファージ集めの最初の段階は、研究室で展開されている精巧な科学実験とはまるで異なり、ハイテクというよりもハックルベリー・フィン的な要素が強い。使うのは、牛乳を入れるような半ガロン〔二リットル弱〕の容器〔持ち手のついた半透明のプラスチック容器〕に石ころを詰め、ロープに結んだものだ。ビスワジットと技術職員のマットは、彼らのお気に入りの狩場の一つである、この下水処理場への旅に出た。汚水槽の縁で足を止めると、マットはロープの端を握り、容器を放り投げ、汚れの浮かぶ水に沈ませて中を満たした。そして容器を引き上げると、得体の知れないものが混じり合ったその中身を、六本の大きな蓋つき試験管に空けた。泥水を揺すっての砂金採り。まさにそのものではないにせよ、ファージ採りだ。

しかも、彼らが見つけたのはなかなかの代物だった。このファージにつけられた正式な名前は「ＡｂＴＰ３Φ１」だが、すぐにこんなあだ名がついた。「スーパーキラー（最強の殺し屋）」。スーパーバグの対戦相手にはまさにぴったりだ。

研究室で、トムから単離された細菌株の上に「スーパーキラー」を落とす。すると、皆の祈りに答える形で、透明なプラークが次々と花開いた。私はトムを飛行機で運び出すためにルクソールまでやってきたあのドイツ人の医師たち、アンネケとインゲのことを思い出していた。せん妄状態の中にいたトムには、彼女たちがコンバットブーツを履いて救出にやって来た天使に見えていたことも。あの二人は翼を得ていた。今はもしかすると、この新たなファージが頭上に天使の輪を戴く時かもしれない。

　このファージは格別凝ったつくりのものではなかった。最初のファージカクテルに入っていたのはミオファージという、もっと長くて収縮性のある尾部のついたファージだったが、今回のものは小さく、ずんぐりしたポドファージだ。その短く収縮性のない尾部は、ポドウイルス科（Podoviridae）に属する古風なオートグラフィウイルス亜科（Autographivirinae）の特徴と一致する。進化的にはアップグレードの余地が大有りだ。

　さて、こうして海軍のカクテルに加わったのはわずか一種類のファージだけだったが、アシネトバクターに対する活性を調べる最初の試験結果は、このチビ助が凄腕の殺し屋だということを示していた。このスーパーキラー、ＡｂＴＰ３Φ１は、トムから当初採取されていた単離株（ＴＰ１）、そして、その後で採取され、最初のファージカクテルに耐性をつけていることがわかった二つの変異株（ＴＰ２、ＴＰ３）も、効果的に殺菌した。ビスワジットの見立てでは、このスーパーキラーは〔最初のファージカクテルに入っていた〕ミオファージとは異なる受容体を標的にしているのではないかとのことだった。もしそうなら、新しいファージカクテルはアシネトバクター・バウマニに対して高い効果を発揮するだろう。しかも、この新たに見つかったファージは、最初のカクテルに使われていたファージのうち一種類と相乗効果を持つことがわかった。おかげで、トムの単離株に対して弱まっていた最初のカクテルの効果も復活させることができる。ミオファージたちとスーパーキラーは、力を合わせてアシネトバクター・バウマニの動きを止めた。……少なくとも研究室の中では。それぞれのファージと単離株の増殖曲線を描く自動システム「バイオログ」の分析パネルには、平らになった細菌の増殖曲線が表示されていた。

この「第二世代」のファージカクテルが精製、調製、投与されたのはおよそ一〇日後のことだった。そして再び、私たちは見守って待つというあの時間を過ごした。固唾を呑んで、トムの症状がまたも再発することがないよう願う。数時間、そして数日が過ぎた。トムは再び敗血症を起こしたが、今回はすぐに持ち直した。彼の免疫系は強くなってきている。もう輸血もいらなかった。それから数週間のうちに、他にも良い知らせが見え始めた。仮性嚢胞やその他のドレーンから採取した検体を培養すると、アシネトバクター・バウマニの増殖率が落ちてきていることがわかったのだ。他の検査も、今トムから採取した検体中に存在するアシネトバクターはかつての勢いの面影をわずかに残すに過ぎないことを示していた。チップは正しかったのだ。

新たなファージがトムのアシネトバクターにワンツーパンチを叩き込んでくれさえすればと、私は願っていた。その後、私たちは徐々に気づくことになるのだが、スーパーキラーは私の期待を実現するばかりか、さらに大きなことまでやってのけていた。

＊

ＩＣＵでの毎日は同じことの変わらぬ繰り返しだった。バイタル。投薬。採血。回診。理学療法。清拭。睡眠。ファージ……。

もちろん、ファージを投与されている患者はトムだけだ。

「何十億個ものファージだ！」トムは高らかに叫んだ。「まさに『バイラル拡散』[87]だな！」

私たちは皆、唸った。トムのユーモアセンスは特に回復が早かったものの一つだ。

この治療法が効きさえすれば、それがどんなに風変わりなものだろうと、私たちの誰も気にしなかった。そして、実際にこの治療法は効いていた。

チップ、海軍の研究室、テキサスＡ＆Ｍ大学のファージ技術センター、その他の人々は、トムと私には想像することしかできない戦いの前線から、絶えず戦況報告を送ってやり取りをしていた。採取した血液と検体から次々得られるデータを通じて、戦場（つまり、トムの体内だ）で進行中の動きを追跡する。細菌の感受性とファージの殺菌力を調べるため、トムから採取した細菌株と今回のファージカクテルの分析が一五分おきに行われ、海軍のバイオログはそのたびに、グラフと画像を作り出す仕事を忠実に果たしていた。ダーウィン型進化のダンスは最高の盛り上がりを見せていた。回を重ねる中、スーパーキラーの加わったファージカクテルは敵に選択圧をかけ続け、アシネトバクターはその攻撃の手から力を失いつつあった。

四月中旬までに、トムは昇圧剤なしで心臓の拍動を保てるところまで回復し、ＩＣＵの医師たちは彼の分類を「中間」治療へと格下げした。つまり、もう「集中」治療はいらなくなったということだ。こんなにありがたい格下げはない。とはいえ、医療面での大騒動とそこからの脱出を繰り返した経歴から、医師団はトムをもうしばらく、看護師の目配りが行き届くＩＣＵに置いておくことにした。

安堵のため息をついたのは私たちだけではなかった。ライやジェイソンなど、テキサスＡ＆Ｍ大学のファージ技術センターの人々とは密に連絡を取り続けていたのだが、ジェイソンはある時点で、自分がこんな不安を抱えていることを打ち明けてくれた。……たとえファージたちがアシネトバクターを完全に一掃したとしても、トムさんの体の回復は叶わないのではないか。ファージが効いてもトムを失ってしまうのではないかと心配していた彼らは固唾を呑み、皆が不安の中で状況を見守っていた。彼らはファージカクテルに使うテキサスのファージを必要な量だけ病院に届け続けることに専念してきたが、これで「僕らもようやくまた息がつけるようになった気がします」と、ジェイソンは言うのだった。

＊

瀕死の状態からの回復の道のりは、まっすぐなものではない。これだけ具合が悪かったこと、そして、それに伴う心身の苦しみに耐えてきたことは、深い心の傷となっていく。言うまでもない話だと思われるかもしれない。だが、生死の境をさまよう容態悪化が日々繰り返される中で、進行するトラウマの存在は、認識と対処がなされている臨床上の問題に比べて陰に追いやられるようになっていた。せん妄の要因となりうる現象は多い。代謝、抑うつ、投薬、制御不能な感染症など。体内での騒乱は精神にも表れる。私たちはずっと後になって、心的外傷後ストレス障害（ＰＴＳＤ）とその影響について知ることになる。重篤な状態に陥った患者とその家族、とりわけ、ＩＣＵで時間を過ごすことにもなった人々の心には引き金のようなものが生まれ、不安、抑うつ、その他の様々なストレス関連行動を惹起し続けることがある。治療や手当てをせずにいた場合、ＰＴＳＤは病相が表れては落ち着くという経過をたどるかもしれない。病相が出ている時は皆、そういった「気分」が過ぎ去るまで耐えようと試みる。だが、無視したところでＰＴＳＤを追い払えるわけではない。

無理もない。ある日、トムは私にこんな説明をしてくれた。精神神経学の教授である彼曰く、脳は約二〇兆個の神経細胞（ニューロン）からできており、それらは互いに結びついて協調的に働いている。認知、感情、記憶と、脳の異なる部位が関わる様々な作業を、束になってこなすのだ。通常、愛や恐怖のような大きな感情は、一部の神経の束のスイッチを入れたり切ったりする。その間、理性や記憶は他の神経の束を使って、物事を安定に保つ。本人の説明によると、ＰＴＳＤのあるトムが幻覚の﹅こ﹅と﹅を考える時には、いつも脳内の記憶の回路を見つめているような感覚があるという。だが、幻覚の経験そ﹅の﹅も﹅の﹅が蘇ると、「頭の中の約二〇兆個の神経細胞全部が束になって、一本の高圧線になったみたいだった。その電線に触った途端、感情しか流れなくなって、他のものは何も感じなくなってしまう」という。過去のトラウマと今この瞬間のことを理性的に区別するための容量が脳に残されていないなら、安定を保つことなどできるはずもない。記憶を忘れようとしても、それでは地雷の仕掛け線を隠れたところに残し、何度も高圧の電気ショックを受ける羽目になるだけだ。トムは助けを借りながら、トラウマを違った形で処理することができた。出来事を記憶として保持しながら、高圧線を外すことができたのだ。

トムは落ち込む日もあった。晴れ晴れとしている日もあった。大方の場合、彼は生きていることに感謝し、あらゆることについて新鮮な畏敬の念を感じていた。それがどんなにありふれた物事であっても。歯を磨く、髪を梳かすなど、この上なく単純な作業であっても最初から身につけ直す必要があった。トランプでカーリーと遊び、シブリー[88]の『北米西部の鳥類フィールドガイド（*The Sibley Field Guide to Birds of Western North America*）』をフランシスとめくる。彼女たちが幼かった頃のように。私が病院に着くと、たいていあの子たちのどちらか、あるいは両方がベッドの端に腰掛けて、トムと一緒に昔の映画を見ているのが目に入ったものだ。ある日の午後、二人が病室を出て声の届かないところに行くと、トムは不満をこぼした。……自分自身についてだ。

「このざまを見てごらんよ」。暗い声でトムは言った。彼は両腕を伸ばし、呆然とそれを見つめる。私は自分の腕を必死で隠そうとした。トムの腎臓の機能がようやく改善し始めると、医師たちは彼に最大量の利尿剤を投与し始めた。体に塩分を吸収させすぎないためだ。私の祖母は利尿剤のことをよく「水のお薬」と呼んだものだ。余分な水分が汲み出されるようになると、それまで膨らんだフグのようだったトムは、しぼんだ風船のようになってしまった。

かつて大樹の幹のように太かった彼の前腕部は、今ではマッチ棒並みになっていた。あごの下に垂れ下がった皮膚は、頭を動かすとふるふると揺れた。脚の皮膚は、おばあちゃんのストッキングのようにたるんでしまった。

「私はじいさんだよ！」。腹立たしげにトムは言った。「あの子たちとトランプをしていたら、カードを何枚か、二歳児みたいに落としちまった。手がちゃんと閉じ切らなかったからさ！」

私たちは皆、トムが生きていたことへの感謝に満ち溢れ、さらには、意識があり会話もできる姿まで見られたことに安堵していた。あまりにその気持ちが強く、外見などは二の次に思えた。だが、トムの言い分はその通りだった。赤のピラミッドの前で階段を一段飛ばしで登っていた壮健なトムは、いまや消耗し切っている。この状態を指す医学用語があった。「悪液質（カヘキシー）」。極端な体重減少と筋肉量の減少が特徴で、一般に、栄養失調、衰弱性の疾患と関連している。

……そして、死にも。こうした外見になった人を生まれて初めて見た時のことを、私は覚えていた。ＡＩＤＳという感染症が現れ始めたごく初期に私がボランティアをしていた患者向けホスピス、ケイシー・ハウスでのことだ。私の夫は歩く骸骨になってしまった。いや、歩けるようになるまでにはまだ時間がかかるから、「生ける骸骨」どまりか。しかし、何が失われていようと、あの小さな不屈の根性は今も健在だった。

「ここまでずっとやってきたのは、何もここで諦めるためじゃないさ」。トムはそう言った。

退却することなかれ。

私はトムのために、手首と足首に巻きつける重りを買った。トムはそれをつけて、筋力を取り戻すため律儀に運動をした。傍らで、私は映画『ロッキー』のテーマをハミングする。

トムを車椅子に乗せて初めて外に連れ出したのは、ファージ療法が始まってから一か月後のことだった。まるで二人でプロム〔高校卒業前のパーティー。カップルが盛装して参加する〕に出かけるかのような気分だった。私はトムのお気に入りの帽子を持っていき（私の両親が贈った中折れ帽だ）、それを彼の頭に乗せると、毛布で彼の体を包んだ。看護助手のカルメンが、トムのお尻の下にクッションを二つ差し込むのを手伝ってくれる。お尻というべきか、その名残というべきか。

「さあ行くよ、ハニー」。車椅子のブレーキを解除しながら私はささやき、ＩＣＵの両開きの扉の外へと、トムを押し出した。隣でカルメンが点滴台を押し、その姿を看護師長のマリリンが満足げに見送っていた。

「一五分以内に戻ってくるんですよ」と、マリリンが保護者のように心配する。

「でないとカボチャに戻ってしまうかい？」。トムが言い返した。

車椅子を押して、ロビーに並ぶヤシの木の列を抜け、ダブルの制服を着た小粋なドアマンの前を通り過ぎ、サンディエゴの日差しの中へと出ていく。その時のトムの表情たるや、何にも代えがたい素晴らしさだった。本物の新鮮な空気を初めて吸い込んだこの瞬間、一つ一つの分子が自分の五感に衝撃を与えたのだと、トムはのちに教えてくれた。桜の花。刈りたての芝生。コーヒーカート〔コーヒーを販売する移動式屋台〕のエスプレッソ。ウタスズメがつがいの相手を呼ぶあの懐かしいさえずりが聞こえた時、トムは涙を流した。マッジ・マッジ・マッジ、プトン・ヨア・ティー・ケトル・エトル・エトル[89]……。この熱き鳥類学者、自分の属する種のお喋りよりも鳥のさえずりの方に耳が慣れているこの人が、もう五か月近くも鳥の声を耳にしていなかったのだ。

少しずつではあったが、生命維持のための付属品が少しずつ姿を消し始め、私たちを安堵させてくれるよい兆しになっていた。トムの「カー」はカムバックを果たそうとしていた。一週間後、トムはここ数か月で初めて、自分の足で前に進んだ。理学療法士のエイミーと移送班が両脇について支えながらのよちよち歩きだ。新しく撮ったCTは、彼の膵臓の仮性嚢胞がもはやアメリカンフットボール大ではなくなったことを示していた。「ですが、おそらくソフトボールほどの大きさはあります」と言ったのは、消化器科医のトム・サヴィデスだ。五月一日、心電図モニターが取り外され、一一号室から外へと運ばれていった。

「さらばだ！」。トムが宣言した。儀式で別れを告げるかのような、きっぱりとした声だった。

トムが体調を崩してから六か月が経った、五月中旬のある午後のこと、チップがトムのベッド脇に立ち、最新の血液検査結果に目を通していた。その表情は、朗報を伝えることができる喜びで晴れやかに輝いた。

「我々がアシネトバクターを正式に退却の途へと追いやったことを、謹んで確認させていただきます」。そう言って、チップは満面の笑みを浮かべた。「実のところ、投与したファージのうち二種類が、ミノサイクリンとの相乗効果を持っています。数週間前に追加したファージもその一つです」。

トムは驚いた様子でチップを見た。「つまり、あの『スーパーキラー』ファージが実際に抗生物質の効果を高めたということかい？」

「まさしく」とチップが言う。「まさに模範的な相乗効果の例です。抗生物質も、ファージも、それぞれ単独では求められるだけの効果を発揮できませんでしたが、合わせたところ……大当たりでした。合わせることで強くなる。まさに、相乗効果の定義通りです」。動物を使ってのごく限られた研究例では、ファージを抗生物質と併用することによって得られる効果はファージ単独の場合よりも大きかったそうだ、とチップは話してくれた。そして今回、トムの事例によって、ヒトにおける抗生物質とファージの相乗効果は「可能性がある」というだけにとどまらず、非常に有望であることが実証されたのだった。

　また、トムの免疫系も持ち直して反撃に出ていた。「ビスワジットが試験管内《イン・ヴィトロ》で出した結果が、生体内《イン・ヴィヴォ》でもうまくいったようです」。チップが説明する。「相乗効果によって、この細菌は他の殺菌因子に対しても脆弱になった。薬剤か、あなたの免疫系か。あるいは、両方かもしれません」。

　この戦いの前線において、頼りにできる科学文献はまだ乏しい。だが、多剤耐性菌たちとの戦いが激化する今、この分野は喫緊の関心事となっていると、チップは言った。研究者たちは薬剤が別の薬剤や細菌との間に生む相互作用の詳細をくまなく調べている。そして今、ファージたちもその方程式に仲間入りする可能性が出てきた。

　チップ曰く、そうした可能性は心躍るものだった。まさに彼好みの最先端の課題だ。一人の患者を救うために新たなデータに取り組み、続いて、さらに多くの患者を救うために、そのデータを基にした新たな臨床試験を申請する。

「ファージ療法の観点からいえば、先週採取した一連の血液試料は、今日に至るまでに生み出されたファージのPKデータの中でも最上級のものになっていました」とチップは言った。彼のいうPK、すなわち薬物動態（pharmacokinetics）は、体が薬剤（あるいは、今回の場合はファージ）をどのように吸収、代謝、分配、そして最終的には処分するかという変化を指す言葉だ。さらにこのデータからは、今回のファージが抗生物質との組み合わせで持続的に相乗効果を示し、薬剤の効果を高めたことも確認された。また、ファージ溶液をどれだけの量と頻度で注入するかという、投与についての「大胆な推量」も、ファージ投与後に生じる複雑な相互作用を見越した妥当な推量だったようだ。

「細かい部分では、まだ整理が必要な点がいくつかありますが」。チップは慎重でありつつも、揺るぎない声で言った。「検体中に対ファージ耐性を示す細菌が今も存在しています。すなわち、ファージたちはアシネトバクターとの交戦を今も続けているということです」。

違った結果になっていた可能性は容易にあった。バクテロイデス属細菌への感染でトムの血圧が急降下した、あのジェットコースターのような日曜日の朝、私たちがファージ療法を諦めてしまっていたら、トムは生き延びることができなかっただろう。そうなっていれば、私たちの試みも、ファージ療法の奇妙な歴史における逸話の一つとなって終わっていたのだ。裏を返せば、ファージ療法の成功について論じる際には、寄与しているすべての要素について詳しく調べることなしに、安易な結論を引き出すべきではないということだろう。

チップの話では、トムの症例のデータから得られるものが何であれ、その過程がとても入念に記録されたという事実こそが、祝うに値する臨床医学上の大手柄だという。

「ファージ療法は世に出て久しい。ですが、トムさんの症例によって、我々は山のような障壁を乗り越えたのです。ジョージア、ロシア、ポーランド以外で多剤耐性菌感染症の治療に対するファージ療法の使用が広がるのを阻んできた障壁を。」

「どういう理屈だい？」。目を見開いてトムが尋ねた。

そこで私の声に思わず熱が入り、医学史家のウィリアム・サマーズの文献を読み込んだことを二人に語って聞かせた。五〇年以上前のアメリカで、科学的根拠をめぐる政治、先入観、偏見がファージ療法研究に扉を閉ざしてしまった。サマーズはそのことを調べ上げていた。また、細菌がファージへの耐性を獲得することは予測されるが、ファージ療法はその耐性を乗り越える可能性を秘めていた。そのことを黙殺した人々に対し、カール・メリルが苛立ちを示していたとチップが言い添えた。実は、ファージは変異を通じて細菌の持つ耐性に対抗することができる。ダーウィン式のダンスだ。ファージ療法を退けた人々はこの事実を無視することを選んだが、これは薬剤にはそもそもできない芸当だった。

「ＦＤＡは大車輪で対応を進めています」とチップは言った。「こういうデータこそ、彼らが新しい規則のひな型を検討し始める上で必要なものです。いつの日か、ファージ療法を他の患者さんたちにも、もっと容易に提供できるようにするために。そうすれば、ファージカクテルを作るたびにｅＩＮＤの承認書類を確保する必要もなくなる」。

「素晴らしい！」。トムと私は揃って歓声をあげた。

チップは話を続ける。「いくぶん時間はかかるでしょうが、海軍はトムさんの症例の成功を下敷きに、ファージ研究プログラムを拡大しているところです。海軍では今後、要請に基づいてファージ療法を提供していく可能性を視野に入れています。これまでにない規模で拡充されていくファージバンクを使えれば理想的です。産業界と連携することで、我々が乗り越えてきたような大騒動をいくらか省いた形で、より多くの民間人にファージ療法を提供したいと考えているそうです。そこでトムさん、あなたの許可が得られれば、この分野の研究を前に進めるために、あなたの症例報告を論文発表したいのですが」。

トムは大賛成だった。「もちろん！」

私はわざと鼻で笑うふりをした。「私が知っている中で、昏睡状態で倒れている間に、研究人生での最重要論文を書き上げた科学者はあなた一人だけ」。

「それで、思いついたんだが……」とトムが言った。半ば物思いにふけりつつも、研究で何かを閃いた時の浮き立った様子になっていた。「私は『エヌ・オブ・ワン』なのかい？」

エヌ・オブ・ワン[90]〔N-of-1：単一被験者〕というのは、臨床試験でたった一人しか患者がいない場合に、その患者を指す科学者の専門用語だ。

「私はファージ療法を受けた最初の患者だったのかい？」

私は首を横に振り、そして改めて気づいた。私はこれまで、この一連の過程で知ったこと、起きたことをずっとトムに話し続けていたが、彼にはその記憶がほとんど、いや、もしかするとまったく残っていなかったのだ。歴史、科学、大胆な推量、そして大きなリスクが、このたった一人の身にもたらされた奇跡に関わっていた。トムはよく、私が隙あらば専門家モードに切り替わり、本格的な講義を始めてしまう癖のあることをからかっていた。そうならないよう、私は彼の質問に答えることだけに集中しようと努めた。

「初めてっていうわけじゃないよ。一〇〇年前にバクテリオファージを本当の意味で発見したのが、フェリックス・デレーユ。ファージ療法を初めて試したのも彼だった。まずは自分自身でね……。」

「私の仲間だなあ！」とトムが話を遮り、見えない友人となったフェリックスに感嘆の声をあげる。

「あなたの仲間といえば」と、携帯電話を取り出しながらチップも話に割って入る。何かをしばらく探していたが、それを見つけ出したようで、携帯電話をトムと私に渡してきた。そこにあったのは、粒子の粗い三つ組の白黒画像だった。ファージの画像だ。これまでインターネット上のファージの写真をあまりにたくさん見てきた私には、今回のものも、よくある薄ぼんやりとした「顔写真」の一つのように見えた。ずんぐりしたポドファージ（トムはこれを「ポティ〔おまる〕ファージ」と呼んだが、何も失礼を働くつもりで言ったわけではない）の隣に並んだそのファージたちは、角ばった多面体型の頭部と、ひょろりとした脚部を持ち、まるでクモ型宇宙人か月着陸船のようだった。

「あなたの『ズッ友《とも》（BFF）[91]』になる皆さんにご挨拶を」とチップが言った。「これは、ティーロンが撮影した、あなたのファージの電子顕微鏡写真ですよ。ほら、これも」。そう言って、チップがスマートフォンの画面をスクロールする。「これは、ティーロンの同僚の一人が提供してくれた走査型電子顕微鏡写真です。海軍のファージが、あなたの体内にいたイラキバクターに攻撃を仕掛けているところをとらえたものですよ」。

瞬時にトムはその写真に釘付けになった。想像してみてほしい。さらわれて囚われの身となり、常に死の淵にさらされながら過ごすこと六か月、そこで出会ったのが、命を救ってくれたこのスーパーヒーローたち、裸眼では見えない小さな英雄たちだったのだ。私自身も大いに目を見開いた。彼らは私たち家族をも救ってくれたのだった。

「こりゃあ、『黒い入江の怪物たち[92]』だな！」と、ト

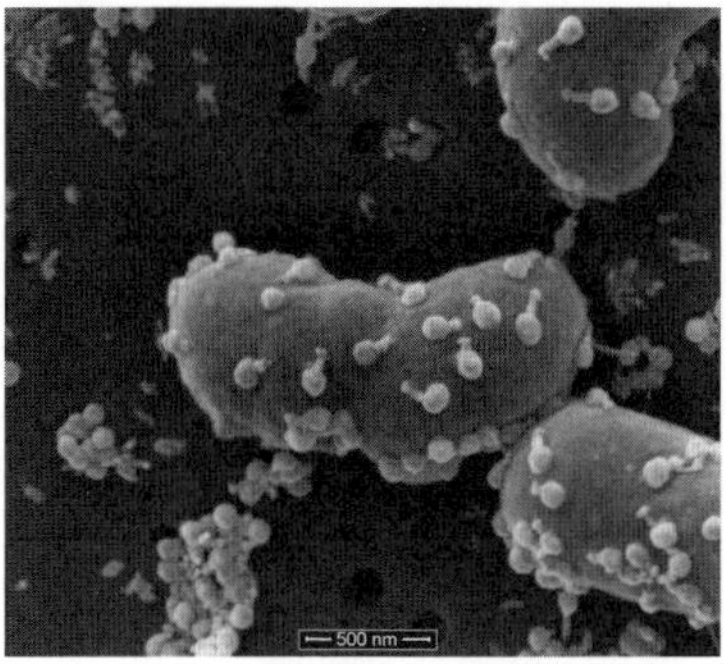

トムから採取された細菌、アシネトバクター・バウマニ（*Acinetobacter baumannii*。画像上では濃い灰色）が、トムを救ったファージ（画像上では淡い灰色）の一部に攻撃されている様子。走査型電子顕微鏡で撮影（倍率10万倍、下部中央の横線が500ナノメートルに相当）。（米国国立バイオ防衛分析対策センターのロバート・ポープ博士提供）

ムが感嘆の声をあげる。彼の頭には、ＳＦ映画の変異生物たちの祀られた殿堂が片時も消えることなく存在していた。

「そうだね」と私はささやく。「でも、少なくともこの化け物たちは、私たちの味方だよ」。

　私たちはその後すぐに、このミクロの怪物たちの美しさを目の当たりにすることとなった。サンディエゴ州立大学の強力な名コンビ、フォレストとアンカが、ある日の午後、贈り物を抱えて病室に立ち寄ってくれた。テキサスのファージカクテルを再精製するため、運営する研究室の人々とともに土壇場で手を差し伸べてくれたあの夫婦だ。彼らが手渡してくれたのは、『我らがファージ界の暮らし —— 地球上で最も多様な住民たちの百周年記念フィールドガイド（*Life in Our Phage World: A Centennial Field Guide to the Earth's Most Diverse Inhabitants*）』という、ふんだんに挿絵の入った一冊の本だった。これはフォレストが共同研究者たちとともに書き上げたもので、著者は皆、ファージの生態学と研究の歴史について、様々な角度から知る専門家ばかりだ。イラストレーターのベン・ダービーの手によってペンとインクで描かれた、一連のファージの肖像画が私たちの目を引いた。皆よく似た姿形をしているポドファージの一族だが、その中で、大腸菌を宿主とするＴ７ファージは私たちの「スーパーキラー」と瓜二つだった。丸みを帯びて恰幅がよく、付属肢〔尾部〕は小ぶりだ。ぬいぐるみのようで抱きしめたくなるとさえ言える。見た目には人を惑わす力があるのだ。

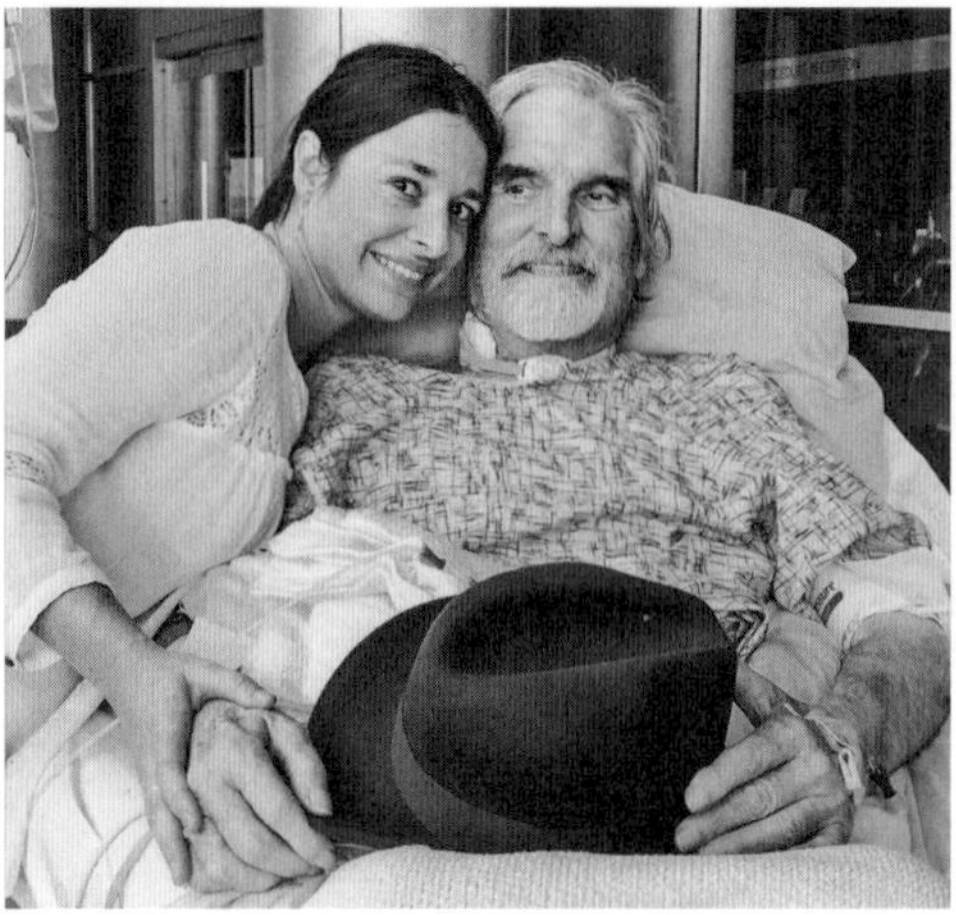

車椅子に乗ったトム。娘のカーリー・パターソン・デメント
とともに、ソーントン病院の建物の外で新鮮な空気を吸う。
（2016年5月16日、カーリー・パターソン・デメント提供）

「このぷっくりしたビーチボールが、我らがスーパーキラーだって⁉」。トムは高らかに笑った。この可愛さは疑いようがない。

フォレストたちの『フィールドガイド』によれば、T7ファージの特徴の一つはこんな点だという。「自らのゲノムをゆっくりとした、高度に制御されたやり方で送り込むことにより、宿主による防御をすり抜ける」。大当たり。これまでに明らかになった、私たちのスーパーキラーが持つスーパー能力の一つだ。そして、T7ファージの生息地は「哺乳動物の腸と下水」……ご馳走のありかだ。

この本のファージの殿堂に並んだ他の顔ぶれは多様で幅広く、それでもなお、私たち哺乳類の腸や、海洋、下水に漂う何十兆種類ものファージたちの総体から見れば、おそらくごくわずかなものに過ぎないだろう。ストレプトコッカス属細菌（連鎖球菌）を標的にする連鎖球菌ファージ2972は、長くすらりとした優雅な体に、脚の代わりの繊細な房飾りがついている。この房は、〔細菌側の免疫システムである〕CRISPRの防御をすり抜けられることで知られている。また、バチルス属細菌を標的にするバチルスファージΦ29やバチルスファージPZAなどは、「ゲーム・オブ・スローンズ」〔テレビドラマシリーズ〕から飛び出してきたような見た目をしている。棘のついた棍棒状の体に、脚はまったくついておらず、回避戦略に長けている。植物の病原菌に部分寄生するシュードモナスファージΦ6は、サッカーシューズのスパイクで覆われたクロッケー〔イギリス発祥の球技。ゲートボールの原型〕のボールのようだ。

ファージはこれまで「ウイルスの世界の暗黒物質[93]」と呼ばれてきた。その呼び名は、私たちが彼らについてわずかな知識しか持っていないこと、彼らが独自の遺伝子断片を二〇億種類も有していることからきている。だが、SFドラマとは違い、フォレストの本、そして私たち自身の経験は、この闇にひしめく存在をより明るい光の元へと引き出して見せた。フォレストたちはファージ生物学百周年を記念して『フィールドガイド』を出版したのだが、この本は「次の一〇〇年間のファージ探求者たちに」捧げられている。トムの場合、大変な苦労を通じてこの探求者の証しを手に入れたのだった。

フォレストとアンカは、目覚めて意識のあるトムを見ると喜びを滲ませた。二人は初回の投与期間に使用する分のテキサスのファージを届けてくれた時からずっと、定期的にトムの様子を見ていた。二人のどちらかがトムから採取した最新の検体を回収する時、あるいは、精製済みのファージ調製液を次の一期間分、届けに来る時など、事あるごとにこちらへ立ち寄ってくれていたのだ。

「『使用前』と『使用後』の違いがとっても劇的ですね」と、アンカがトムに言った。

このダーウィン式の舞踏場で、ファージたちは最後のダンスを楽しんでいた。そう、勝利の舞を。

28　仏の恵み

二〇一六年八月

とうとうその日が来た時、私は自分の体をつねって確かめ続けた。私たちは夢を見ているのだろうか？ 九か月近くにわたる院内生活を経た二〇一六年八月一二日、ついにトムはこの病院から退院し、家に戻れることになったのだ。ルクソールで体調を崩した日から数えて二五九日目だった。ルクソールとフランクフルトを経て、ソーントン病院に入院となったのが二〇一五年一二月一二日。この日は妙な記念日になった。

私たちは退院前からすでに小さな節目を祝うようになっていた。二週間前、トムについていた最後のドレーンが外された時には、その新たな方向性を祝った。「ドレーンを追加するんじゃなくて、外してもらえるなんてよかった。これまでとは違って」と、私はその仕事を済ませたトム・サヴィデス医師に言った。処置を受け終えた私の夫の方のトムはというと、入院着を引っ張り、最後の二本のドレーンが通っていた穴を私に見せてきた。

「ドラキュラは狙いを外したみたいね」と、私はその様子を冷やかす。彼の手首に面ファスナーで留めてある重りのストラップを調節し、肌にこすれないようにしながら。「でも、私たちはお医者の先生たちに示すことができたんじゃない？ 試合の残り時間が一分を切って、周りを囲まれてしまった時にも、クォーターバックが神頼みのパスをつなげることができるって」。「それじゃあ、君がそのクォーターバックだ」とトムが切り返す。「私だけじゃなくて、チップもそうだし、それに……。」「チームで揃いのTシャツを用意する時が来たな」と明るい声でトムが言う。「こう言えるのはうちのチームだけだ。『私たちはイラキバクターに勝ちました!』と」。

そう、私たちは勝ったのだ。三月一五日に始まり、二段階に分けて行われたファージ療法は八週間にわたって続き、五月一二日に完了した。血液の精密検査では、まだ一部、アシネトバクター・バウマニが残存していたものの、その数はトムの免疫系の手に負える程度にまで減っているようだった。この時点までに、「第二世代」のファージカクテルがこのアシネトバクター・バウマニを捕食し続け、投与中の抗生物質のうち一つとの相乗効果を発揮して、その作用をさらに高めていた。これこそ、トムの免疫系が求めていたワンツーパンチだ。そのパンチが効いている間に、免疫系は呼吸を整え、戦いに戻ることができる。

実に八週間。ここまで八週間も、致死性の感染症を食い止めることができていた。猛威を振るってきたこの病原体、抗生物質耐性を持つスーパーバグは、ビルの解体工事に使われる巨大な鉄球のようにトムの体中を破壊しながら移動し、そして、四か月近くをかけてついに動きを止められたのだった。胆石による膵炎、あるいは仮性嚢胞が生じたきっかけは何だったのか、あるいは、いつのことだったのか、今後も確かなことはわからないだろう。また、トムが今回のアシネトバクター・バウマニをどこでもらってきてしまったのかについても、正確なところはわからないままだろう。ただ、フランクフルトのツォイツェム医師がサッカーボール大の仮性嚢胞を見つけ、アシネトバクター・バウマニの多剤耐性株を同定したあの日から、抗生物質界の首領である薬剤群は、それら自体がトムの全身に甚大な影響を与える反面、もはやこの感染症に対してはわずかな効果しか発揮できない存在になっていた。少なくとも一五種類の抗生物質がトムのアシネトバクター・バウマニの制圧に失敗していた。その多くは、彼が体調を崩してから最初の六週間に使われたものだ。そして、制御不能になった感染症が次々と他の合併症を引き起こし、トムを死の間際にまで追い込んだ。そして今、私たちは考えずにはいられなかった。この個別化ファージ療法をもっと早く実施できる条件が整っていたら、トムの命がどれほど早く救われただろうか。トムを苦しめた深刻な病状悪化をどれほど遅らせることができただろうか。そして、回復はどれほど速やかだっただろうか。

これこそ、カール・メリルが数十年前に思い描いていた未来像だった。トムがついに快方に向かい始めたとわかった後、カールと私は手紙をやり取りする仲になったのだが、その時も彼の頭にはこの展望があった。『楽になったのはトムさんの病気か、それとも、私の気持ちか、どちらでしょうね』。そうカールは手紙に書いていた。彼と、弟子であるビスワジットはあのかつての時代、ファージ療法を推し進めるために多大なる努力と時間を投じてきた。だが、彼らがその果てにたどり着いたのは、カールの退職という、もはやこれまでと思われる結末であり、ビスワジットは別の研究に移るという決断をすることになった。

カールもまた、この旅路の上で私が知り合った科学者たちのほとんどと同様、トムの症例は自身にとって若き時代に立ち返る特別な意味を持っていたと打ち明けてくれた。彼の科学への情熱は、熟練の電気技師だった祖父と過ごした毎年の夏に端を発するという。祖父はカールに本、とりわけ物理学の本を読むことを教えてくれ、合わせて数学の微積分と行列代数もみっちり仕込んだという。また、スポーツカーの設計への愛も、祖父からカールに伝播したものだ。高性能エンジンを分解し、再び組み立て直すこと(分解よりもこちらの方が大事だ)、そして、その車を運転することが、カールの真剣な趣味になっていた。科学者としての自身のキャリアに向けるのと同じ熱意を、彼は車にも向けていた。しかも、こちらは息抜きになるのだった。「車の場合には、自分が制御しているという感覚が、少なくともそう錯覚できるほどにはありました。そして、何かが壊れれば自分で直すことができたのです」。カールの手紙にはそうあった。「私が医学においても、研究室においても実現できなかったものというのが、このレベルでの制御感覚です。ですから、車はある意味で、自分で物事をより制御できる世界へ私を逃避させてくれたのです」。仕事を引退した今、高速のスポーツカーにカールが向ける偏愛や孫たちのためにプラモデルを組み立ててやる姿は、他の人々を笑顔にしている。だが、重圧の中での大きな賭けであったトムの症例や、そこにこのような形で貢献することができた今回の機会は、カールにかつての通りの興奮をそのまままもたらしてくれたという。彼自身の心にとって、それがある種の癒しとなったのだ。

*

家でトムの世話をするのは簡単なことではなかった。私は訪問看護師、理学療法士、作業療法士、介助士の定期支援を手配した。リビングルームには病院用のベッドを設置した。トムの幼馴染のアレンが、即席の車椅子用スロープと手すりをトイレに取り付けてくれた。退院したトムは車椅子で家に戻ったが、それから二、三週間のうちに車椅子を卒業して、杖での歩行に切り替えた。一か月後には杖なしで歩けるまでになった。一日ごとに進歩があったが、それでも回復には長い時間がかかった。

「あらかじめ警告されていなかったわけじゃないけれどね」と、私はある日トムに言った。「ソーントン病院に入って二、三週間後に、トム・サヴィデスから経験則を教わったのを覚えてる？　入院一週間につき、回復には五週間かかるって」。

「その計算を入院九か月でやりたくはないね」。トムは深いため息をつきながら答えた。

一方、明るい話はというと、カーリーとダニーがこの夏、サンフランシスコからサンディエゴへと引っ越してきたことがあった。カーリーは定期的にこちらを訪れ、トムと一緒に散歩に出たり、クリベッジ〔トランプゲーム〕の激しい対戦を繰り広げたりした。また、他の子供たちや、トムの元妻のスージー、私の両親、引きも切らず訪れる友人、学生、職場のスタッフの頻繁な来訪もありがたかった。

トムと私たちの愛猫、メインクーンのニュートンの

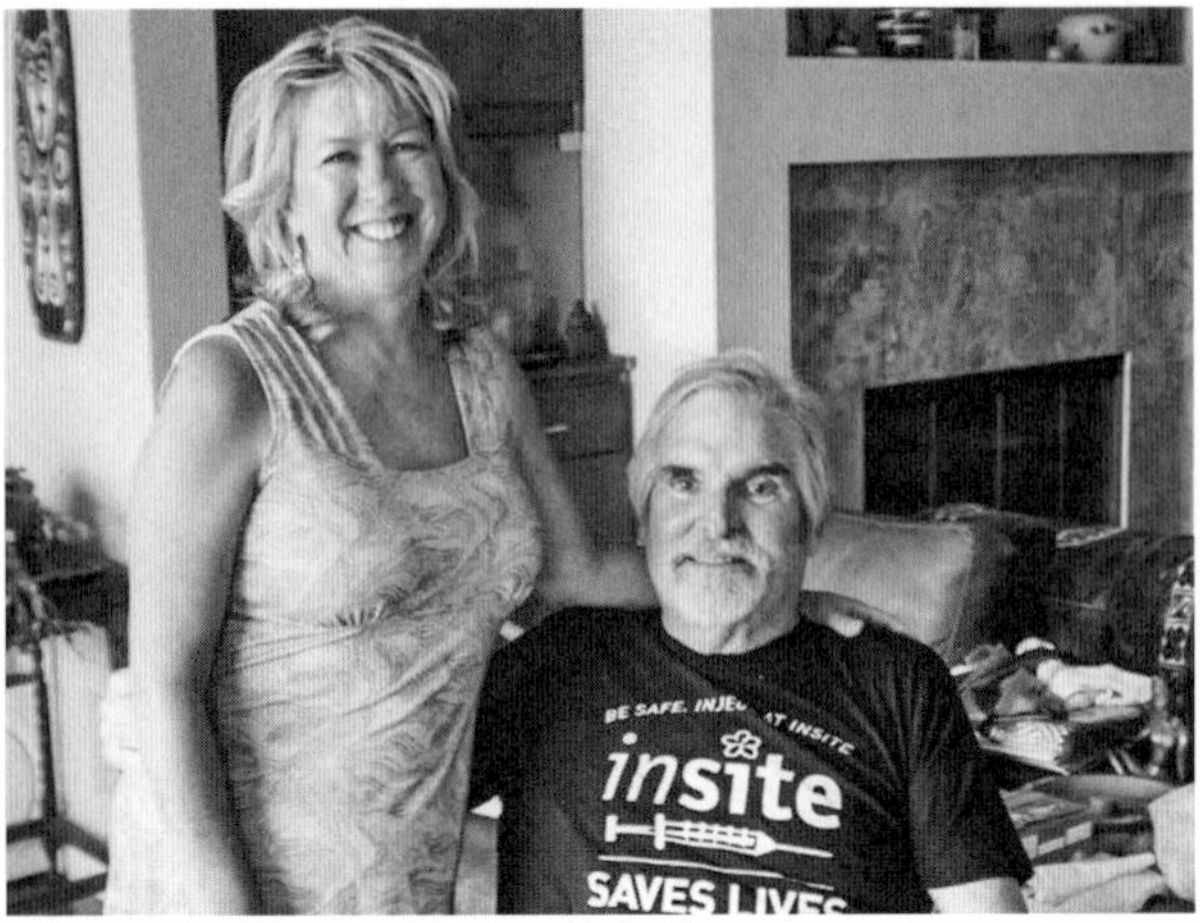

退院から二週間後のトム。ステフとともにカリフォルニア州カールズバッド市の自宅にて（2016年8月28日、著者提供）

再会の瞬間を動画に撮っておけばよかったと、私は思っている。トムの入院中に、実はニュートン自身も瀕死の体験をしていた。彼が子猫たちのご飯を盗むのを私が金輪際禁じた後のことだ。病院であまりに忙しかった私は、ニュートンが子猫たちのご飯どころか、そもそも食べること自体もやめてしまっていたのに気づかなかった。彼は腎不全を起こしてしまい、飼い主であるトム同様、栄養チューブをつながれることになった。そして翌年いっぱい、彼とトムは健康を取り戻すまで互いを労り合ったのだった。トムの曲げた肘の内側でニュートンが丸くなり、静かにいびきをかいた。

九月のある日の午後、チップは私たちに会いたいという特別な来客を連れてきた。私がドアを開けると、そこには海軍の軍服に身を包んだ、若き日のトム・クルーズ似の人物が立っていた。トムに静脈内投与された二種類のファージカクテルの調製を監督した、米海軍の生物防衛研究部（ＢＤＲＤ）所属のティーロン・ハミルトン少佐である。私たちから「凄腕《アメージング》ティーロン」と呼ばれるようになっていた彼は、ファージを求めるチップの最初のＳＯＳにいち早く応答し、正式な協力依頼が届いた時も、上官たちから必要な承認を取り付けてくれた。時を重ねても、私たちの感嘆と尊敬の念はなお高まるばかりだった。ティーロンは軍のお役所的な手続きを機敏に切り抜け、彼とビスワジットは自分たちの生活、そして研究室が一変することもいとわずに、アシネトバクター・バウマニへの攻撃へと乗り出してくれた。これは研究室の中で展開され、そして勝利した海戦なのだった。

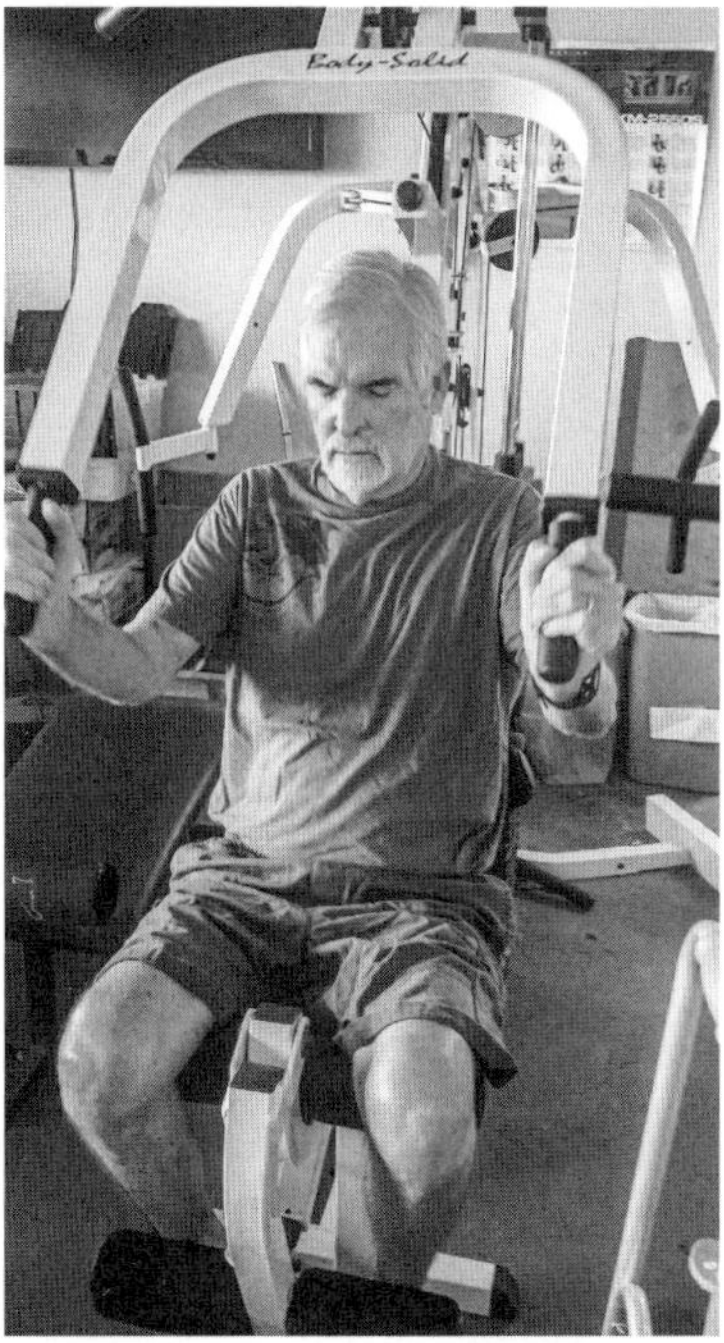

スポーツジムでリハビリに励むトム。回復までの道のりは長い（2017年、著者提供）

私とトムは退院後もチップに会ってはいたが、彼とティーロンが我が家の玄関に足を踏み入れると、たちまち辺りは幸福に包まれた。ティーロンと直接の対面を果たしたトムと私は、溢れんばかりの思いに満たされていた。早期から海軍での手続きに弾みをつけ、将官たちに承認を迫り、そして、ビスワジット率いる研究室を随所で支えたティーロンの決断力には勇気づけられた。後日、科学ワークショップでトムの症例を発表したビスワジットは、上司であるティーロンのことを「勇敢」だと述べていた。軍の広報キャンペーンの宣伝で、このような勇気が称えられることがあるのかどうか、私にはわからない。だが、ぜひ取り上げられるべきだ。階級の上から下まで、海軍の研究者たちの心には明らかにこの種の度胸が根ざしている。ティーロンは長い間、私たちの頭の中では鋼のように意志の固い、冷静で聡明なスーパーヒーローの姿をしていたが、実際に会ってみると温かく優しい心の持ち主でもあることがわかった。私は、ティーロン、チップ、トムの三人が揃って目に涙を溜めているのを見たような気がしたが、次の瞬間、彼らはみな笑い声をあげ、互いの背中を叩いて喜び合っていた。

チップもまた、回復しつつあった。あの懐かしい活気が彼に戻っていた。彼はこの試練の間ずっと疲れ知らずで、昼夜を問わない医師の仕事に向けるエネルギーや意識を途切れさせることもなかった。たとえそのようなことがあったのだとしても、その姿を私たちに見せることはなかった。そして、独自のユーモア感覚を失うこともなかった。だが、彼の気持ちが張り詰めていた時、そのユーモアは暗い棘をまとっていた。チップの心がほぐれたのを見た今、私たちは自分たちがずいぶんと長い間、共に暗い影の中で日々を送ってきたのだと気づいたのだった。

トムが家に戻って間もなく、私たちは二人の身に起こったことについて、本当の意味で話すようになった。そこで気づいたのは、私たちは同じ試練をくぐり抜けてきたのに、その経験が互いに違ったものだったということだ。一二年以上の結婚生活を送り、トムの入院中はほとんど毎日を一緒に過ごしてきたにも関わらず、この九か月間、相手が何を目にし、感じ、考えたかを知った時に生まれた感覚は、私たちにとってまったく意外なものだった。

「フランクフルトのＩＣＵで朝食ビュッフェの盛り合わせを持ってこいって言って、それからすぐに、その食事を全部吐き出しちゃった時のこと、覚えてる？」。退院から数週間が経ったある朝、トムが朝食の食卓につくのを手伝いながら、私は尋ねた。「辺り一面に黒々としたものを噴射してね。私、もしあなたの頭が一八〇度回転したら、『エクソシスト』の次回作に出演できたかもねって言ったの」。

トムは目を見開いた。「私がそんなことをしたのかい？」。そして、スクランブルエッグなどそっちのけで宙を見つめ、ねじれた記憶の糸を必死に手繰り寄せようとした。

「私は、仏陀になっていたんだ」とトムはつぶやいた。「蓮華座を組んで、別の次元にいて、至福の境地を感じていた」。彼は腕を広げて、手のひらを上に向け、目を閉じてから続きを口にした。「あまりにも安らかだったものだから、この世の中に恵みの贈り物を授けようという気になった。それで、口を開けて、この銀色のアルミ箔のリボンをくるくると繰り出したのさ。地面に落ちていくさまは、実に見事なものだったね。光のかけらがリボンをきらめかせて、みんなが駆けずり回って、それを拾い集めていた。みんな幸せいっぱいだった」。

トムは真面目な様子だった。私は唖然とし、そして鼻息荒く叫んだ。「贈り物?!　そんなはずありゃしないでしょ！　あれは、汚物！」

途端、私たち二人は狂ったような笑いに襲われた。それがしゃくりあげながらの苦しい喘ぎへ、そして涙へと変わった。私たちは抱き合って涙を流した。私たちはその後何年もの間、自分たちの身に起きた出来事を消化していく中で、このような場面をたびたび味わうことになるのだった。

「申し訳ない」。トムは私の首元に顔を埋めながらつぶやいた。

「何が申し訳ないっていうの。申し訳ないのは私の方！　あなたがこんなことを全部乗り越えなきゃならないなんて、気の毒で。」

私はトムの肩にしがみつき、その肩をまた引き離して、自分の夫の姿を改めて見つめた。彼は身体的にも、心理的にも、そして精神的にも別人になっていた。この何か月もの間、その頭と体の中で何が起きていたのか、いくら努力をしてみても、私には本当のところは決してわからないのだ。

トムは体調を崩す何年も前からすでに仏像収集を始めていた。特に彼が魅了されていたのは、痩せて骨ばかりの「苦行釈迦」の像だった。悟りを開く前の釈迦が厳しい断食期間の中で経験した苦しみを表現したものだ。トムが涅槃の境地に達するまではまだ遠いかもしれないが、何か月にもわたる「断食」の中で、彼は間違いなく平凡な意識のありようを超越した状態を経験し、もしかすると、自分自身の苦行釈迦、内なる仏に出会ったのかもしれなかった。

「私たち、お互いのことをもう一度知っていかないとね」。私はささやいた。「まずは、何が起きたのかを理解することから」。

「書きつけてくれ」。トムが私に言う。「君に、私の見た幻覚のこと、夢のことを伝えたい」。

こうして、私たちの記録づくりが始まった。サバティカル〔欧米の大学教員を中心に採用されている、長期勤続者向けの数か月の有給休暇制度〕で大学の仕事から離れた期間、私は毎朝五時に起きて書き物をした。猛烈な勢いで。毎日、私はフェイスブックに自分が投稿した内容（延べ五二ページ分だった）を調べ、私たちのストーリーを自分の視点から見返したものを書き出していった。時々、カーリーとフランシスに相談したり、チップとデイヴィーに医学面の詳細を尋ねたりしながら。トムが起きてくるのは私よりも後だ。自分のマグカップに淹れたピーツ・コーヒーを啜りながらトランス状態に入る様子を見せ、自分が見た幻覚のことを細部に至るまで鮮明に語る。幻覚の焼けつくような記憶、時に、トムが忘れようとして苦しんだ記憶を。

こうして書き綴った内容のいくつかを、私たちは私の両親、キャメロン、そしてあの子たちに送り、いくつかはジルの娘たちに読んで聞かせた。トムが迷いの森から抜け出た今、皆がそれぞれ気になっていた話題について尋ねてくるようになった。気にはなっていたものの、尋ねるのを遠慮していたこと、あるいは尋ねるのが怖かったことについてだ。

「スーパーバグって何？」。そう聞いてきたのは、私の姪で一二歳のモーガンだ。彼女とその姉のライリーに、私たちが最初の内容を語って聞かせた後の質問だった。

「もし、私も多剤耐性菌にかかったら死にそうになる？」と、一五歳になったばかりのライリーは尋ねてきた。

「そうとは限らないけれど」と私は説明を始めた。「でも、前は簡単に治療できていたいろいろな感染症が、今はどんどん治しにくくなってるの。だから、トムと私は、今回の治療でトムにどんなことが起きようと、そのデータを研究の発展のために使えるようにしたかったんだよ。他の人たちを助けることができるようにね」。

キャメロンはもっと率直な聞き方をした。この年、トムが退院してから初めてバンクーバーを訪れた私たち夫婦と夕食をとっていた時のことだ。

「昏睡状態になってるのって、どんな感じだった？」。

キャメロンはスパゲッティをもりもりと口に運びながら尋ねた。

　トムは説明しようとしたが、途端に声を詰まらせてしまった。身体的には回復しつつあったものの、トムはこの頃、幻覚の恐怖に襲われ、悪夢を見るようになってきていた。

「夢のことを考え続けてしまうんだ」とトムは打ち明けた。「とても本物そっくりだ。私の頭はすぐ、ＩＣＵにいる感覚に戻ってしまう」。

　私の頭もそうだった。

「何が現実で、何が現実ではないのか、わからないのは恐ろしいことだよ」とトムは言った。「自分の頭を信頼できないのは、恐怖だ」。

　自分の経験についての話をついに私たちとできるようになったことに、トムはほっとしていた。トムは今、アシネトバクターへの感染症とその後の諸症状という、自分一人の経験した「疾病」と、彼を囲む人々全員が経験した「闘病」の違いをはっきり意識していた。

　医師であり文筆家のシッダールタ・ムカジー[94]は、作家のヴィエト・タン・ウェンの文章[95]を敷衍し「あらゆる医学症例は二度経験される。一度は病棟で、一度は記憶の中で」と綴っている。

　カップルや家族の場合、あらゆる症例はさらに二度経験される。一人で、そして一緒に。闘病は各自に異なる形で影響し、私たちはそれぞれ、独自の闘病経験を味わった。一方、家族としての共通の闘病経験は、それよりもゆっくり、時間の経過と対話を通じて少しずつ集まった断片のパッチワークだった。これもまた、ある種の癒しの過程だった。

29　症例発表

一年後

チップ・スクーリーはその本領にあった。いや、数ある本領の一つを発揮していたというべきか。患者の枕元で診察をしている時、モザンビークで専門家として助言をしている時、迷宮のように広がる医療センターと隣接する大学キャンパスに新米の研修医を導いている時と同じように、チップはＵＣＳＤの広々とした講堂で慣れた様子を見せていた。この講堂も彼の本拠地の一つなのだ。この記念すべき症例検討会[96]の準備を進めながらも、彼はポケットに今夜ワシントンＤＣに向かう飛行機のチケットを入れていた。翌日にＮＩＨの責任者たちと会い、臨床試験への資金提供について話し合う予定があった。いつの日か、ファージ療法を最大数の人々にとって最良の役に立てられるようにするためだ。

トムがソーントン病院を車椅子で退院して家に戻ってから、一年少々が経っていた。今朝、私たちが車を停めた場所から、症例検討会の会場であるリーボウ記念講堂までの草の生い茂った丘を、トムは助けを借りる必要もなく、自分の足でゆっくりと上がってきた。私たちはこの瞬間を祝うため、そして、臨床研究発表の始まりと終わりに、演台に立つチップの傍らに加わって、「患者」と「患者の妻」として自分たちの経験を少しばかり話すために、ここにやってきたのだった。

講堂までの上り坂は大したものではなかったのに、私たちは二人とも息を整えなければならなかった。会場にずらりと並んだ人々の姿を目にして、息が詰まってしまったのだ。トムの命を救うために一役買ってくれた人々も大勢来てくれていた。ランディ・タプリッツ、キム・カー、シャロン・リード、アトゥール・マロートラー、エリック・ショルテン、ＩＣＵの看護師たち、また、チップの妻のコニー・ベンソンも会場にいた。アシネトバクターを包囲して倒す戦略を立てるため、チップが自宅のリビングを戦争司令室に変える中、事あるごとにコニーが彼とタッグを組んでいたことを私たちは知っていた。私の友人で近所に暮らすリズ・グリーアも、近くの退役軍人病院でペースメーカー専門看護師として働く中、時間休をとって駆けつけてくれていた。そして、その数列後ろには、まるで長髪で髭もじゃのサーファーが近くをたまたま通りかかって立ち寄ったかのように、フォレスト・ローワーが座っていた。テキサスのファージカクテルを大事な初回投与に間に合わせることができたのは、ファージ精製における彼の優れた専門性と、すぐさま助けを買って出てくれた心意気のおかげだった。

彼らの一人一人が、これからチップがまとめ上げようとする大きな全体図の一部分ずつを知り尽くしていた。

私は、この発表会場に来られなかったものの、心で参加してくれているファージ療法チームの人々のことを思った。緊急事態において共同体制を組んだ二つの研究室の人々だ。テキサス州カレッジステーション市に拠点を置く大学の研究チームと、メリーランド州の立入制限区域にある軍の研究チーム。カール・メリルは息子のグレッグと雑談し、ボーダーコリーの忠犬、ロッキーを散歩させていることだろう。そして、事務手続きの道のりを支えてくれた「トレイル・エンジェル」[97]たちは、法的、倫理的な審査のために必要な書類作成の面倒を見てくれ、その完成と提出をおよそ不可能と思える締め切りに間に合わせてくれた。全体を振り返ってみれば、私たちの交わしたたくさんのメールとテキストメッセージ（一年で数千通にも及んだ）は、研究室の実験台から臨床へと、前代未聞の速さで科学をつないだのだった。それを成し遂げる上で、彼ら一人一人、そして私たちの知る由もない人々が、欠くことのできない重大な役割を果たしていた。

私たちの腹心の友であり、医学の面でも腹を割って話せる相手であるデイヴィーは今日、やむを得ない事情で外出していたが、もはや彼を遠くに感じることはなかった。人々のチームワークと、チップとデイヴィーというこの二人の医師のコンビを思い浮かべながらトムが指摘したように、「チップは私の体を生かし続けてくれた。でも、デイヴィーは私の魂を生かし続けてくれた」のだった。

何か大きなものが、私たちの目の前に全体像として浮かび上がりつつある。その感覚はさらに深まっていた。トムの入院中、とりわけ、特に猛烈でめちゃくちゃだったいくつかの瞬間には、私は突如、自分が自分の体から離れているように感じることがあった。辺りの光景と自分自身の様子を、観察者として見つめているかのようだった。何の判断も下さず、ただ見つめている。トムのドレーンが外れた時、緊急処置のために廊下を進む医師たちとトムのストレッチャーを追いかけていた、疲れた目をしたあのパーカー姿の半狂乱の女は誰だろう？　私は彼女が走るのを見た。時に泣くのを見た。夫のベッド脇で踊るのを見た。時にやる気満々の科学者モードに切り替わって過剰反応し、無理をし、苛立ったり腹を立てたりして人々に噛み付くのを見た。愛情を込めて世話をする家族とピットブルのような科学者という、私の二つの自我が分裂しているような感覚が常にあった。ひたすら回り続ける万華鏡の中の色付きガラスのかけらのように、これらの自我はいつも不安定で相容れないように感じられた。今日、プレゼンテーションを進めていくチップを見守り、自分の隣にいるトムの存在、そして本当にたくさんの人々が私たちに心を寄せてくれているのを感じる中で、万華鏡が突如、回転を止め、ガラスのかけらがあるべき位置にそっと収まった。妻と科学者はとうとう完全な一人の人間になり、対になった二つの責務も、ついに安らかな解放の時を迎えた。一つの責務はトムを救うこと。もう一つの責務は、仮にトムが死んだとしても、有用なデータを生み出すこと。……任務完了だ。

この症例検討会のプレゼンテーションは、まさにそうした一体性が臨床医学の中に現れたものだった。症状を切り分け、症例の要点を抽出し、得られた教訓を他の臨床医や学生に伝えていく。三九八一ページに及ぶカルテ、ほぼ九か月にわたって行われた治療をまとめ上げるのはまさに至難の技だった。

ビスワジットもこれに先んじて、同じく熱心な聴衆に向けてトムの症例を発表していた。パリにあるパスツール研究所で四月に開催された、バクテリオファージ研究百周年記念祝典でのことだった。各国から集まった科学者や臨床医たちの中には、フェリックス・デレーユの曾孫であるユベール・マズール博士もいた。また、わずか二か月前には、FDAがメリーランド州ベセスダで一般公開のファージワークショップを主催していた。その内容はファージ療法の歴史と発展の両方に光を当てたもので、プログラムにはトムの症例に関わった人々の発表も複数含まれていた。ビスワジットをはじめとする海軍の研究者たち、テキサスA&M大学のライとジェイソン、そしてチップが、トムの症例の異なる側面についてそれぞれ報告した。トムの症例報告は次号の『アンタイマイクロビアル・エージェンツ・アンド・ケモセラピー〔抗菌剤と化学療法〕』誌に掲載されることになっている他、『ランセット』〔医学誌〕の解説記事で症例が論じられ、『米国医師会雑誌（JAMA）』にチップのインタビューが載る予定だった。「パターソン症例」はいまや各所で豊富に記載され、[98] 経静脈ファージ療法のプロトコルは他の人々を救うために世界各地で使えるようになった。

これらの経験から得られた新たな知見や可能性が、症例討論会からソーシャルメディアの噂まで、様々な形で世の中の空白を埋め始めた。

第一の変化は、ファージ療法が多剤耐性菌感染症に対する個別化治療〔患者一人一人の状況や体質に合わせて行う治療〕の候補として新たな装いをまとうのにふさわしい存在となったことだ。この分野を発展させるにはさらなる基礎研究と臨床試験が必要で、もしそうした研究で有利な結果が出れば、規模を拡大するために法令によって新たな道を整備する必要がある。

第二の変化は、医療当局と研究資金助成を行う各機関に、ファージ療法など、従来とは異なる治療法に対する潜在的な偏見に打ち勝つ必要が出てきたことだ。ファージ療法は、分子生物学の黎明期よりも早くに最初の研究が行われたがゆえに、科学面、そして研究デザインの面での制約から見劣りする部分があった。

第三の変化は、トムの症例から、ファージと抗生物質を同時投与することで双方の作用が高まると示唆されたことだ。イェール大学から新たに出された症例報告では、ファージを使うことで別の細菌の抗生物質に対する感受性が回復しており、相乗効果の可能性が裏付けられた。

そして、たった一人の人間を救うために国境を超えて行われたこの取り組みは、国際保健外交が本来の役割を果たしたものだった。保健衛生の世界的な緊急課題に取り組むためには、様々なレベルの関係者が行動し、細部の障壁を取り除くために創造的な対策を立てる必要がある。トムが退院してから一か月後、二〇一六年国連総会で出されたある報告書には、多剤耐性菌による地球規模での危機に立ち向かうため、医学、獣医学、農業、経済、環境、産業界、消費者など、社会におけるあらゆる関連部門が協働、連携して取り組みを行うよう要求があり、合意声明には一九三か国すべてが署名した。抗生物質耐性の脅威が拡大し、大勢の命が危機にさらされている今、このような国際協力は不可欠だ。

だが、その複雑な協力も、トムの事例を見ると容易なことだと誤解されてしまう可能性があった。というのも、最終的に多くの人々の目に映ったのは、とても具合の悪い男性が病院に長期入院し、回復し、退院して家に戻ったという単純な話だったからだ。これを医学の奇跡だという人々もいた。それは確かにそうなのだが、私たちの観点からはこんな光景が見えていた。まるで違った形に進んでいた可能性もあった数々の偶然と不確定要素が集まり、星座のように並んだ様子。容易に壊れてしまう可能性もありながらそうはならなかった、専門性と距離の隔たりを超えてのチームワーク。そして、それぞれの役割を担った人々と物資が、手遅れになる前にぴたりと到着したさま。私たちの目には、その一つ一つがまたとない奇跡として映っていたのだった。

ＦＤＡのカーラ・フィオーレは、その驚異のシンクロニシティにすっかり仰天していた。彼女はチップにこう話していたという。ファージ療法の臨床使用へのＦＤＡの承認を得るには、多剤耐性菌に感染した瀕死の患者、患者の世話に当たっていてファージ療法実施に同意した家族、お役所仕事を次々と簡略化して手続きを進める意志のある医師と医療機関、ＦＤＡの厳しい基準に合わせてファージの同定、精製、混合液の調製を行うために全速力でファージ探しを始めようというファージ研究者のネットワークが必要だった。チップが提示した条件は、当局の人々にとって夢にも思わないほどのものだったろう。また、私にとっても、彼はファージ療法のプロトコルを率いる上で願ってもない適任者だった。チップはまさに、一九三〇年代のファージについての否定的な論評に影響された医療当局の古株連中に立ち向かえる人物だ。しかも、彼は最新の状況を見通して舵取りを進め、過酷で、責任重大で、革新的なファージ療法の研究と臨床試験の構想をまとめることもしてのけた。患者を助ける方法を探し求める医学の分野で後進を指導し、自身も医師として、医学の技を最先端で実践し続けたのである。

チップや、この波瀾の旅を通じて私たちと手を組んでくれた数多くの人々は、国際化時代の医科学の精神と可能性を体現していた。その姿は、特に国際保健の観点から私の心を打った。あらゆる場所のあらゆる人々と物事から、最良のものを引き出してまとめ上げるため、各自がそれぞれのやり方で手を差し伸べてくれた。チップはのちに、私にこんなことを教えてくれた。チップはトムのファージ療法が一時保留されるという危機的な局面の中、その道でよく知られた専門家であり、長年の仕事仲間で友人でもある、コロラド大学医学部教授のチャールズ・ディナレッロ博士に電話をかけた。日曜日の朝のことだった。チャールズが電話に出なかったため、チップはメールを送った。数分のうちに、チャールズはグリーンランド上空を飛ぶデルタ航空の機上から返事をくれた。チャールズは一旦、トムの血中エンドトキシン濃度を測定しようと申し出たが、長い議論の末に、トムが敗血症を起こした原因はエンドトキシンではないとの結論を出した。このおかげで、チップはエンドトキシンに対する不安から解放され、他の可能性に再び目を向けられるようになった。

　国境を超えて集まった医師と科学者によるこの即席チームは、トムの生死を分ける役目を何度も果たした。私がその全員を知ることはきっとないだろう。だが、症例討論会の会場で、私は世界にまたがる人々の共同体がそばについていてくれているのを感じた。

　アイザック・ニュートン卿が自身の業績について述べた有名な言葉に、もし自分が他の人よりも遠くを見ることができるのだとすれば、それは自分が「巨人の肩の上に立って」いたからだというものがある。私たちは、トムのファージ療法の成功の拠り所となった「肩」の存在を強く実感していた。トムはファージ療法を受けて治癒した初めての人間ではない。むしろその逆だ。一〇〇年前のフェリックス・デレーユに始まり、世界中の科学者たちが、ファージ研究とその臨床利用のために自身のキャリアを投じてきた。臨床利用はジョージア共和国で始まり、ロシア、ポーランド、そして最近ではベルギーでも行われている。アメリカではエヴァーグリーン州立大学〔ワシントン州〕のベティ〔エリザベス〕・カッターなどのファージ研究者たちが、ファージ療法の局部使用による糖尿病性足潰瘍の治療に成功している。フェリックスや同時代の研究者たちは、自分たちの研究の真価が認められる前に亡くなってしまったが、古今のファージ研究の最先端に立ってきた全員が、トムの命を救った知識と専門技術の重要な一端ずつをもたらしてくれた。ファージカクテルを静脈内に入れてトムを治療できるのではないかという、私たちの「大胆な推量」はうまくいった。だが、それは私たちが実に多くの人々の経験から学び、想定済みのリスクを基に行動したからに他ならない。彼らの成功と失敗なくしてはトムを救えなかった。

　実のところ、この話には特権というものも大きく関わっている。多剤耐性菌への感染で命を落としていく実に多くの人々は、私たちが頼れたようなコネや手段を持っていない。もし臨床試験でファージ療法に効果があることが示されれば、スーパーバグの危機によって最大の重荷を負わされている低所得、中所得の国々で治療を拡大できるように力を尽くすことが、私たちの目標となる。

トムは、世界でも特に致死性の高いスーパーバグの一つとの闘いから生還するという幸運に恵まれた。だが、彼は想定しうる限り最悪のシナリオを経験していた。世界各地で、人類がスーパーバグとの闘いにどれほど早く敗れてしまうか。また、私たちの暮らすアメリカの医療・健康管理制度が、この危機に対していかに準備不足であるか。トムのたどった経緯はまさにそのさまを物語っていた。二〇一五年一一月、抗生物質のコリスチンに対する耐性を細菌にもたらすプラスミドの存在が中国で報告された。トムが体調を崩したのと同じタイミングだ。この耐性プラスミドが発見された途端、中国では家畜へのコリスチン使用を中止した。だが、誰も気づかないうちに、コリスチン耐性はすでに三〇か国で五つの細菌種に広がっていた。トムの場合もそうだった。フランクフルトで抗生物質耐性の分析結果を待っていた時には、もしコリスチンへの耐性が出たらかなりの驚きだとチップから言われていた。だが、二週間後にサンディエゴに到着するまでの間に、トムのアシネトバクター・バウマニは完全にコリスチンへの耐性をつけてしまっていた。スーパーバグはそれほどにも素早く耐性を獲得し、私たちの不意をついて攻撃を仕掛けることができるのだ。

コリスチン耐性の拡散は、実に様々なレベルでの怠慢がもたらしたものだ。人間にとって医学的に重要な抗生物質を家畜に汎用すると、抗生物質耐性の発生につながる。そのことは、一〇年以上前から知られていた。コリスチン耐性菌の発生を検知する監視制度が存在しなかったことで、いつとも知れないうちから、危機の拡大が人目につかないまま放置されていた。また、細菌感染の診断と、効果を発揮しうる抗生物質の判断をそれぞれ行うための迅速検査キットが出回っていないため、あらゆる対応を始めるまでの時間が遅れ、スーパーバグたちにますます有利なスタートを切る余地を与えてしまっている。二〇一六年に出されたある報告によれば、コリスチンはインド、ベトナム、ロシア、メキシコ、コロンビア、ボリビアなどの国々で畜産に使用され続けているという。

アメリカでは、医学的に重要な抗生物質を家畜の成長促進目的で使用することをＦＤＡが禁止したのは二〇一七年になってからだった。現在、アメリカでは予防目的での使用は獣医師の管理下で行われているが、成長促進用に使用される抗生物質の多くは分類もされておらず、多剤耐性菌蔓延の主な要因の一つであり続けている。そして、そうした目的での使用を国内で禁じても、一部の動物用医薬品の製造企業が、規制のゆるい他国で成長促進剤として抗生物質を売るのを止めることはできていない。そうした行為が相手国の消費者たちをさらなるリスクにさらし、抗生物質耐性獲得を促進する世界的要因を増やしている。

専門家たちは今、私たちがすでに倒したと思っていた感染症が復活しつつあること、かつては抗生物質で簡単に治療できた感染症の中には、もはや治療がほぼ不可能になっているものがあることを認識している。さらには、大腸の内視鏡検査などの日常的な医療処置、関節置換術などのよくある手術にも、院内環境や機器に存在する多剤耐性菌により、以前よりも高い感染リスクが伴うようになっている。

かつてのペニシリンのように私たちを救ってくれそうな抗生物質の新規クラスは、しばらく登場しそうにない。しかしながら、私たちが惨事に見舞われ窮地に追い込まれた時に、科学と医学における革新的なブレイクスルーが生まれた前例はある。第二次世界大戦中には、戦争のもたらす切迫性により、ペニシリンをはじめとする数々の医学の進展が生まれた。戦場での負傷を治療する方法を見つけなければならないという重圧の高まりがなければ、ペニシリンの試験と使用拡大があのタイミングで実現したかどうか。急迫した状況が続き、既存の手法がうまくいかなければ、代替案はより真剣に注目される。古い考え方が再利用され、新発見がなされ、新たな治療法が開発されるのも、しばしばこうした状況下でのことだ。

私を行動に駆り立てたのも絶望だった。そして、あの切迫性と可能性の組み合わさった感覚が、他の人々をも奮起させた。彼らはすでに知られていることを基に前へ進み続ける方法を見つけ、ついにはトムの孤高の奇跡を可能にした。だが、大胆な推量にリスクはつきものだ。リスクと利益の比率を医師たちは日々考慮しているし、ＦＤＡも、病院や大学の倫理委員会も、究極の決断を下す近親者もやはりそれを考慮する。

トムと私、それにチップ、デイヴィー、コニーは、同じ状況をエイズのパンデミックの際に現場で目撃していた。エイズの治療薬が世に出ていなかった時代、エイズ問題活動家たちが実験的な段階の治療法を受けさせるよう強く求める中、研究者たち、臨床医たちは臨床試験の実施を求め続けた。当初はすさまじい衝突が起こり、大学院生だった私は双方の立場を目にしながら、自分が両者の板挟みになっているのを感じた。サンフランシスコで開催された一九九〇年〔原書では一九九一年とあるが誤りか〕の国際エイズ会議では、研究仲間たちが会議場にいる中、自分はその外で「アクトアップ」[99]の活動家たちとの「ダイイン」〔犠牲者に擬して地面に横たわる抗議活動〕に加わりもした。皆で路上に横たわりながら、暴動制圧用の装備に身を包んだ警察の部隊に対峙し、他の活動家たちにスプレーで体の周りに〔殺人事件の現場検証のように〕輪郭線を描かせた。私の友人たち、さらには博士課程の指導教員だったランディ・コーツ先生までもが、自分たちを救う薬、あるいはほんのわずかな時間でも与えてくれる薬を待ちながら死に向かっていたが、研究者たちは当時、毒性があるかもしれない薬を患者が使えるようにするのは時期尚早で、リスクがありすぎると言っていた。最終的には、両者に可能性が開かれた。臨床試験は続行され、その一方、各事例を個別に審査する形で人道的使用への道も開かれたのである。それは、FDA、倫理委員会、医師団、患者が、それぞれの患者の状況を基に、もたらされうる利益とリスクを比較して検討できる形式だった。

　トムのファージ療法のプロトコルを整え、他の科学者や医師たちに有用な形でデータを提供しようとした私たちの希望もこの点にあった。私たちはファージカクテルの使用（とりわけ、静脈内投与）自体がリスクを伴うこと、一般的な用途には決して認められないような薬剤安全基準に基づくことを認識していた。それでも私たちが実施に踏み切ったのは、たとえこれがトムの死につながるものだとしても、彼の事例がファージ療法の科学的理解を深める一助になり、必要な臨床研究の推進につながる可能性があったからだ。

　その実現がこんなにも早かったのは驚きだった。ビスワジットがパリで症例報告をした後の二〇一七年四月、トムの症例が初めてニュースで報じられると、私たちの体験談はソーシャルメディアで大規模に拡散された。

それから数日のうちに、私は助けを求める最初の連絡を受け取った。家族が中国で多剤耐性のアシネトバクターへの感染に苦しんでいるという女性からだった。その後すぐに、他の人々からの連絡が続いた。慢性尿路感染症にかかっている人、嚢胞性線維症に伴う肺の感染症に苦しむ人、敗血症などの術後合併症を起こしている人。その誰もがスーパーバグに感染しており、ファージ療法を求めていた。私はチップ、ティーロン、ライに助けを求めた。患者たちの中には、私たちが検体を入手して型の合うファージを探し出せる前に亡くなった人々もいた。一部の患者はトビリシのエリアヴァ・ファージ療法センターに行った。私たちが助けになれる事例は増えていった。

その年、ジャン＝ポール・ピルネ、マイア・メラビシュヴィリらと共同研究をしていたベルギーの研究者たちが、命に危険を及ぼす多剤耐性菌感染症にかかった患者を静脈内ファージ療法で治療した成功例を報告した。六月上旬には、トムの事例での成功を基に、UCSDで両肺移植後の肺感染症と闘っていた別の患者にファージ療法が用いられ、成功した。トムと私はある日、ソーントン集中治療室の看護師や医師らを訪ねた際に、患者であるジョン・ウィルソンとその家族と顔を合わせた。あのあまりに馴染み深い黄色のガウンと青の手袋を身につけた数名の親族と並び、病室に立つ私たちを、ジョンの娘のジョリンが抱きしめ、手をとって言った。

「あなたたちの勇気のおかげです」と彼女は言った。「あなたたちのおかげで、パパはまだ生きているんです」。

しかしながら、「巨人の肩」の役割を担うのは、私たちの中でも特に弱い立場に置かれた人々であることも多かった。トムが回復に向かっている間、チップには二歳の男の子のために改変版のファージ療法プロトコルを使えないかとの問い合わせがあった。ティーロン、そしてビスワジット率いるファージ研究室という、海軍の人々と共同での取り組みだった。男の子の両親はトムの事例を紹介された後、ファージ療法を試すことを決断し、実際に効果が出ていた。感染症が全快したのだ。悲しいことに、この子は隠れていた心臓の異常が原因で亡くなったが、彼の事例もまた、ファージ療法は詳しく検討する価値のあるものだという証拠の一つとなった。

症例検討会での発表からわずか数週間後、私はキャメロンと歳のあまり変わらない若い女性の父親から電話を受けた。この父親、マーク・スミスは、娘のマロリーがファージ療法を受けるのを助けてもらえるだろうかと私に尋ねた。嚢胞性線維症の患者であるマロリーは、めったにないものの厄介な、バークホルデリア・セパシア（*Burkholderia cepacia*）という細菌による慢性的な感染症に苦しんだ後、両肺移植を受けていた。感染症は再発し、彼女の新しい肺に攻撃を仕掛けつつあった。嚢胞性線維症患者は肺から粘液を排出できない遺伝子変異を持っており、それが感染症の温床となる。対策としてたくさんの抗生物質を投与されるため、それが時を経て薬剤耐性の元になってしまう。

マロリーの母親のダイアンは、マークとともに病室の娘に付き添う写真を送ってくれた。ピッツバーグにある病院の部屋でマロリーは二五歳の誕生日を祝ったばかりだった。私は自分を鼓舞するために、その写真をパソコンのスクリーンセーバーに追加した。チップ、ティーロン、ビスワジット、テキサスＡ＆Ｍ大学のライと一人の同僚という顔ぶれが参加してくれたが、その何人かは、Ｂ・セパシアに対抗するファージを見つけられるかどうかに懐疑的だった。しかも、Ｂ・セパシアを標的とするファージ群は扱いにくかった。溶菌を行うのではなく、むしろ穏やかにＢ・セパシアに接する傾向があった。つまり、たとえマロリーが感染したスーパーバグを標的とするファージであっても、相手の細菌を殺すことなく、そのＤＮＡの中に入り込んで（要するに、細菌のＤＮＡと一体化して）しまうのだ。選抜したファージの遺伝子の塩基配列を読み取る時間がなかったため、特にライは、ファージたちが危険な毒素や抗生物質耐性の遺伝子を持っていること、それを細菌に渡してしまうことを危惧していた。スミス夫妻はそれでも、マロリーのスーパーバグを標的とするファージ群を私たちが見つけられれば、それを試すつもりだった。彼らは、自分たちが探した限りで唯

一、B・セパシアについての論文を発表していたファージ研究者、カナダのアルバータ州にいるジョン・デニス博士に連絡をとった。デニス博士もこの件に乗ってくれた。だが、私たちには単独のファージではなく、複数種類のファージを混ぜたカクテルが必要となる。つまり、より大きな網を打ってファージを捕まえる必要があるのだ。どこか既視感のある流れだ。これをまた一から全部やれるのだろうか？

PubMedのデータベースでは、B・セパシアを研究している研究者は他に見つからなかった。他に力になってくれるファージ研究者をどのように探すか頭を悩ませた後、私はツイッターに助けを求めた。マロリーのためのファージをクラウドソーシングで探せるかもしれない。私のツイートは四三二回リツイートされ、ファージ探索に加わってくれるファージ研究者が何人か見つかった。彼らの研究室にマロリーから採取された細菌株を送るよう、彼女の両親が手配した。送り先にはテキサスA&M大学や、トムの症例での成功を目にしたカール・メリルと息子のグレッグがメリーランド州で立ち上げたスタートアップ企業、「アダプティヴ・フェイジ・セラピューティクス〔Adaptive Phage Therapeutics：応用ファージ治療学〕」、略称APTなどがあった。夜を徹しての作業が数日間続いた後、デニス博士とAPTは、ビスワジットや海軍の研究室との合同調査により、それぞれマロリーの細菌株に合致するファージを見つけたのだった。私たちは舞い上がった。成功は手の届くところにあるように思われた。だが、そのファージ群を精製して増殖させる前に、マロリーの父、マークが電話で悲惨な知らせをよこした。マロリーの容態が顕著に悪化し、医師団は彼女の命をあと数日しか保てないと言ったのだった。マークとダイアンは、手に入るファージ調製液はどんなものでも構わず取り寄せようと決めた。たとえファージの精製や増殖が完了していなくても、ともかく試すということだ。数本ばかりの小さなバイアルがピッツバーグに大急ぎで届けられた。マロリーが投与を受けたのはわずか数マイクロリットル分だった。医師団から、もはや手遅れとの判断が下ったのだった。彼女の生命維持装置が外された時、私たちは皆、絶望に打ちひしがれた。

「初めてファージ療法のことを聞いた時、ある考えが浮かんだんです」。マロリーの葬儀に続く会食の場で、マークが私にこう話してくれた。「マロリーが肺の移植を受ける前に治療をできないかと、診てくださっている先生方に聞きました。そうすれば、感染をきれいになくして、新しい肺に見込みを与えられるのではないかと。ですが、先生方はこの治療のことをまったく聞いたことがありませんでした。あまりにリスクが高いとのことで、その案は退けられました。でも、私はつい考えてしまうのです。もしかして、この治療をしていれば効果があったのではないかと」。

私たちはマークの考えを試す機会を得た。二〇一八年の初頭、チップとUCSDのサイマ・アスラム医師が、嚢胞性線維症患者をファージ療法で治療したのだ。マロリーが生きていればこの女性と同じ歳だった。今回の違いは、彼女が肺移植の前にファージ療法を受けたことだった。感染がなくなれば、新しく移植する両肺は再感染を免れるのではないかとの望みからだ。ファージ療法は見事に効果を発揮し、彼女は肺移植を受けるまでの待機期間を、家に戻って過ごすことができた。

私たちはトムの生還から学んだのと同じくらいたくさんのことを、マロリーの死からも学んだのではないだろうか。ライがよく言っていたように、「ファージ治療2・0はいまにもやってくる」のだった。

*

二〇一八年夏の朝、私とトムはある知らせを聞いて耳を疑った。アメリカの連邦政府が院内感染の公的報告義務をなくし、農業関連産業での抗生物質の予防的使用を継続する計画を発表したのだった。私たちは打ちひしがれ、その日の仕事に取り掛かれるようになるまでの間、がっくりと座り込んでいた。

「スーパーバグの危機は、私たちの手に負えないほど大変なものなのに」。私はトムに言った。「どうしてみんな関心を払っていないんだろう」。

トムはしみじみとした目つきで私を見つめた。「こう考えてごらん」と彼は言った。「君は感染症が専門の疫学者だろう？　それなのに、私がイラキバクターに殺されかけるまで、君はスーパーバグの危機についいて警報を鳴らして回ってはいなかったわけだ」。

その通りだった。しかも、私がエジプトで医師の監督なしにシプロをトムに与え、抗生物質を不適切に使用したことも問題の一角をなしていた。私はフランクフルトでも、そして今ここにいてさえ、私たちが（いや、トムと医療チームが）立ち向かっていた相手の実態を完全には理解していなかったのだ。

学術界の象牙の塔の中に腰を落ち着けていると、科学者は世の中のことに疎くなってしまう。私はいつも学生たちにそう伝えていた。だが、スーパーバグが人間の文明にもたらす切迫した脅威に対し、私のように周りよりも事情をよくわかっていてしかるべき人々が無頓着でいたら、世界的な変革へ向けた行動など望めるはずもない。私たち人類は、種としてその兆しを無視しているのだろうか？　集合的無視に取り憑かれているのだろうか？　それとも、自分たちヒトはどんな微生物も出し抜ける至高の存在だと思っているだけだろうか？

「ポスト抗生物質時代」。ＣＤＣ前所長のトーマス・フリーデンら、世界トップの保健衛生当局者たちは薬剤耐性（ＡＭＲ）の世界的な脅威をこう称する。二〇五〇年までに、三秒に一人がスーパーバグ感染症によって命を落とすことになりかねない。そうなれば、気候変動よりも薬剤耐性の方が人類の喫緊の危険になりうる。

二〇一八年、世界の主要な保健衛生機関が連携して、制御不能になる恐れのあったエボラ出血熱のアウトブレイクを食い止めた。また、世界全体でＨＩＶ保有者の半数以上がＨＩＶ抗レトロウイルス薬を服用できていることも発表された。しかし、取り組みを求める緊急の呼びかけがなされているにも関わらず、薬剤耐性の地球規模での拡大を抑制する取り組みには、わずかな進展しかもたらされていない。抗生物質耐性菌の新たな株の発見報告が、結核、淋病、腸チフスなどの疾患に関わる「非常に」薬剤耐性の高い細菌の拡大報告とともに続いている。

保健医療システムと製薬業界の責任も大きい。ＣＤＣから近年出された報告書によれば、アメリカの外来患者向け診療所で出される抗生物質の処方内容は、その半分近くが不適切なものだとわかったそうだ。二〇一八年、薬剤耐性に対する製薬業界の取り組みについて初めて詳細な分析が行われ、臨床開発の後期段階にある二八種類の抗生物質候補薬剤のうち、当該製品をみだりに使わないための計画がきちんと定められているものはわずか二種類しかなかったと判明した。抗生物質を市場に出している企業のうち、薬剤耐性監視の取り組みに参加しているのは半数未満だった。抗生物質製造大手の一八社のうち、下水への抗生物質の排出基準を定めているのはわずか八社のみだった。その一方、過去の分析において、薬剤耐性による死亡者数は、アメリカ国内だけを見ても大幅に少なく見積もられていたという。現在の分析では、二〇一〇年の国内死亡者は、過去の報告の七倍にのぼる一五万人だったと推定されている。ヨーロッパ、北米、オーストラリアで生じている感染症のうち、およそ五分の一は抗生物質耐性菌によるものだと考えられている。

ある意味では、トムの症例は単一のものに過ぎなかった。だが実際は、トムの身に起こったことは多剤耐性菌感染症にかかった人になら誰にでも起こりうる。しかも、その可能性は高まっている。不意の攻撃を許す余裕はない。細菌たちは、私たちが新たな抗生物質を開発する能力よりもはるかに速く進化している。たとえ新しい抗生物質が見つかり、また、ファージ療法に効果があると立証されて大規模に使用できるようになったとしても、自分たちはスーパーバグの危機から抜け出したと決め込むのは浅はかだ。何かが起きた後に手を打つのではなく、先手を打つ姿勢をとらなければならない。

トムを救うために私たちがしたのは、共同作業だ。過去と現在の専門家から、そしてそれまで見過ごされてきた世界の各地から追い風を受けての奮闘だった。この「一人ではない」という実感は、ファージ研究者たちがトムの救命のために現れた時、そして、私たちが希望の火を灯し続けるのを家族や友人たちが助けてくれた時に私が初めて味わったものだった。今私たちが前を向く中で、あのエネルギーと愛が再び私の元に戻ってきていた。それとともに、「さらに大きな何か」が動き出している気配も感じられた。個人のレベルだけでなく、地球規模で。

私は炎の中で燃え盛る薪のイメージを常に思い描く

ようにしている。過去一〇〇年の間、人々はファージ療法を盛り立てるための火を点けようと繰り返し試みたが、そのたびに火種は消えてきた。しかし今回は、一本の小さな薪がその炎を燃え上がらせたのである。臨床試験で効果があると立証されるかどうかはわからないものの、ファージ療法は厳密な評価を受けるに値する。少なくとも、効果を発揮できなくなっている抗生物質の一部に有用性を取り戻すことができるなら、そのこと自体が事態を大きく変える。私たちがこれから取り組むべき仕事は、ファージ療法の臨床試験を開始させ、その間も絶えず、その他の人道的使用の事例を手助けしていくことだ。私たちはまだ決定的な証拠を得ていないかもしれないが、この活動を前に進めていくためにまさに必要なものを手にしている。私たちは今、根拠に基づく希望を抱いているのだ。

エピローグ

常に人生には希望がある。なぜなら、
常に科学には希望があるからだ。
（フランソワーズ・バレ＝シヌシ〔フランスのウイルス学者〕の言葉）

二〇一八年一一月

トムと私は、トムの生命維持装置が外れてからちょうど一年後の二〇一七年四月に仕事に復帰した。とはいえ、今まで通りの仕事ぶりなど発揮できるものではなかったが。

トムは様々な面で回復し、心身両面の傷が癒えてきた。当初は短期記憶に支障が出ていた（例えば、言葉を思い出すのに苦労するなど）が、それはよくなった。今も長引く足のしびれに悩んでいるが、それはもしかすると、あの「ゴリラシリン」と呼ばれる強力な抗生物質群か、悪化している糖尿病のせいかもしれない。今回の感染症で、トムは膵臓の三分の一を失っていた。何度も敗血症性ショックを経験した彼の心臓は大きな打撃を受け、軽い鬱血性心不全の治療のため、片手にひとつかみできるほどの処方薬を服用することになった。また、トムは減った体重を取り戻すのにも苦労している。とはいえ、私たちもこうしたことには折り合いをつけられたが、退院からおよそ四か月が経ったところで、トムのＰＴＳＤがひとりでに消えてくれそうにないことは明らかだった。

私もまたもがき苦しんでいた。私は幻覚のフラッシュバックの代わりに、ある種の幻肢症候群のようなものを抱えているようだった。私たちがこれまで耐えてきた、そしておそらくやり過ごしてもきた悪夢にまつわる感情が突然湧き上がるのを感じる。闘病は終わったが、闘病生活に対する私の反応は終わらなかった。ほんのささいな引っかかりに過剰反応してしまうのだ。トムが転んで膝をすりむいた際、トムが朝食を吐き戻してしまった際、またある時などは、タクシーの待ち時間が長すぎた際に、私はすっかりパニック状態になってしまい、アドレナリンがどくどくと血中に送り込まれた。生物学者たちはこの生理的ストレス反応をこんな言葉で呼んでいる。「闘争か逃走か（fight or flight）」。私たちが切迫した危険を感じた時には必ず引き起こされる、生き残りのための反応だ。ＰＴＳＤもまた、脳に深く組み込まれた類似の神経回路を、過去のトラウマや恐ろしい出来事に結びつけて活性化させる。この不調が集中治療室への入院によって生じた場合には、「集中治療後症候群」（ＰＩＣＳ：post intensive care syndrome）と呼ばれる。

ＰＩＣＳという用語は、重篤な病気の後に認知、精神、身体面のいずれか、あるいはすべてに生じる、短期および長期の健康問題のことを指す。その特徴は、身体的な回復の後に症状が重くなることだ。政府機関の統計によれば、ＩＣＵに入院した患者のうち、最大で四分の三が認知機能の低下を経験している可能性があり、最大で六〇パーセントがＰＴＳＤになっているという。アメリカだけでも年間に五〇〇万人がＩＣＵでの治療を受けており、そのうち七五万人は、入院中のトムと同様、人工呼吸器が必要だ。これはリスク曝露人口としてかなりの大きさで、健康問題としては、実態を特定できるにも関わらずこれまで大きく見過ごされてきていたことになる。ＮＩＨはこの一年後、ＰＩＣＳを「関連する神経精神的および機能的障害による」公衆衛生上の負担だと称した。だが、それまで十分に注目されていなかったことから、「その正確な蔓延状況については不明のままである」とまとめている。

私たちが知らなかったのは、ＩＣＵから生還した人々の家族もまた、ＰＩＣＳを経験しうるということだった。これで私自身の過剰反応の症状の説明がついた。これはすべて正体を特定できる問題であり、たとえどれだけ大変でも解決の手立てがある問題なのだ。一旦そのように認識すると、私たちはほっとした。そうした問題であれば、手立てをくれる人々がいるとわかったからだ。

　こんな健康問題の話は、スーパーバグとの闘病物語からは脱線しているように思われるかもしれない。だが、そうではない。病院に入院している誰かを不意に多剤耐性菌感染症が襲い、入院期間を引き延ばし、患者とその家族が直面しなければならない重篤な合併症を増やす。これこそがポスト抗生物質時代の世界の現実だ。私たち全員が気づかなければならない現実である。

　トムの症例の成功を受け、チップと私は望みを絶たれた患者たちから連絡を受け続けている。ほぼ毎日だ。チップをはじめとするＵＣＳＤの感染症専門医たちは、静脈内ファージ療法によってトム以外にも五人の患者の治療に成功し、アメリカ全土や世界各地でのファージ療法の事例に助言を行う件数も増えている。こうした努力のおかげもあり、ファージ療法の話題は研究者、バイオテクノロジー企業、感染症専門医、抗生物質の選択肢を使い果たしたスーパーバグ感染者たちの間で、以前よりも広く討議されるようになっている。二〇一八年六月には、ＵＣＳＤの学長、プラディープ・コースラ氏が、革新的ファージ応用・治療学（ＩＰＡＴＨ：Innovative Phage Applications and Therapeutics）センター設立のため、チップと私に三年間で一二〇万ドルの開設資金を支給してくれた。これは北米地域で初のファージ療法センターである。その始動の日、『サイエンス』誌には解説記事が掲載され、人々から尊敬を集める微生物学者であり医師でもある人物が、ＩＰＡＴＨを「この分野に転換をもたらすものだ」と述べた発言が引用されていた。嬉しいことに、私はフェリックス・デレーユの曾孫であるユベール・マズール博士からも祝福のメールを受け取った。

　これから一年のうちに、遺伝子改変ファージを用いた治療に成功した初の患者の報告論文が発表される予定だ。嚢胞性線維症、そして埋め込み型医療機器の使用に伴うスーパーバグ感染症と闘う患者を対象に、ファージ療法の新たな臨床試験の実施が見込まれている。データが出てくるまでにはおそらく数年かかるが、これらの臨床試験により、ファージ療法に抗生物質と同等の効果があると示されれば、ＦＤＡがファージ療法の使用拡大を許可するために必要なものは揃うことになる。一部の研究者は、いつの日かファージ療法を使って腸内細菌叢を「手入れ」し、害のある細菌を取り除いて有益な細菌の増殖を促進できるようになることを夢見ている。

ファージ療法を前進させ、二一世紀の現代へと持ち込む。その動きの中で役割を果たすことには胸が躍る。だが、専門家としての暮らしと個人の暮らしが思わぬ形で重なる時には、その経験によって以後の人生はまるきり違うものになる。トムと私にとってもそうだった。困っている時に赤の他人が私たちを助けてくれ、私たちはそのお返しの取り組みを広げている。この本を書くことを決めたのもその一つだ。

私たちカップルは、どんな一日も当たり前のものとは考えないし、小さなことにかかずらいもしない。つい先日、トムは体調が戻って以来初のひと泳ぎを太平洋でしてきた。トムが波の下に消えた時、私はパニックになって自分より岸寄りにいるカーリーに呼びかけた。「あなたのパパはどこ?」。私の目には、カーリーが傍らにぴょこりと浮かび上がるグレイヘアの頭を指差しながら、にやりと笑みを浮かべるのが見えた。「もう、ここだってば! 今ちょうど波に乗ったばかりでしょう!」

去年、トムと私は外国への旅行を再開し、アフリカにも出かけた(もちろん、感謝祭休暇の時に)。トムには新しい「死ぬまでにやりたいことリスト」ができており、ルクソールの王の谷訪問はこのリストにまだ載っている。

私は、トムの具合が悪くなった時にロバートから告げられた言葉について思いを巡らせた。君はこれから直面する問題に対処する上で必要な大困難をすべて経験している、必要な技術もすべて身につけている、というあの話だ。すべてのピースは、あの時すでに揃っていた。目を凝らしてその事実に気づくこと、そして、自分の力を信じること。日々もたらされる難題を乗り切る上で、私がとらなければならなかった行動はそれだけだ。これは、私たちの多くに当てはまることだと思う。

トムは自身の臨死体験を深く振り返っていた。彼に、砂漠の幻覚の中で賢者たちが問うてきた三つの質問についてどう思うかと尋ねれば、こちらの耳がもげるほど熱心に語ってくれるだろう。だが、その中でトムが必ず口にするのはこんなことだ。「ある賢い人が、かつてこう言った。人生で最も重要な二つの日は、生まれた日と、その理由を見出した日だ、と」。トムは今も体重が一〇〇ポンド〔約四五キログラム〕落ちたままだが、彼がそれでもなくさなかったものの一つが、いつものユーモア感覚だった。二〇一八年七月、精神医学科の特別教授（Distinguished Professor）に昇進したトムは、同僚の教授陣から盛大な拍手を受けた。その晩、彼の業績を称えて私たちがワインで乾杯した時、トムはグラスを掲げてこう言ったのだった。「『危うく消滅しかけた教授（Nearly Extinguished Professor）』に乾杯！」

ＨＩＶ研究者として仕事をしていたことで、スーパーバグの魔の手にかかった一年への備えが何らかの形でできていたか。私たちがそう聞かれることは多い。この本の各所で触れた通り、私たちが他の人々と取り組んできた研究や、ＨＩＶおよびエイズを取り巻く諸問題と学問は、私たちの人生に多くの形で影響を与えてきた。ひょっとすると、その中でも特に今回の件に深く関連していた（そして、私たち皆に息づいている）のは、ドキュメンタリー映画製作者のジャネット・トビアスが最近私たちに言ってくれた点かもしれない。ＨＩＶ研究者と活動家は、「不可能なこと」は可能なのだと信じている、世界的パンデミックを直ちに止めることも可能だと信じているのだ……彼女はこう話していた。

その通りだった。トム、私、チップ、コニー、デイヴィー。私たち全員のルーツは、ＨＩＶ流行への対抗策を作り出す、いわば試験場のような場所だ。チップと私にとって、その経験がトムの抗生物質耐性アシネトバクターとの闘いの中で意味していたのは、自分たちの大胆な推量が効果を発揮するという望みを決して捨てないことだった。トムにとっては、ＨＩＶ感染症の長期生存者のようにしなやかな回復力を持つことだった。死を選ぶことは簡単だと、トムは私に言った。これほどの信じられない痛みの中にある時には、生きることを選ぶ方がずっと、ずっと大変なのだと、彼は教えてくれた。

選ぶことさえ叶わない人もいる。不屈の努力と根性だけでは悲惨な病から助かることはできないと私たちは知っている。もしそれで命が助かるなら、これまでに亡くなった人々のほとんどは今も存命だろう。HIV研究者として、そして、スーパーバグとの闘病経験からの生還者としての私たちの経験が示すのは、科学的革新、見事な医療、そして生きようとする意志のすべてが揃った時に初めて、不可能が可能になるということだ。

読者への注意書き

本書の情報は医師による治療に代わるものではありません。本書の内容についての詳しい資料は次のウェブサイト（英語）をごらんください。

https://ipath.ucsd.edu/

https://ThePerfectPredator.com/

謝辞

私たちはトムの命を救うことができたが、それを助けてくれた人々、また、本書の執筆過程で私たちを支えてくれた人々全員に感謝を伝えるという仕事の大きさにたじろいでいる。世界中から癒しと救いの手を差し伸べ、カードやメッセージを送り、ろうそくを灯し、食事や差し入れを届け、ファージを探し、検体や試料を運び、枕元に付き添い、献血をし、祈り、そしてもちろん、トムと私たちの家族を気にかけてくれたことに感謝する。中には、私たちがその名前さえ知らない方々もいる。

私たちはルクソールの診療所のスタッフ、ガイドを務めてくれたハーリド、旅行保険会社であるユナイテッド・ヘルス・ケア・サーヴィシズ社の二四時間対応医療スタッフ、緊急搬送チーム、そして、トムをサンディエゴへの輸送に耐えられる容態に維持してくれたフランクフルトのウニークリニークのＩＣＵに感謝の思いを抱いている。

チップ・スクーリーとデイヴィー・スミスをはじめとする、ラホヤ市のソーントン集中治療室およびソーントン病院（現・ジェイコブス医療センター）の医療看護チームは私たちのヒーローだ。ＵＣＳＤヘルス・サイエンシズ〔医学部、薬学部、付属病院、医療センターの共同体〕の教員、職員、学生、研究員、幹部の方々に心の底から感謝する。とりわけ肺治療科、集中治療科、感染症科、国際保健学科、抗ウイルス研究センターの教員、職員、研究員、学生など、医学部の方々に深くお礼を申し上げる。本書ではごく一部の方々の名前しか挙げられなかったことが悔やまれる。

テキサスＡ＆Ｍ大学ファージ技術センターのライ・ヤング、ジェイソン・ギル、アドリアナ・ヘルナンデス＝

モラレス、ジェイコブ・ランカスターらと、アメリカ海軍生物防衛研究部、特にティーロン・ハミルトン少佐、ビスワジット・ビスワス、マテスン大佐、ストッケルマン大佐、ルイス・エストレヤ少佐、マシュー・ヘンリー、ハビエル・キノネスらの、トムのファージカクテルを作り出すための不断の働きに大きな感謝を送る。陰の英雄、FDAのカーラ・フィオーレ博士は、私たちをファージ研究者たちとつなぎ、必要な承認手続きを迅速に行うため、職責以上のことをしてくれた。私たちはまた、ファージを寄付してくれたアンプリファイ・バイオサイエンシズ社幹部、同様にファージ提供の申し出をしてくれたインド、スイス、ベルギーの研究者の方々にお礼を申し上げる。フォレスト・ローワー、アンカ・セガール、サンディエゴ州立大学にあるローワー、セガール両研究室の方々にも感謝申し上げる。とりわけ、客員ポスドク研究員のジェレミー・バー、博士課程学生のショーン・ベンラーは、最初のファージカクテルの再精製の手伝いを直ちに申し出て窮地を救ってくれた。カール・メリルとマイア・メラビシュヴィリはファージの投与量決定、注入、安全性について、チャールズ・ディナレッロはエンドトキシン濃度について、それぞれ重要な助言をくれた。

私たちそれぞれの家族は実に様々な形で私たちを支える重要な役割を果たしてくれた。私の父、アル・キースは、この本が完成する前に亡くなった。初期の原稿を読んだ後、彼が私たちにかけてくれた最後の言葉の一つが「ブラヴォー！」だった。私たちの娘であるカーリーとフランシス、その母であるスージー、私の息子のキャメロン、そして〔カーリーの夫の〕ダニーは私たちの命綱だった。私の母であるヘザー、私の妹のジルとその娘たちのライリーとモーガン、私の妹のジェニファー、その夫のピート、その子供たちのエラとネイサンはいつも私たちに寄り添ってくれた。

私たちはマーティン・フェイストとロバート・リンジー・ミルンのエネルギー、直観に基づく助言、支えに恩を受けている。また、見舞い、食事、電話、用事の代行など、私たちにとってとてつもなく意味のあることをしてくれて、私たちの魂が下向かないよう支えてくれた、名前を挙げきれないほど数多くの友人、学生、ポスドク、教員、職員たちにも。フェイスブックやツイッターでつながっている友人たちは、たとえ、思い出が苦しみに満ちたものであった時も、私たちがこの本の執筆に取り組む上で必要としていた勇気を与えてくれた。

私たちの友人であるジョン・コーエンとその妻、シャノン・ブラッドリーに特別な感謝を捧げる。二人はトムを見舞い、私たちの家族の心身を労ることを繰り返してくれただけでなく、素晴らしい出版エージェントと出版社の両方を見つけ出すのに有用な助言を与えてくれた。

本書の執筆においては、実際の出来事にできる限り忠実な内容を記すため、五二ページにわたるステフのフェイスブック投稿、三〇〇〇ページ以上にわたるトムの医療記録、山のような電子メールのやり取りを参照し、記憶が曖昧になった際には関係者たちと会話を行った。ごく一部、人々のプライバシーを守るために名前を変更したが、多くの場合は実名を用いた。

内容が正確なものとなるよう、本書の原稿を繰り返し確認してくれた多くの人々に私たちは感謝している。チップ・スクーリーとデイヴィー・スミスは医療面の詳細と記述を確認し、リズ・グリーアは、トムの退院から間もなく夫のダグを膵臓がんで亡くしていたにもかかわらず、数回分の草稿を入念に修正してくれた。カーリー・パターソン、フランシス・パターソン、キャメロン・ストラスディー、トリッシュ・ケイス、ジョー・デソマー、ジュディ・アウアーバック、ダイアナ・マッケイグ、スティーヴ・ウェイナー、クリステン・ラウ、マーガレット・ブラウニングからは読みやすさについての助言を受けた。ユベール・マズール、ビル・サマーズ、ベティ・カッター、ゴードン・ウィート、ボブ・ブラスデル、ライ・ヤング、ビスワジット・ビスワス、ティーロン・ハミルトン、ジェイソン・ギル、カール・メリルは歴史および科学面の細部を整理してくれた。ブライアン・ケリーは引用文の出典を探し、必要な許可を得てくれた。チャールズ・ポープ博士はトムのアシネトバクターが海軍のファージに攻撃されているところをとらえた走査型電子顕微鏡写真を提供してくれた（私たちはその拡大コピーを手元に置き、ダーツの的にしている）。

私たちの出版エージェント、ロス＝ユン・エージェンシーのゲイル・ロスとダラ・ケイがいなければ本書が出版されることはなかっただろう。彼らは私たちを信じ、いくつもの企画提案書の原稿作成を乗り切らせてくれた。私たちは同じく、編集責任者のミシェル・ハウリー、アマンダ・マーレー、クリシャン・トロットマン、コピーエディターのロリ・パキシマディス、アートディレクターのアマンダ・カイン、広報担当者のジョアンナ・ピンスカー、編集発行人であるアシェット・ブック・グルー

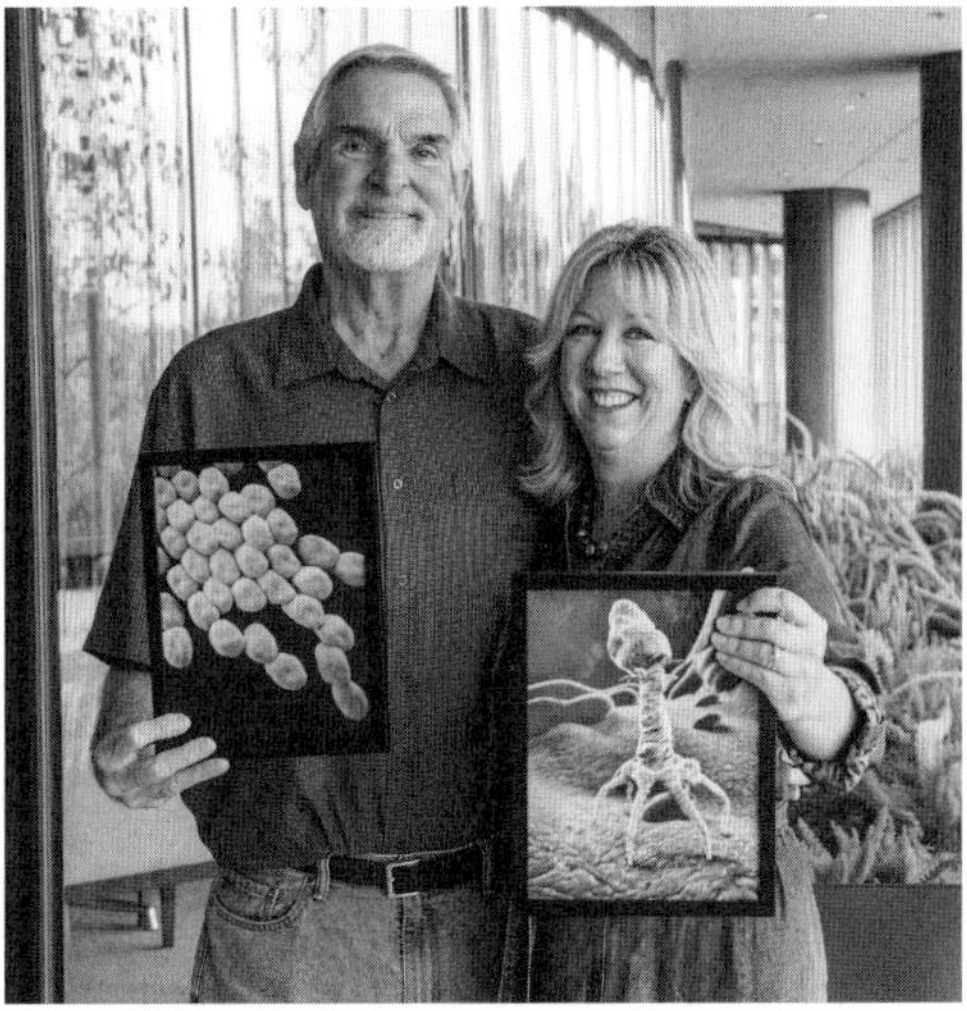

トムとステフ。アシネトバクターとファージの写真を掲げて
(2017年5月、UCSDヘルス・サイエンシズ提供)

プのマウロ・ディプレタに、その揺るぎない情熱、支え、知恵への感謝を抱いている。また、イルザ・ブリンクにも、本書の素晴らしいウェブサイト、ThePerfectPredator.com の制作に感謝している。

ステフからは、自身のキャリアの初期における中心的な指導者であった科学者たち、マイケル・スクデオ、ランドール・コーツ、スタンリー・リード、マイケル・V・オショーネシーの役割に感謝の念を表したい。また、ステフはUCSDでの自身の研究の基盤となってきたハロルド・サイモン寄付講座教授職への資金提供者である匿名の寄付者一家にも感謝している。

私たちの共同執筆者であるテレサ・バーカーは、この旅路における仲間以上の存在だった。彼女は私たちの経験を追体験し、涙と笑いを分け合い、私たちが自分たちの話を洗練させて万人に伝わりうるものにするのを根本から助けてくれた。テレサ、いまやあなたは私たちの家族だ。彼女の夫、スティーヴ・ワイナーは、計り知れないほどの支えになってくれた。同様に、ドリー・ヨルン、クリステン・ラウ、レイチェル・ラウ、ベッカ・バーカー、アーロン・ワイナー、ローレン・ワイナー、マーガレット・ブラウニング、スー・シェレンバーガー、レスリー・ローワン、エリザベス・レイボヴィッツ、ウェンディ・ミラーらも、本書の出版を様々な形で支えてくれた。テレサの幼い孫たち、レイナとエイデンは、その命がかかっている子供たちの世界を私たちに思い出させてくれた。子供たちの命は、急拡大するスーパーバグの世界的流行から彼らを守る科学、医学、保健衛生政策の分野の人々の働きにかかっている。

私たちはまた、マロリーの両親である、ダイアン・シェイダー＝スミスとマーク・スミスの特別な役割に感謝を示したい。彼らは私たちが自分たちの本を書く中で果てしない応援を送ってくれた。彼らの娘、マロリーを救うにはファージの到着は遅すぎたにもかかわらず、彼らはＵＣＳＤで私たちが立ち上げた新たなファージ療法センター、ＩＰＡＴＨの設立基金への寄付を約束してくれた。ステフは、マロリーの回想録である『Salt in My Soul: An Unfinished Life』のエピローグの執筆を二人が依頼してくれたことを心から光栄に感じた。

私たちは幸運にも、トムの治療が理論的な可能性にとどまる時代ではなく、実現に至る段階にまで科学と技術が発展した時代に生きている。計り知れないリスクを賭し、時間と資源を私たちの苦闘に捧げてくれた数々の人々の存在がなければ、この話は平凡な死の一つ、そして、毎年スーパーバグによって命を落とす推計一五〇万人のうちの一人の話になっていたことだろう。私たちの願いは、本書が拡大しつつある広範囲薬剤耐性菌の危機への意識を高め、ファージ療法のさらなる研究を推進することである。私たちの経験が他の人々を救い始めたと知ることで、私たちの家族が耐えた痛みと苦しみは価値あるものに変わる。そして、読者の中でまさに今深刻な広範囲薬剤耐性菌感染症と闘っている皆さんへ。私たちはあなたのそばにいる。退却すること、な、か、れ。

訳者あとがき

本書は二〇一九年二月に米国のアシェット・ブック・グループ（フランスのアシェット・リーブル傘下）から出版された *The Perfect Predator: A Scientist's Race to Save Her Husband from a Deadly Superbug: A Memoir* の翻訳である。原題を日本語訳すると、『完璧な捕食者――夫を致死性スーパーバグ〔超多剤耐性菌〕から救うためのある科学者の戦い――回顧録』となる。「完璧な捕食者」とは感染症治療に使われたファージのことで、末尾に「回顧録」とあるのは、本の内容があまりに劇的であったことから、実話ではなく小説だと誤解する読者が出たためだという。微生物学・薬学・医学の歴史を辿りながら現代の医療ドラマを綴る構成が好評を博し、オーディオブック版、ロシア語版、繁体字中国語版（台湾）がすでに発売されている。原書はニューヨーク・タイムズ紙、医学誌『ランセット』などに書評が掲載され、米アマゾンの二〇一九年ベスト・ブックス（科学部門）にも選出されている。

カナダ出身のステファニー（ステフ）・ストラスディー氏、米国出身のトーマス（トム）・パターソン氏の著者二人は、ともにカリフォルニア大学サンディエゴ校（ＵＣＳＤ）で教授を務める第一線の研究者だ。妻のストラスディー氏は疫学、夫のパターソン氏は社会生物学・心理学という観点から感染症研究に取り組んできた。だが、夫婦でエジプトを旅行中にパターソン氏の体調が急変したところから、二人の立場は研究者から当事者へと一転する。物資や設備が不足する現地での処置、そしてドイツへの緊急搬送の後に明らかになったのは、ほとんどの抗生物質が効かない超多剤耐性菌、通称「スーパーバグ」の一種にパターソン氏が感染していたことだった。

意識を失い、治療の手立ても尽きた夫を救うべく、妻のストラスディー氏は科学者としての力を振り絞る。本書は彼女の語りを中心に、闘病中は昏睡状態・せん妄状態にあったパターソン氏の回想を挟む形で進んでいく。息つく間もない展開は「医療スリラー」と呼ぶにふさわしいが、挿入される写真と、謝辞に並ぶ数えきれないほどの人名が、この戦いが事実であったことを物語る。

科学者が一個人になる時

ストラスディー氏は本書で「科学者の私」と「妻（＝個人）の私」の衝突にしばしば触れる。思考が「科学者モード」に切り替わるたび、自分は冷酷なのではないかと悩む。専門的な知識があってもそれを活かせない。それどころか、中途半端な知識がかえって事態を悪化させることもある。こちらが気圧されるほど率直な言葉で語られる内容は、科学者も一人の人間なのだと思い出させてくれる。分野や経験こそ違う、私自身、生命科学の分野で博士号を持つ者として、こうした状況は身に覚えがある。

一方、不吉な因縁にも怯えるストラスディー氏は、「自分でもばかげているとは思いながら」祈りの言葉を唱え、霊能力者に念を送ってもらう。とはいえ、彼女がこうした行動をとる時の判断基準は理性的なものだ。科学的根拠に基づく医療を妨げないか。治療や家族の生活に充てるはずの時間や資金を失うことにはならないか。そうした検討の結果が、彼女の「害にはならない」という言葉に集約されている。この判断基準は、感染症に限らず、私たちが苦境の中で支えを探す時の参考になるかもしれない。判断できないほど疲れている時は短時間でも休む、他者やテクノロジー、公的制度に頼るといった勇気も重要だ。世界各地の人々に助けられながら、一個人としての熱い心と、科学者としての冷静な頭をもって、ストラスディー氏は夫を、そしてさらには他の人々をも救うために前へ踏み出す。

静かなパンデミック　――多剤耐性菌感染症

感染症を引き起こす病原体にはさまざまなものがあるが、特に人間に大きな影響を与えてきたのが細菌とウイルスだ。細菌は、体の大きさやつくりこそ違うものの、私たちと同じ生物である。一方のウイルスは、遺伝情報を収めた分子とその入れ物からなる、いわば極小のロボットのような存在だ。ヒトを含む動物、植物、そして細菌など、宿主生物の細胞を乗っ取り、自らの分身を作る工場に変えてしまう。

本書冒頭でも語られている通り、著者二人の専門はＨＩＶ（ヒト免疫不全ウイルス）感染症であり、彼らにとっては「ウイルスこそ恐るべき存在」だった。ＨＩＶによるＡＩＤＳ（後天性免疫不全症候群）、養鶏・畜産業にも甚大な影響を及ぼすインフルエンザ、そして、コロナウイルスによるＳＡＲＳ（重症急性呼吸器症候群）、ＭＥＲＳ（中東呼吸器症候群）、今まさに拡大中のＣｏｖｉｄ‐19（新型コロナウイルス感染症）。こうした現代の深刻な大規模感染症は、どれも病原性ウイルスによるものである。

他方、細菌による感染症の多くは、抗生物質によって治療可能だと考えられてきた。だが近年、その認識を覆す「悪魔の細菌」、すなわち超多剤耐性菌が世界各地に出現している。特に危険な六種は、それぞれの学名の頭文字をとって「ＥＳＫＡＰＥ（エスケイプ）」病原体と呼ばれる（本書第Ⅱ部参照）。パターソン氏を死の淵へと追い込んだのもその一つだ。日本国内の調査では、二〇一七年、ＥＳＫＡＰＥの「Ｅ」と「Ｓ」に当たる二種の細菌による感染症だけで年間約八千人の死亡者が出ているという（国立国際医療研究センター病院ＡＭＲ臨床リファレンスセンター調べ）。

抗生物質や抗菌薬を無計画に使うと、それに対抗できる変異を持つ菌が生き残りやすくなり、多剤耐性菌の進化は加速する。

世界保健機関（ＷＨＯ）は毎年一一月一八日を含む一週間を「世界抗菌薬啓発週間」としており、日本でも一一月が薬剤耐性（ＡＭＲ）対策推進月間となっている。風邪を引いた時、何が原因かもわからないのに「抗生物質を出してください」と医師に頼んでいないだろうか。ウイルス感染であれば抗生物質は効かないし、菌や薬剤の種類によっても相性がある。逆に、病原菌に合わせて処方された抗生物質を自己判断で中断・転用することも危険だ。専門教育を受けたはずの著者たちでさえ、過去には抗生物質をお守りがわりに持ち歩き、安易に服用していた。心当たりのある方は、薬箱に眠る抗生物質を思い切ってゴミ箱へ入れ、新たに処方があった時は最後まで使い切るようにしてほしい。医療だけでなく、畜産、水産、農業においても抗生物質の過剰使用が問題となっており、ルール作りが急がれる。

「選択と集中」への警告

さて、多剤耐性菌への対抗策を探す中でストラスディー氏が巡り合ったのは、なんと他でもない、ウイルスだった。バクテリオファージと呼ばれるウイルス群が、パターソン氏の生還に大きく関わっている。彼の症例は「パターソン症例（Patterson's Case）」として知られ、多分野で注目されている。

米国でのファージ研究再興の立役者となったストラスディー氏はその後も研究発展に貢献し、二〇一八年に『タイム』誌の「ヘルスケア分野で最も影響力のある五〇人」に選出されている。一方、かつて米国や西欧のファージ研究者たちが置かれていたという苦境は、特定の研究分野のみに大量の研究資金を投入する「選択と集中」型政策の負の側面を物語る。

日本でも近年、「すぐ役に立つ研究」のみが求められる傾向が強まっている。それを自然選択（淘汰）にたとえて正当化する声もあるが、先行きは危うい。真に革新的な発見には、偶然によるもの、研究者自身でさえその発展可能性に気づかないものも多いからだ。本書で触れられているフレミングによるペニシリンの発見や、一九六〇年代に下村脩博士によりオワンクラゲから単離された緑色蛍光タンパク質の発見（いずれもノーベル賞を受賞）も、その応用可能性が見出されたのは数十年が経ってからのことだ。近視眼的な選択圧の下では、このような研究は途絶えてしまうことだろう。

新型コロナウイルス感染症の発生により、今やパンデミックは身近な話題となっている。本文中ではＩＣＵでの手袋越しの触れ合いのもどかしさが描かれているが、現在であれば直接顔を見ることさえも叶わないだろう。人工呼吸器の描写からは、ベッドや機械さえ増やせば良い、との思い込みが打ち砕かれる。医療や製薬の現場での人材不足も、過去の「選択と集中」がもたらした苦い結果である。

他者との出会いから得られるもの

著者二人は本書を通じ、偶然の巡り合わせがもたらすものの価値を強調する。訳者である私がこの本と出会ったのもまた、偶然のことである。二〇一九年夏、仕事の関係で知り合った方から、面白い本があると勧められた。感染症という話題へのなじみの薄さ（新型コロナウイルス感染症が発生する前のことだ）、そして本の厚さに、しばらく手にとるのを躊躇していたが、ひとたびページをめくり始めると一気に最後まで読み終えてしまった。

実はこの時、私は本書の舞台であるサンディエゴに住んでいた。著者二人の職場であるＵＣＳＤは目と鼻の先にあり、パターソン氏がストラスディー氏にプロポーズをしたデルマーの海岸も、砕ける波の中で夜光虫が放つ青白い光も、帰宅ラッシュ時に連なる車のライトも（私自身は、その時間帯には車を運転しないようにしていたが）なじみのある光景だった。

本書の翻訳を進めていたある日のこと。研究者であり、病院の検査技師も務める友人の職場を訪れたところ、妙に懐かしい感覚に包まれた。後にわかったのは、そこが二〇一六年までソーントン病院という名前であり（現在はジェイコブズ医療センターの一部）、まさに、パターソン氏がＩＣＵに長期入院し、ストラスディー氏が毎日訪れていた建物であったことだ。

その後も著者たちの足跡に出会う機会は続いたが、十一月の感謝祭の時期になり、別の友人がＩＣＵに入院した時にはさすがにその偶然を恨みたくなった。友人は一年を経てついに回復し、その過程では本書の内容が支えと参考になった。


本書の出版には多くの方が関わっている。原書をご紹介くださった薬事コンサルタント・酪農学園大学特任教授の乗松真理氏、中央公論新社の郡司典夫氏、校正者、装丁者、製版、印刷、製本、流通、販売に携わる方々、そして、本書を手にとってくださった読者に感謝申し上げる。

原著者のお二人、特にストラスディー氏には、翻訳の企画段階からお世話になった。日本語訳にあたり、言葉遊びや言い回しに一部変更を加えたが、細部にわたる五感の描写、さまざまなモチーフがつなぐ連想など、原書の魅力を伝えられるよう心がけた。ご興味のある方は原文にも目を通してみてほしい。もちろん、訳文や注釈の誤りがあれば、それはすべて訳者の責任である。感想やお気づきの点があればぜひお知らせいただきたい。


著者たちが自ら語るように、本書の出来事は数々の偶然と幸運、さらには人脈や知識までもが重なって初めて実現したものだ。しかし、その出来事から得られたものを活かすことは、誰にでも可能である。細菌たちは、すれ違いざまに種《しゅ》を超えて遺伝子を受け渡す。その細菌を宿主とするファージたちも、自身の遺伝情報を送り込み、時に、遺伝子の受け渡しを仲立ちする。彼らはこうして環境の変化を乗り越え、多種多様な進化を遂げてきた。

一方、私たち人間は、他者との間で知識や発想を受け渡すことができる。異なる地域・時代に生まれた人々や、一見、自分とは異質に感じられる存在との間でも。本書が読者にそうした出会いをもたらすものになれば、訳者としてこれ以上の喜びはない。

最後に、偶然の巡り合わせから五年を迎え、ますます多くの着想を与えてくれる夫の石井健一に感謝を伝えたい。

二〇二〇年一二月

坪子理美

84 握った手の親指と小指を立て、手のひら側を相手に示す。ハワイの人々や各地のサーファーの間で挨拶代わりに使われる。

85 ☥（アンク）。古代エジプトで、「生命」、「生きること」を指す語と同じ音を表すことから、護符などに使われてきた。

86 進行中の研究の内容を速報的に共有する出版物。

87 go viral：「ウイルスのように拡散する」。インターネット上で話題が一気に広まること。

88 デイヴィッド・アレン・シブリー。鳥類学者。鳥の図鑑や書籍を数多く出版している。

89 「Madge-Madge-Madge, put-on-your-tea-kettle-ettle-ettle（マッジ、あなたのやかんを火にかけておくれ、くれ、くれ）」：ウタスズメのさえずりを音の似た言葉に置き換えたもの（聞き倣《な》し）。

90 Nは「number（数、被験者数）」の略。臨床試験の研究発表では、同じ条件で処置を受けた被験者の数を「N = 20」（被験者20名の意）などと記す。

91 Best Friend Forever：「永遠の親友」を意味するスラング。

92 1954年の映画『大アマゾンの半魚人』の原題、「Creature from the Black Lagoon（黒い入江の怪物）」のもじり。

93 暗黒物質：天文学の分野で存在が想定されている仮説上の物質。宇宙に広く存在し、宇宙全体の物質の質量の数十パーセントを占めると考えられているが、光や電波を放つことがないため、望遠鏡などでは観測することができないとされる。

94 腫瘍内科医、がん研究者、作家。2011年に『The Emperor of All Maladies: A Biography of Cancer』（邦題『がん　4000年の歴史』田中文訳、早川書房）でピュリッツァー賞一般ノンフィクション部門、ガーディアン賞などを受賞。

95 「あらゆる戦争は二度経験される。一度めは戦場で、二度めは記憶の中で」。ウェンは2016年に、デビュー作『The Sympathizer』（邦題『シンパサイザー』上岡伸雄訳、早川書房）でピュリッツァー賞フィクション部門、アメリカ探偵作家クラブ賞などを受賞。

96 グランド・ラウンズ（ground rounds）。医師が多数の同僚や研修医を前に、自らが担当した困難な症例についての発表を行い、その診断や治療内容について討論を行う。

97 難度の高い長距離ハイキングコースの途中で、飲食物や休憩所を無償で提供してハイカーを支える人々。四国遍路の「お接待」の文化に似た側面がある。

98 日本では獣医学、畜産の分野で注目されているという。

99 ACT UP（AIDS Coalition to Unleash Power）：力を解き放つためのAIDS連合。ニューヨークの劇作家、ラリー・クレイマーが1987年に立ち上げた。「沈黙＝死」をスローガンに、政府当局や製薬会社に対策の必要性を訴える激しい抗議活動を行い、世界各国で影響力を示した。

66 過度に物事に集中してしまうこと。発達障害のある人の中には過集中の状態になりやすい人がいる。

67 カリフォルニア州での飲酒運転の基準は、血中アルコール濃度0.08パーセント(21歳以上の場合)。ワイン二杯ほどでこの基準を超える飲酒量になり、自分で車を運転して病院に戻ることはできなくなる。

68 映画『ベスト・キッド』の主題歌。「It's the moment of truth You're giving it all(今こそ勝負の時　全力を尽くせ)」という歌詞でコーラス部が始まる。

69 医学博士。1950年代にポリオワクチンを開発した。1962年、私立非営利研究所であるソーク研究所をラホヤ市に設立。その後、研究所の隣にUCSDのキャンパスが設置されるなど、サンディエゴ郡で生物医学研究が発展するきっかけを作った。

70 進化における「選択(集団内で、ある性質・遺伝子を持つ個体の占める割合が変化すること)」を生む要因。ここでは、アシネトバクター・バウマニの数を減らす作用のこと。

71 超常現象が起こる場所のこと。同名のSFテレビドラマシリーズに出てくる造語。

72 pecking order(つつきの順位)。ニワトリの集団内での優劣関係。上位の個体が下位の個体をくちばしでつつくことから。

73 昏迷(昏睡の手前の状態。繰り返し強く呼びかけなければ反応しない)、体を自発的に動かせない、不自然な姿勢を保持するなどの症状を示す。

74 作品の主人公で、優秀な法人類学者。非論理的なことを嫌う他、人の感情を理解することが難しく、事実や考えを率直に口に出す。

75 輸血の一単位は、アメリカでは450ミリリットル、日本では200ミリリットル。

76 ラヴァランプ。インテリア用の照明器具。透明な容器に入った水に、色付けしたロウが浮かんでいる。スイッチを入れると、電球の熱による対流でロウが浮かんだり、伸びたり、分裂したりする。

77 アメリカ映画・コミックの「ニンジャ」はヌンチャクを振り回すことが多い。

78 frat(fraternity:兄弟、友愛)。大学生の親睦組織。「アルファ・オミクロン・パイ(AO II)」など、ギリシャ文字を組み合わせた名称が多い。細菌の種名(*thetaiotaomicron*)が、「Θ(theta)」、「I(iota)」、「O(omicron)」という三つのギリシャ文字の組み合わせになっていることから出た発言。

79 「Who's On First?」:1940年代に活躍したコメディ・デュオ(お笑いコンビ)、「アボット&コステロ」が得意としたネタの一つ。二人は野球について話しているが、チームに「Who(誰)」、「What(何)」、「Why(なぜ)」といった名前の選手がいることから会話が混乱していく。

80 サーフボードを波の上の最適な位置に戻す技。

81 波のうねりが連なってできる塊を「セット」と数える。

82 右足を前に出してサーフボードに乗る姿勢(グーフィースタンス)をとる人のこと。左足を前に出して乗る姿勢(レギュラースタンス)の方が一般的。

83 気管切開チューブの先端(気管の中に入り込んでいる部分)についた風船状の構造。

し、人間の体を乗っ取る宇宙生物を描く。

52 *Enterococcus faecium*。腸に常在する乳酸菌だが、感染症を引き起こすことがある。ESKAPE病原体の一つ。

53 細菌がウイルス由来の遺伝子を排除するために使う免疫機構であるCRISPRのしくみを応用し、様々な生物の遺伝子を人為的に編集できるようになった。ダウドナ、シャルパンティエの両氏は2020年のノーベル化学賞を受賞している。

54 Monsters Inside Me：動物・生物学番組の専門チャンネル「アニマルプラネット」のドキュメンタリー。

55 「7 Deadly Zins」。ジンファンデル品種のカリフォルニアワイン。「七つの大罪（Seven Deadly Sins）」をもじった命名。

56 1984年結成のカナダのロックバンド。

57 predatory journals（捕食学術誌）。「ハゲタカジャーナル」とも。研究者から高額な論文投稿・掲載料を徴収し、妥当な査読や編集を行わずに論文を掲載する悪質な学術誌群のこと。論文を掲載しないまま廃刊する、無断で別の出版物に転用するなどの例もある。

58 医学系研究は、科学的客観性を確保するため、研究者や出資者の私益のためではなく、公益のための研究として行うことが求められる。学会や学術誌には利益相反についての指針があり、論文の著者に患者の近親者が加わっていないことを条件とする場合がある。

59 内部の回転装置（ローター）が激しく回りながら飛び出し、命に関わる大事故につながる危険性がある。現在の遠心分離機は作動中に蓋が開かないよう、安全装置がついている。

60 日常の地道な営み。僧侶・英米文学研究者の重松宗育により、禅の思想を伝える言葉として「Before enlightenment, chop wood, carry water. After enlightenment, chop wood, carry water.（悟りの前に、木を切り水を運ぶ。悟りの後、木を切り水を運ぶ）」が英語圏に伝えられた。中国唐代の仏教者、龐居士が悟りについて問われ、返答となる詩の中で「神通並妙用運水也搬柴」（水を運び、柴を運ぶ営みができることが、人知の及ばない不思議そのものである）と述べたとされる。

61 トムの名前「Thomas Patterson」の頭文字から。

62 serendipity：偶然の巡り合わせによって素晴らしい発見をすること。

63 歌詞の中に、「Dance me through the panic till I'm gathered safely in（恐怖に包まれている間／私が天に召されるまで踊らせてくれ）」、「Touch me with your naked hand or touch me with your glove（素手で私に触れてくれ／でなければ手袋をはめてでも）」といった部分がある。

64 水素イオン濃度（pH）の変化を抑える作用を持つ溶液。薬剤の変質や体内組織への刺激を防ぐ。

65 バーボン、砕いたクッキー、コーンシロップ、ペカンナッツなどを混ぜ合わせ、玉の形にまとめてチョコレートや粉砂糖で包んだ菓子。アメリカ南部の名物。

れが楽で、軍人や救急隊員などに多い。

33 トムの苗字。二人は夫婦別姓。

34 全身麻酔や鎮静に使われる薬剤。点滴・注射液は乳白色をしている。効き目が早く、投与を止めた際の意識の回復も早い。血圧・呼吸数を下げる作用があり、不適切な使用が歌手マイケル・ジャクソン死亡の一因になったとされる。

35 ドラマ「ワンス・アポン・ア・タイム」の登場人物。グリム童話の「ルンペルシュティルツヒェン(Rumpelstilzchen)」がモデル。劇中では、おとぎ話の登場人物たちが魔法で記憶を失い、現代のアメリカで暮らしている。

36 精神、身体、感情、霊魂など、全人的(holistic)なリラクゼーションや助言を行うとされる。

37 スペイン語で「私の愛しい人」。

38 他の治療で効果が得られなかった場合や、治療後に症状が再発した場合に行う治療法。

39 1994年から活動するオルタナティブロックバンド。

40 "...you can check out any time you like, but you can never leave"(「好きな時にいつでもチェックアウトできます、でも出ていくことは決してできませんよ」)

41 電池メーカーのCMに登場する、電池で動くウサギのぬいぐるみ。太鼓を叩きながらどこまでも歩き続ける姿に、「まだまだ進む!(Still going!)」と周囲から驚きの声があがる。

42 仏教の八正道の一つ、「正念《しょうねん》」を欧米流に解釈したもの。今、この瞬間に起きていることを、あるがままにとらえる意識の状態。

43 evidence-based medicine:医師の経験のみに頼るのではなく、信用できる最新・最良の医学知見を取り入れて行う医療のあり方。

44 2019年末以降、世界各地に広まっている新型肺炎(COVID-19)や、2012年に初めて特定された中東呼吸器症候群(MERS)、2002年から04年にかけて発生した重症急性呼吸器症候群(SARS)は、いずれも風邪を引き起こすコロナウイルスの仲間が原因とされる。

45 正三角形をつなぎ合わせ、球体に近い形を作り上げたドーム状建造物。

46 compassionate(思いやりのある、同情心による)use(使用):命に関わる疾患や重篤な障害のある患者に対し、他に治療法がないなどの状況において、救済のために未承認薬の使用を認める制度。

47 汰《ゆ》り板、パンニング皿とも。砂粒と砂金の比重の違いを利用し、泥の中から金をより分けるための道具。

48 見つかる望みのないものを発見しようとすること。

49 日本では、パスツール研究所で実際にこの濾過器を開発したシャルル・シャンベランの名から「シャンベラン型濾過器」と呼ばれることが多い。

50 生地はフランスのパリだが、成人後にカナダ国籍に変更している。

51 ジャック・フィニイの小説を原作とした1956年のアメリカ映画。豆の鞘から増殖が皆それを受け入れているのだと思い込み、対策をとる必要はないと判断してしまう現象。

18 生物学的危害、生物災害。病原体や遺伝子組み換え生物などが外部に漏出してしまったり、研究者・医療従事者自身がそれらに触れて病気に感染してしまったりすること。

19 囲いのついた箱状の作業台で、開閉式の蓋の隙間から内部に手を入れて実験作業を行う。内部の空気はフィルターを通し、滅菌した上で外に排出される。訳注7のクリーンベンチ（外部からの不純物混入を防ぐ作業台）とよく似ているが、こちらは内部から外部への流出を防ぐもの。

20 本来は、細胞が外界からの刺激を受け取るために使う構造体（いわばアンテナのようなもの）。抗生物質の中には、受容体を塞いだり、受容体に過剰な刺激を与えたりすることで、細菌の活動や増殖を止めるものがある。

21 alternate reality game：日常空間と仮想現実を融合させて繰り広げられる体験型ゲーム。街中を移動しながら、電話やインターネットを使って情報を集める宝探しや謎解きゲームなど。

22 作中での台詞、「フォースを使え、ルーク（Use the Force, Luke）」から。「フォース」は作中で重要な役割を果たす架空のエネルギー源。

23 研究所内で昼時に行う、弁当持参のカジュアルな勉強会。昼食を茶色の紙袋（brown bag）に入れて持参することから。

24 senior author：ある論文の共著者の中で、研究面で特に上の立場にある人。研究室の主宰者や、プロジェクトの統括役など。

25 オーストラリアのオルタナティブロックバンド、「アトラス・ジーニアス」のデビュー曲「トロージャンズ（トロイア人たち）」のことか。

26 LTAC（long-term acute care）。急性期（発症直後）を過ぎた後も重い症状が続いている場合に行われる治療や看護。アメリカの制度では通常、急性期の入院は数日以内にとどめられ、人工呼吸器が必要であるなど、長期の入院が必要な患者はLTACの専門病院に転院させる。

27 ICUや入院施設を出た後、帰宅・自立へと向けた移行期間のケアを行う医療施設。

28 尿路ストーマ。手術によって増設した人工尿路。専用の袋に尿を溜め、定期的に中身を捨てる。

29 アメリカの病院では、患者の低体温予防のために保温庫で温めた毛布を用意していることが多い。

30 休暇・休憩中だが、呼び出しを受けた場合にはすぐ駆けつけられるよう、携帯電話やポケベルを持って待機している当番医。

31 緊急事態を表す病院の専門用語。病院によって異なるが、例えば、成人患者の容態急変を「コード・ブルー」、不審者の侵入を「コード・ホワイト」などと定め、該当する出来事が起きた際には院内放送でその合言葉を流す。

32 スポーツ刈りのように、頭頂部を短髪にし、側頭部と後頭部を剃った髪型。手入

訳　注

1 避暑地やキャンプ場など、普段の環境から離れた場所で研究発表やレクリエーションを行う催し。

2 gnarly：本来は「ねじれた、節くれだった」。サーファーの間で「危険で油断できない」、「ものすごい」という意味で使われるようになった。

3 walled up：波が壁のようにそびえ立った様子。

4 over the fall：サーフィン中に波の頂上付近に達してしまい、波の斜面に飲み込まれてしまうこと。大怪我につながる恐れがある。

5 gifted：知的能力や創造性など、特定の分野で高い潜在能力を持つこと。能力や知覚に偏りがあったり、会話や学習の進め方に個性があったりすることから、同年代の子供との学校生活や交流に支障が生まれる場合もある。

6 ポストドクトラルフェロー。博士号取得者が就く、数年間の短期契約の研究員職。

7 生化学の研究で使われる、囲いのついた作業台。フィルターを通した清浄な空気を内部に送り込み、試薬や検体に不純物が混入しないようにする。

8 「night soil（夜の汚泥＝屎尿）」という言葉は、屎尿の回収がかつて夜に行われていたことが由来とされる。

9 1897年に赤痢菌を発見した志賀潔にちなんで名付けられた。

10 メキシコで旅行者がかかる激しい腹痛の通称。スペイン人到来による混乱の中で命を落としたアステカ王国の君主、モンテスマ二世にちなむ。

11 生物学分野において、「食物連鎖」に代わる用語として用いられている。

12 1838年、アメリカ合衆国が先住民のチェロキー族を現在のオクラホマ州へと強制移住させた出来事。徒歩での移動の道のりは千数百キロメートルに及び、伝染病などで数千名が命を落とした。

13 カビ、キノコ、酵母などの仲間。

14 アシネトバクター属（*Acinetobacter*）、シュードモナス属（*Pseudomonas*）、エンテロコッカス属（*Enterococcus*）の細菌にも効果を示す抗生物質の俗称。三つの属の頭文字をつなげると「ＡＰＥ（類人猿）」と読めることにちなみ、類人猿の中でも力の強い「ゴリラ」と、抗生物質の代名詞である「ペニシリン」を組み合わせた造語が作られた。

15 アメリカにある『○○ for Dummies（バカでもわかる○○）』というシリーズの入門書をもじっている。

16 アメリカの多くの州では、薬局、ドラッグストア、大手量販店等でインフルエンザの予防接種（有資格の薬剤師が実施）を受けることができる。また、健康保険の種類によっては接種費用が無料となる。

17 多元的無知とも。自分はある状況をよしとしていないにも関わらず、周囲の人々

Stockton, Ben. "Antibiotics in Agriculture: The Blurred Line between Growth Promotion and Disease and Prevention." Bureau of Investigative Journalism. September 2018. https://www.thebureauinvestigates.com/stories/2018-09-19/growth-promotion-or-disease-prevention-the-loophole-in-us-antibiotic-regulations

Stockton, B., M. Davies, and R. Meesaraganda. "Zoetis and Its Antibiotics for Growth in India." *Veterinary Record* 183 (October 2018), 432–433. https://veterinaryrecord.bmj.com/content/183/14/432

Watts, G. "Phage Therapy: Revival of the Bygone Antimicrobial." *Lancet* 390, no. 10112 (December 9, 2017): 2539–2540.

エピローグ

Davidson, J. E., K. Powers, K. M. Hedayat, M. Tieszen, A. A. Kon, E. Shepard, V. Spuhler, *et al*. "Clinical Practice Guidelines for Support of the Family in the Patient-Centered Intensive Care Unit: American College of Critical Care Medicine Task Force 2004–2005." *Critical Care Medicine* 35, no. 2 (February 2007): 605–622.

Davidson, J. E., and S. A. Strathdee. "The Future of Family-Centred Care in Intensive Care." *Intensive and Critical Care Nursing* 50 (February 2019): 3–4. doi: 10.1016/j.iccn.2018.03.003 (Epub: March 29, 2018).

Davydow, D. S., J. M. Gifford, S. V. Desai, D. M. Needham, and O. J. Bienvenu. "Posttraumatic Stress Disorder in General Intensive Care Unit Survivors: A Systematic Review." *General Hospital Psychiatry* 30, no. 5 (September–October 2008): 421–434.

"Monitoring Global Progress on Addressing Antimicrobial Resistance: Analysis Report of the Second Round of Results of AMR Country Self-Assessment Survey 2018." World Health Organization, Food and Agriculture Organization of the United Nations & World Organisation for Animal Health. https://apps.who.int/iris/bitstream/handle/10665/273128/9789241514422-eng.pdf

Palms, D. L., L. A. Hicks, M. Bartoces, *et al*. "Comparison of Antibiotic Prescribing in Retail Clinics, Urgent Care Centers, Emergency Departments, and Traditional Ambulatory Care Settings in the United States." *JAMA Internal Medicine* 178, no. 9 (2018): 1267–1269. doi: 10.1001/jamainternmed.2018.1632.

"Tracking Progress to Address AMR." AMR Industry Alliance. January 2018. https://www.amrindustryalliance.org/progress-report

28 仏の恵み

Mukherjee, Siddhartha. "The Rules of the Doctor's Heart." *New York Times*, October 24, 2017. https://www.nytimes.com/2017/10/24/magazine/the-rules-of-the-doctors-heart.html

29 症例発表

CDC Telebriefing on Today's Drug-resistant Health threats. https://www.cdc.gov/media/releases/2013/t0916_health-threats.html

Chan, B. K., P. E. Turner, S. Kim, H. R. Mojibian, J. A. Elefteriades, and D. Narayan. "Phage Treatment of an Aortic Graft Infected with *Pseudomonas aeruginosa*." *Evolution, Medicine, and Public Health* 2018, no. 1 (2018): 60–66.

Davies, Madlen. "A Game of Chicken: How Indian Poultry Farming Is Creating Global Superbugs." Bureau of Investigative Journalism. January 2018. https://www.thebureauinvestigates.com/stories/2018-01-30/a-game-of-chicken-how-indian-poultry-farming-is-creating-global-superbugs

Garrett, L., and R. Laxminarayan. "Antibiotic-Resistant 'Superbugs' Are Here." https://www.cfr.org/expert-brief/antibiotic-resistant-superbugs-are-here

Hall, William, Anthony McDonnell, and Jim O'Neill. *Superbugs: An Arms Race against Bacteria*. Cambridge, MA: Harvard University Press, 2018.

"High-Level Meeting on Antimicrobial Resistance." United Nations General Assembly, September 2016. https://www.un.org/pga/71/event-latest/high-level-meeting-on-antimicrobial-resistance

Jennes, S., M. Merabishvili, P. Soentjens, K. W. Pang, T. Rose, E. Keersebilck, O. Soete, *et al*. "Use of Bacteriophages in the Treatment of Colistin-Only-Sensitive *Pseudomonas aeruginosa* Septicaemia in a Patient with Acute Kidney Injury—a Case Report." *Critical Care* 21, no. 1 (June 4, 2017): 129.

Lyon, J. "Phage Therapy's Role in Combating Antibiotic-Resistant Pathogens." *Journal of the American Medical Association* 318, no. 18 (November 14, 2017): 1746–1748.

Mayor, Susan. "Antibiotic Resistant Bacteria Cause Nearly One in Five Infections in Wealthy Countries, Report Warns." *BMJ* 2018, 363 (Published 08 November 2018): k4762. doi: 10.1136/bmj.k4762.

OECD. "Stemming the Superbug Tide: Just a Few Dollars More." *OECD Health Policy Studies*. Paris: OECD Publishing, 2018. https://doi.org/10.1787/9789264307599-en.

Schooley, R. T., B. Biswas, J. J. Gill, A. Hernandez-Morales, J. Lancaster, L. Lessor, J. J. Barr, *et al*. "Development and Use of Personalized Bacteriophage-Based Therapeutic Cocktails to Treat a Patient with a Disseminated Resistant *Acinetobacter baumannii* Infection." *Antimicrobial Agents and Chemotherapy* 61, no. 10 (October 2017).

Servick, K. "U.S. Center Will Fight Infections with Viruses." *Science* 360, no. 6395 (June 22, 2018): 1280–1281.

Pediatric Infectious Disease Society (March 22, 2018).

Young, R. "Phage Lysis: Three Steps, Three Choices, One Outcome." *Journal of Microbiology* 52, no. 3 (March 2014): 243–258.

22　大胆な推量

Meldrum, M. "'A Calculated Risk': The Salk Polio Vaccine Field Trials of 1954." *British Medical Journal* 317, no. 7167 (October 31, 1998): 1233–1236.

Nguyen, S., K. Baker, B. S. Padman, R. Patwa, R. A. Dunstan, T. A. Weston, K. Schlosser, B. Bailey, T. Lithgow, M. Lazarou, A. Luque, R. Rohwer, R. S. Blumberg, and J. J. Barr. "Bacteriophage Transcytosis Provides a Mechanism to Cross Epithelial Cell Layers." *MBio* 8, no. 6 (November 21, 2017).

24　後知恵

Sacks, Oliver. *Awakenings*. New York: Vintage, 1999.（オリヴァー・サックス『レナードの朝』春日井晶子訳、早川書房、2000年）

26　進化のダンスと赤の女王の追跡

Brockhurst, M. A., T. Chapman, K. C. King, J. E. Mank, S. Paterson, and G. D. Hurst. "Running with the Red Queen: The Role of Biotic Conflicts in Evolution." *Proceedings of the Royal Society B: Biological Sciences* 281, no. 1797(December 22, 2014).

Regeimbal, J. M., A. C. Jacobs, B. W. Corey, M. S. Henry, M. G. Thompson, R. L. Pavlicek, J. Quinones, R. M. Hannah, M. Ghebremedhin, N. J. Crane, D. V. Zurawski, N. C. Teneza-Mora, B. Biswas, and E. R. Hall. "Personalized Therapeutic Cocktail of Wild Environmental Phages Rescues Mice from *Acinetobacter baumannii* Wound Infections." *Antimicrobial Agents and Chemotherapy* 60, no. 10 (October 2016).

Scholl, D., J. Kieleczawa, P. Kemp, J. Rush, C. C. Richardson, C. Merril, S. Adhya, and I. J. Molineux. "Genomic Analysis of Bacteriophages Sp6 and K1-5, an Estranged Subgroup of the T7 Supergroup." *Journal of Molecular Biology* 335, no. 5(January 30, 2004): 1151–1171.

27　ラスト・ダンス

Rohwer, Forest, Heather Maughan, Merry Youle, and Nao Hisakawa. *Life in Our Phage World: A Centennial Field Guide to the Earth's Most Diverse Inhabitants*. San Diego: Wholon, 2014.

Summers, W. C. "The Strange History of Phage Therapy." *Bacteriophage* 2, no. 2 (April 1, 2012): 130–133.

18 砂金採り

Henry, M., B. Biswas, L. Vincent, V. Mokashi, R. Schuch, K. A. Bishop-Lilly, and S. Sozhamannan. "Development of a High Throughput Assay for Indirectly Measuring Phage Growth Using the OmniLog™ System." *Bacteriophage* 2, no. 3 (July 1, 2012): 159–167.

Kutter, E. M., S. J. Kuhl, and S. T. Abedon. "Re-Establishing a Place for Phage Therapy in Western Medicine." *Future Microbiology* 10, no. 5 (2015): 685–688.

Merril, C. R., D. Scholl, and S. L. Adhya. "The Prospect for Bacteriophage Therapy in Western Medicine." *National Review of Drug Discovery* 2, no. 6 (Jun 2003): 489–497.

Pirnay, J. P., D. De Vos, G. Verbeken, M. Merabishvili, N. Chanishvili, M. Vaneechoutte, M. Zizi, *et al*. "The Phage Therapy Paradigm: Prêt-à-Porter or Sur-Mesure?" *Pharmaceutical Research* 28, no. 4 (April 2011): 934–937.

Snitkin, E. S., A. M. Zelazny, P. J. Thomas, F. Stock, Nisc Comparative Sequencing Program Group, D. K. Henderson, T. N. Palmore, and J. A. Segre. "Tracking a Hospital Outbreak of Carbapenem-Resistant *Klebsiella pneumoniae* with Whole-Genome Sequencing." *Science Translational Medicine* 4, no. 148 (August 22, 2012): 148ra16.

Young, R., and J. J. Gill. "Microbiology. Phage Therapy Redux — What Is to Be Done?" *Science* 350, no. 6265 (December 4, 2015): 1163–1164.

20 ブラッドオレンジの木

Keller, Evelyn Fox. *A Feeling for the Organism, 10th Anniversary Edition: The Life and Work of Barbara McClintock*. New York: Henry Holt, 1983.（エブリン・フォックス・ケラー『動く遺伝子 —— トウモロコシとノーベル賞』石館三枝子／石館康平訳、晶文社、1987年）

21 真実の瞬間

Bhargava, N., P. Sharma, and N. Capalash. "Quorum Sensing in *Acinetobacter*: An Emerging Pathogen." *Critical Reviews in Microbiology* 36, no. 4 (November 2010): 349–360.

Borges, A. L., J. Y. Zhang, M. F. Rollins, B. A. Osuna, B. Wiedenheft, and J. Bondy-Denomy. "Bacteriophage Cooperation Suppresses CRISPR-Cas3 and Cas9 Immunity." *Cell* 174, no. 4 (August 9, 2018): 917–925.e10.

Erez, Z., I. Steinberger-Levy, M. Shamir, S. Doron, A. Stokar-Avihail, Y. Peleg, S. Melamed, *et al*. "Communication between Viruses Guides Lysis-Lysogeny Decisions." *Nature* 541, no. 7638 (January 26, 2017): 488–493.

Harding, C. M., S. W. Hennon, and M. F. Feldman. "Uncovering the Mechanisms of *Acinetobacter baumannii* Virulence." *National Review of Microbiology* 16, no. 2 (February 2018): 91–102.

Logan, L. K., S. Gandra, A. Trett, R. A. Weinstein, and R. Laxminarayan. "*Acinetobacter baumannii* Resistance Trends in Children in the United States, 1999–2012." *Journal of the*

ease 51, no. 1 (July 1, 2010): 79–84.

Garcia-Quintanilla, M., M. R. Pulido, R. Lopez-Rojas, J. Pachon, and M. J. McConnell. "Emerging Therapies for Multidrug Resistant *Acinetobacter baumannii*." *Trends in Microbiology* 21, no. 3 (March 2013): 157–163.

Geoghegan, J. L., and E. C. Holmes. "Predicting Virus Emergence amid Evolutionary Noise." *Open Biology* 7, no. 10 (October 2017).

Ghorayshi, Azeen. "Mail-Order Viruses Are the New Antibiotics." *BuzzFeed*, February 2, 2015. https://www.buzzfeed.com/azeenghorayshi/mail-order-viruses-are-the-new-antibiotics

Hendrickson, Heather. "Nature's Ninjas in the Battle against Superbugs." *TED Talk*, October 6, 2016. https://www.youtube.com/watch?v=p2ngpKBPfF8

Kuchment, Anna. *The Forgotten Cure: The Past and Future of Phage Therapy*. New York: Springer, 2012.

Merabishvili, M., D. Vandenheuvel, A. M. Kropinski, J. Mast, D. De Vos, G. Verbeken, J. P. Noben, *et al*. "Characterization of Newly Isolated Lytic Bacteriophages Active against *Acinetobacter baumannii*." *PLoS One* 9, no. 8 (2014): e104853.

Mokili, J., F. Rohwer and B. E. Dutih. "Metagenomics and Future Perspectives in Virus Discovery." *Current Opinion in Virology* 2, no. 1 (February 2012): 63–77. https://www.sciencedirect.com/science/article/pii/S1879625711001908?via%3Dihub

15　完璧な捕食者

d'Hérelle, Félix. *The Bacteriophage, Its Rôle in Immunity*. Toronto: University of Toronto, 1922.

Doudna, Jennifer, and Samuel Sternberg. *A Crack in Creation: Gene Editing and the Unthinkable Power to Control Evolution*. Boston: Mariner Books, 2017.（ジェニファー・ダウドナ／サミュエル・スターンバーグ『CRISPR（クリスパー）――究極の遺伝子編集技術の発見』櫻井祐子訳、須田桃子解説、文藝春秋、2017 年）

Merril, C. R., B. Biswas, R. Carlton, N. C. Jensen, G. J. Creed, S. Zullo, and S. Adhya. "Long-Circulating Bacteriophage as Antibacterial Agents." *Proceedings of the National Academy of Sciences USA*. 93, no. 8 (April 16, 1996): 3188–3192.

Reardon, Sara. "Phage Therapy Gets Revitalized." *Nature* 510, no. 7503 (June 4, 2014). https://www.nature.com/news/phage-therapy-gets-revitalized-1.15348（「見直され始めたファージ療法」Nature ダイジェスト Vol. 11, No. 9、小林盛方訳、doi: 10.1038/ndigest.2014.140910）

Summers, W. C. "Bacteriophage Therapy." *Annual Review of Microbiology* 55 (2001): 437–451.

Summers, W. C. "Félix Hubert d'Hérelle (1873–1949): History of a Scientific Mind." *Bacteriophage* 6, no. 4 (2016): e1270090.

K. Tosh. "Persistent Contamination on Colonoscopes and Gastroscopes Detected by Biologic Cultures and Rapid Indicators Despite Reprocessing Performed in Accordance with Guidelines." *American Journal of Infection Control* 43, no. 8 (August 2015): 794–801.

Terhune, Chad. "Olympus Told Its U. S. Executives No Broad Warning about Tainted Medical Scopes Was Needed, Despite Superbug Outbreaks." *Los Angeles Times*, July 21, 2016. https://www.latimes.com/business/la-fi-olympus-scopes-emails-20160721-snap-story.html

12　代替現実クラブ

Gelling, L. "Causes of ICU Psychosis: The Environmental Factors." *Nursing and Critical Care* 4, no. 1 (January–February 1999): 22–26.

Lin, L., P. Nonejuie, J. Munguia, A. Hollands, J. Olson, Q. Dam, M. Kumaraswamy, *et al.* "Azithromycin Synergizes with Cationic Antimicrobial Peptides to Exert Bactericidal and Therapeutic Activity against Highly Multidrug-Resistant Gram-Negative Bacterial Pathogens." *EBioMedicine* 2, no. 7 (July 2015): 690–698.

13　転換点 ――占領

Burnham, J., Olsen, M., and Kollef, M. (n.d.). "Re-estimating Annual Deaths Due to Multidrug-Resistant Organism Infections." *Infection Control & Hospital Epidemiology* 40, no.1 (January 2019): 112–113. doi:10.1017/ice.2018.304.

Chan, Margaret. "Antimicrobial Resistance in the European Union and the World." World Health Organization, 2012. http://www.who.int/dg/speeches/2012/amr_20120314/en（2021年1月時点でリンク切れ）

Liu, Y. Y., Y. Wang, T. R. Walsh, L. X. Yi, R. Zhang, J. Spencer, Y. Doi, *et al.* "Emergence of Plasmid-Mediated Colistin Resistance Mechanism Mcr-1 in Animals and Human Beings in China: A Microbiological and Molecular Biological Study." *Lancet Infectious Disease* 16, no. 2 (February 2016): 161–168.

Seymour, C. W., and M. R. Rosengart. "Septic Shock: Advances in Diagnosis and Treatment." *Journal of the American Medical Association* 314, no. 7 (August 18, 2015): 708–717.

"Tackling Drug-Resistant Infections Globally: Final Report and Recommendations." May 2016. Review on Antimicrobial Resistance, commissioned by Her Majesty's Government (UK) and the Wellcome Trust. https://amr-review.org/sites/default/files/160525_Final%20paper_with%20cover.pdf

Walsh, T. R., and Y. Wu. "China Bans Colistin as a Feed Additive for Animals." *Lancet Infectious Disease* 16, no. 10 (October 2016): 1102–1103.

14　毒をもって毒を制す

Fishbain, J., and A. Y. Peleg. "Treatment of *Acinetobacter* Infections." *Clinical Infectious Dis-*

com/2007/02/enemy
Wong, D., T. B. Nielsen, R. A. Bonomo, P. Pantapalangkoor, B. Luna, and B. Spellberg. "Clinical and Pathophysiological Overview of *Acinetobacter* Infections: A Century of Challenges." *Clinical Microbiology Reviews* 30, no. 1 (January 2017): 409–447.

11　社会の最大の敵、潜伏中

Blaser, Martin J. *Missing Microbes: How the Overuse of Antibiotics Is Fueling Our Modern Plagues*. New York: Picador, 2015.（マーティン・J・ブレイザー『失われてゆく、我々の内なる細菌』山本太郎訳、みすず書房、2015年）
Chen, L., R. Todd, J. Kiehlbauch, M. Walters, and A. Kallen. "Notes from the Field: Pan-Resistant New Delhi Metallo-Beta-Lactamase-Producing *Klebsiella pneumoniae* — Washoe County, Nevada, 2016." *Morbidity and Mortality Weekly Report* 66, no. 1 (January 13, 2017): 33.
Cohen B., S. Hyman, L. Rosenberg, and E. Larson. "Frequency of Patient Contact with Health Care Personnel and Visitors: Implications for Infection Prevention." *Joint Commission Journal on Quality and Patient Safety/Joint Commission Resources* 38, no. 12 (2012): 560–565. https://www.ncbi.nlm.nih.gov/pmc/articles/PMC3531228
Doyle, J. S., K. L. Buising, K. A. Thursky, L. J. Worth, and M. J. Richards. "Epidemiology of Infections Acquired in Intensive Care Units." *Seminars in Respiratory and Critical Care Medicine* 32, no. 2 (April 2011): 115–138.
"Global Priority List of Antibiotic-Resistant Bacteria to Guide Research, Discovery, and Development of New Antibiotics," World Health Organization. http://www.who.int/medicines/publications/global-priority-list-antibiotic-resistant-bacteria/en
Huslage, K., *et al*. "A Quantitative Approach to Defining 'High-Touch' Surfaces in Hospitals." *Infection Control and Hospital Epidemiology* 31, no. 8 (2010): 850–853.
Lax, S., N. Sangwan, D. Smith, P. Larsen, K. M. Handley, M. Richardson, K. Guyton, M. Krezalek, B. D. Shogan, J. Defazio, I. Flemming, B. Shakhsheer, S. Weber, E. Landon, S. Garcia-Houchins, J. Siegel, J. Alverdy, R. Knight, B. Stephens, and J. A. Gilbert. "Bacterial Colonization and Succession in a Newly Opened Hospital." *Science Translational Medicine* 9 (May 24, 2017).
Laxminarayan, R., and R. R. Chaudhury. "Antibiotic Resistance in India: Drivers and Opportunities for Action." *PLoS Medicine* 13, no. 3 (March 2016): e1001974.
Liu, Cindy M., M. Stegger, M. Aziz, T. J. Johnson, K. Waits, L. Nordstrom, L. Gauld, B. Weaver, D. Rolland, S. Statham, J. Horwinski, S. Sariya, G. S. Davis, E. Sokurenko, P. Keim, J. R. Johnson, and L. B. Price. "*Escherichia coli* ST131-*H22* as a Foodborne Uropathogen." *mBio* 9, no. 4 (August 2018); doi: 10.1128/mBio.00470-18.
McKenna, Maryn. *Big Chicken: The Incredible Story of How Antibiotics Created Modern Agriculture and Changed the Way the World Eats*. New York: Penguin, 2017.
Ofstead, C. L., H. P. Wetzler, E. M. Doyle, C. K. Rocco, K. H. Visrodia, T. H. Baron, and P.

主要参考文献

3　疾患を追う刑事

"Foodborne Illnesses and Germs." Centers for Disease Control and Prevention. https://www.cdc.gov/foodsafety/foodborne-germs.html

Johnson, Steven. *The Ghost Map: The Story of London's Most Terrifying Epidemic—and How It Changed Science, Cities, and the Modern World*. New York: Riverhead Books, 2006.（スティーヴン・ジョンソン『感染地図――歴史を変えた未知の病原体』、矢野真千子訳、河出書房新社、2007年）

4　初　動

McKenna, Maryn. *Superbug: The Fatal Menace of MRSA*. New York: Free Press, 2011.

5　言葉の壁

Lax, Eric. *The Mold in Dr. Florey's Coat: The Story of the Penicillin Miracle*. New York: Henry Holt, 2004.

7　死を呼ぶヒッチハイカー

Lankisch, P. G., M. Apte, and P. A. Banks. "Acute Pancreatitis." *Lancet* 386, no. 9988 (July 4, 2015): 85–96.

Stinton, L. M., R. P. Myers, and E. A. Shaffer. "Epidemiology of Gallstones." *Gastroenterology Clinics of North America* 39, no. 2 (June 2010): 157–169, vii.

8　「この惑星で最悪の細菌」

Boucher, Helen W., George H. Talbot, John S. Bradley, John E. Edwards, David Gilbert, Louis B. Rice, Michael Scheld, Brad Spellberg, and John Bartlett. "Bad Bugs, No Drugs: No Eskape! An Update from the Infectious Diseases Society of America." *Clinical Infectious Diseases* 48, no. 1 (2009): 1–12.

Camp, Callie, and Owatha L. Tatum. "A Review of *Acinetobacter baumannii* as a Highly Successful Pathogen in Times of War." *Laboratory Medicine* 41, no. 11 (2010): 649–657.

Rice, L. B. "Federal Funding for the Study of Antimicrobial Resistance in Nosocomial Pathogens: No Eskape." *Journal of Infectious Diseases* 197, no. 8 (April 15, 2008): 1079–1081.

Silberman, Steve. "The Invisible Enemy." *Wired*, February 1, 2007. https://www.wired.

ま・や・ら・わ行

アルファベット

は行

た・な行

か行

さ行

［事 項］

あ行

ま行

や・ら・わ行

た・な行

は行

索　引

［人 名］

あ行

か行

さ行

著　者　**ステファニー(ステフ)・ストラスディー**　Steffanie Strathdee

学士号、修士号、博士号をトロント大学で取得。カナダとアメリカの二重国籍を持ち、カリフォルニア大学サンディエゴ校(UCSD)医学部で国際保健科学部門の副部門長、ハロルド・サイモン寄付講座教授を務める他、革新的ファージ応用・治療学(IPATH)センターおよびUCSD国際保健研究所の共同所長、ジョンズ・ホプキンズ大学およびサイモン・フレーザー大学の非常勤講師を務める。周縁化された(社会の辺縁に追いやられた)人々の間でのＨＩＶ、性感染症、ウイルス性肝炎について、20年近くの研究経験を有し、600報以上の査読付き論文を発表している(本書執筆時点)、感染症を専門とする疫学者である。2018年、『タイム』誌の「ヘルスケア分野で最も影響力のある50人」に選ばれた。

トーマス(トム)・パターソン　Thomas Patterson

教養学士号をサンディエゴ州立大学、修士号をジョージア大学、博士号をカリフォルニア大学リバーサイド校で取得。進化社会生物学者、実験心理学者。カリフォルニア大学サンディエゴ校(UCSD)精神医学科の特別教授であり、HIV陽性者とHIV感染および性感染症伝染の高リスク者への行動的介入の専門家として著名。彼が開発した統合失調症における日常機能の評価スケールはFDAによって使用が義務化されている他、26の言語に翻訳されて広く使われている。

パターソンとストラスディーの両博士は、夫婦で研究チームを組み、メキシコと米国の国境で10年以上にわたり研究に取り組んでいる。二人の研究は、2015年に出版されたジョン・コーエンの著書『Tomorrow Is a Long Time(明日は長い)』の着想源となった。本書『The Perfect Predator』(原題)は二人の初の共著書である。

執筆協力　**テレサ・H・バーカー**(共著者)　Teresa H. Barker

キャリアジャーナリスト、書籍共著者。健康、子育て、子供の発達、スピリチュアリティ、創造性、加齢などの分野において多くの書籍を共著者として出版してきた。主な共著書に、ニューヨーク・タイムズ紙のベストセラーリストに掲載された『Raising Cain: Protecting the Emotional Life of Boys』(邦題『危ない少年たちを救え』マイケル・トンプソン／ダン・キンドロン、湯河京子訳、草思社)、『The Soul of Money: Transforming Your Relationship with Money and Life』(邦題『ソウル・オブ・マネー』リン・トゥイスト、牧野内大史訳、ヒカルランド)、ウォール・ストリート・ジャーナル紙の「2013年のノンフィクション書トップ10」に選出された『The Big Disconnect: Protecting Childhood and Family Relationships in the Digital Age』(キャサリン・シュタイナー＝アデアとの共著)など。

訳　者　**坪子理美**　つぼこ・さとみ

1986年栃木県生まれ。翻訳者。博士(理学)。東京大学理学部生物学科卒業、同大学院理学系研究科生物科学専攻博士課程修了。東京大学ライフイノベーション・リーディング大学院修了。訳書に『なぜ科学はストーリーを必要としているのか —— ハリウッドに学んだ伝える技術』(ランディ・オルソン著、慶應義塾大学出版会)、『性と愛の脳科学 —— 新たな愛の物語』(ラリー・ヤング、ブライアン・アレグザンダー著、中央公論新社)等。『自閉症遺伝子——見つからない遺伝子をめぐって』(ベルトラン・ジョルダン著、中央公論新社)の解説を担当。現在、『遺伝子命名物語』(仮題)を共著で執筆中。

悪《あく》魔《ま》の細《さい》菌《きん》

超《ちょう》多《た》剤耐性菌《ざいたいせいきん》から夫《おっと》を救《すく》った科学者《かがくしゃ》の戦《たたか》い

2021年2月25日　初版発行

著　者　ステファニー・ストラスディー
　　　　トーマス・パターソン
　　　　テレサ・H・バーカー

訳　者　坪子理美

発行者　松田陽三

発行所　中央公論新社
〒一〇〇-八一五二　東京都千代田区大手町一-七-一
電話　販売　〇三(五二九九)一七三〇
　　　編集　〇三(五二九九)一七四〇

装丁
本文組　細野綾子

印　刷　図書印刷

製　本　大口製本印刷

定価はカバーに表示してあります。落丁本・乱丁本はお手数ですが小社販売部宛お送り下さい。送料小社負担にてお取り替えいたします。

Published by CHUOKORON-SHINSHA, INC.　Printed in Japan　ISBN978-4-12-005403-7　C0047
http://www.chuko.co.jp/